护理专业基础学习指导与练习

——正常人体学基础

总 主 编　潘凯元

本册主编　宋关林

编　　者（以姓氏拼音为序）：

金兴来　金华职工中等卫生学校

卢 军　海宁卫生学校

祁建中　中国人民解放军第一一七医院

宋关林　海宁卫生学校

王妙火　杭州市余杭区卫生进修学校

郑明圣　金华职工中等卫生学校

第二军医大学出版社

内 容 提 要

本书主要内容包括人体解剖学、组织胚胎学、生理学和生物化学基础等，贯彻以全面素质为基础、以能力为本位、以就业为导向原则，突出重点，联系专业知识。"学习指导"中以章节为单位解析重点、难点内容；"同步练习"与理论教学进度配套，供学生课后作业和期终复习；篇章结束附自测题；"参考答案"便于学生自查和纠正。

本书为护理、助产及其他相关专业学习专业基础课程的实用配套教材，亦可作为成人教学和自学者的辅导书。

图书在版编目(CIP)数据

护理专业基础学习指导与练习——正常人体学基础 / 潘凯元总主编. —上海：第二军医大学出版社，2007.6

ISBN 978-7-81060-701-8

Ⅰ.护…　Ⅱ.潘…　Ⅲ.①护理学-医学院校-教学参考资料 ②人体学-医学院校-教学参考资料　Ⅳ.①R47 ②R32

中国版本图书馆 CIP 数据核字(2007)第 021143 号

出 版 人　石进英

责任编辑　王　勇

护理专业基础学习指导与练习
——正常人体学基础

总 主 编　潘凯元
本册主编　宋关林

第二军医大学出版社出版发行

上海市翔殷路 800 号　邮政编码：200433

发行科电话/传真：021-65493093

全国各地新华书店经销

江苏通州市印刷总厂有限公司印刷

开本：787×1092　1/16　印张：16　字数：384 千字

2007 年 6 月第 1 版　2007 年 6 月第 2 次印刷

ISBN 978-7-81060-701-8/R·505

本册定价：31.00 元

序

　　根据教育部等六部委《关于实施职业院校制造业和现代服务业技能型紧缺人才培养培训工程的通知》精神,护理专业领域以社会发展和经济建设、护理人才需求为依据,以提高学习者的职业素养和职业实践能力为宗旨,倡导以学生为本位的教育理念和建立多样性与选择性相统一的教学机制,制定并实施护理专业领域技能型紧缺人才培养培训基地的护理专业实施教学计划,我们组织编写了这本配套的《护理专业基础学习指导与练习》。

　　护理专业要求高,学习难度大,《护理专业基础学习指导与练习》将利于护理专业学生在专业基础学习中把握重点和难点,提高学习效率,取得较好学习成绩。书中"学习指导"部分以章节为单位解析重点、难点内容;"同步练习"部分与理论教学进度配套,供学生课后作业和期终复习,还有综合自测题;"参考答案"便于同学自查和纠正。本书可作为学生学习相关学科的辅导用书和教师教学参考用书。

　　《护理专业基础学习指导与练习》以学科分为 5 册,分别为正常人体学基础、病原生物与免疫学基础、药物学基础、病理学基础、健康评估。

　　本书在编写中得到第二军医大学出版社及各界人士的大力支持,在此一并表示感谢。

　　由于编者水平有限,时间仓促,书中定有不妥之处和缺点,敬请广大读者提出宝贵意见。

潘凯元

2007 年 1 月

前　言

　　正常人体学是研究正常人体形态结构、发生发育、生命活动本质及规律的一门医学基础课,内容涵盖系统解剖学、组织学、生理学、生物化学和胚胎学等多门学科的基本知识。通过学习使学生掌握人体的形态结构特征、生理现象和生命活动的基本规律,为以后的专业课程学习提供基础的理论知识。

　　本书的教学进程指导意见:理论教学 110 学时,实验教学42 学时,机动课时若干。教学活动采用课堂讲授,观察切片、大体标本示教,用投影片、电视教学和动物实验等方式进行,并通过提问、实验报告、书面测验等进行教学评价。

　　本书在编写中得到各参编学校领导和老师的大力支持,在此一并表示感谢。

　　由于编者水平有限,再加上时间仓促,书中定有不妥之处和缺点,敬请广大师生提出宝贵意见,以再版时改进。

编　者

2007 年 1 月

目 录

第一部分

学习指导

第一章 绪 论

【学习要求】

1. 掌握人体的组成和分部。
2. 掌握内脏的概念。
3. 熟悉细胞、组织、器官和系统的概念。
4. 熟悉内环境、新陈代谢、兴奋性的概念。
5. 了解学习解剖学的常用术语、内环境稳态的意义。

【重点、难点解析】

内环境是细胞赖依生存的环境。内环境理化因素的改变将影响细胞新陈代谢的正常进行，轻则致病，重则危及生命。神经调节和体液调节共同协调，调节机体进行正常的生理活动。

第一节 概 述

一、正常人体概论在医学中的地位

正常人体概论包括系统解剖学、组织学、生理学、生物化学和胚胎学多门学科，是医学的重要基础课。

二、人体的组成

1. **细胞** 细胞是人体的结构和功能的基本单位。
2. **组织** 形态结构相似、功能相近的细胞借细胞间质结合在一起称组织。人体有四大组织，即上皮组织、结缔组织、肌肉组织和神经组织。
3. **器官** 几种不同的组织结合成为具有一定形态和功能的结构称器官。如心脏、肝等。
4. **系统** 形态结构不同的几个器官共同完成某一方面的功能称系统。如心血管系统，共同完成血液循环。人体共有九大系统，即运动系统、消化系统、呼吸系统、泌尿系统、生殖系统、感觉系统、内分泌系统、循环系统和神经系统。消化系统、呼吸系统、泌尿系统和生殖系统的大部分器官位于体腔内，但都有管道与外界相通，故又称为内脏。

三、学解剖的常用术语

1. **解剖学姿势** 在立正姿势的基础上手掌心向前即解剖学姿势。
2. **方位**
   (1)上和下：近头者为上，近足者为下。
   (2)前和后：近胸、腹面者为前，近腰、背面者为后。
   (3)内侧和外侧：近正中线者为内侧，离正中线远者为外侧。
   (4)内和外：凡属空腔器官，近腔者为内，远腔者为外。
   (5)浅和深：接近皮肤或器官表面者为浅，反之为深。
   (6)近侧和远侧：在四肢，近躯干者为近侧，远躯干者为远侧。
3. **轴和面**

（1）轴：

垂直轴：为上下方向的垂线，与人体长轴平行的轴称垂直轴。

矢状轴：为前后方向的水平线的轴称矢状轴。

冠状轴：为左、右方向的水平线的轴称冠状轴。

（2）面：

矢状面：将人体切成左、右两部分的纵切面称矢状面。

冠状面：又称额状面，将人体切成前、后两部分的纵切面。

水平面：又称横切面，将人体切成上、下两部分的切面称横切面。

第二节　生命活动的基本特征

一、新陈代谢

机体与环境之间进行物质交换和能量转换以实现自我更新的过程称新陈代谢。新陈代谢包括合成代谢和分解代谢。机体将小分子物质合成大分子物质称合成代谢，如葡萄糖合成糖原，氨基酸合成蛋白质。机体将外界摄取的物质如氨基酸合成自身需要的组织蛋白，即异变己，称同化作用。机体将自身的成分，如脂肪等分解供能，并将代谢产物二氧化碳、尿素等排出体外，称为分解代谢。分解代谢是己变异，称为异化作用。新陈代谢是生命活动的最基本特征。新陈代谢一旦停止，标志生命的终结。

二、兴奋性

机体受内、外环境的有效刺激发生反应的能力称兴奋性。

1.刺激与反应　机体所感受到的环境变化称刺激，由刺激引起机体活动的变化称反应。刺激有物理因素（如光、声、电、射线等）、化学因素（如酸、碱、药物）、生物因素（如细菌、病毒、蛇毒、蜂毒等）和社会因素（如语言诽谤、文字攻击、社会动荡变革等）。

刺激与反应互为因果。刺激引起反应要具备一定的刺激强度、一定的持续时间和一定的强度－时间变率才有效。能引起组织细胞发生反应的最小刺激强度称阈强度或阈值。阈值又称阈刺激。小于阈值的刺激称阈下刺激；大于阈值的刺激称阈上刺激。衡量组织兴奋性高低的是阈值。阈值与组织兴奋性呈反变关系，阈值小说明该组织兴奋性高，阈值大说明该组织兴奋性小。可兴奋组织指神经组织、肌肉组织、腺体，生理实验一般用神经或肌肉组织。

2.兴奋与抑制　兴奋与抑制是反应的2种不同形式。机体受到刺激后，由静止状态变为活动状态，或活动弱变为活动强的过程称为兴奋；由活动状态变为静止状态，或由活动强变为活动弱的过程称为抑制。刺激后机体的反应是兴奋还是抑制，取决于刺激的因素和机体的功能状态。如食物对饥饿者将引起兴奋，对饱食者却不会引起兴奋。

三、生殖

生殖延续生命，是生命活动的组成部分。

第三节　机体功能活动的调节

一、内环境

细胞赖依生存的细胞外液称内环境。细胞外液包括组织液、血浆、淋巴液、脑脊液等。人体内所有的液体称体液,约占体重的 60%。存在于细胞内的液体称细胞内液,占 40%;细胞外液占 20%。

二、内环境稳态

内环境的各种理化因素,如温度、酸碱度、渗透压、各种化学成分的浓度只在有限的范围内波动,保持相对恒定。内环境的理化因素保持相对稳定的状态称内环境稳态。内环境稳态是细胞进行新陈代谢的必需条件,如温度影响酶的活性,离子波动影响细胞兴奋性等。内环境稳态遭到破坏,组织细胞新陈代谢不能正常进行,轻则生病,重则危及生命。

第二章 细 胞

【学习要求】

1. 熟悉细胞的物质转运功能。

2. 了解细胞的化学组成成分、细胞的基本结构、细胞的受体功能、细胞生物电的概念。

【重点、难点解析】

细胞通过细胞膜进行物质转运,以适应细胞新陈代谢的需要。组织细胞皆有生物电,离子进出细胞膜产生生物电,细胞外液中离子浓度和细胞膜对离子的通透性决定离子进或出。

第一节 细胞的结构

一、细胞的化学组成及其成分

组成细胞的化学成分有 C、H、O、N、S、P、Cl、Ca、Na、K、Mg、Fe 等,其中主要是 C、H、O、N。还有一些微量元素,如 Cu、Zn、I 等。

二、细胞的基本结构

1. **细胞膜** 细胞膜是一层薄膜,又称质膜或单位膜。细胞膜有维持细胞形态、连接和保护细胞的作用,同时有转运物质和传递信息的作用。

细胞膜在电子显微镜下见"暗—明—暗"相间的 3 层结构,称单位膜。细胞表面的膜、细胞核膜和细胞器的膜都是单位膜。

细胞膜主要由脂类、蛋白质和多糖 3 种成分构成。目前普遍公认的是液态镶嵌模型学说。细胞膜以双层脂质分子为基架,其间镶嵌有蛋白质,多糖分子结合在蛋白质分子上或脂质分子上,分别称为糖蛋白和脂蛋白。脂质的亲水端向着细胞外,其电子密度高;疏水端向内,电子密度低,形成了"暗—明—暗"的单位膜。镶嵌的蛋白质是通道蛋白或载体蛋白,与转运物质有关;附着蛋白与细胞变形运动、吞噬、吞饮有关;糖蛋白、脂蛋白是抗原、受体。

2. **细胞质** 细胞质位于细胞膜与细胞核之间,由基质和细胞器等组成。基质呈均匀透明的胶冻状,又称细胞液,内含许多细胞器。

(1)线粒体:是物质氧化供能的场所,被喻为"动力工厂"。

(2)核糖体:是合成蛋白质的场所。

(3)内质网:分粗面内质网和滑面内质网。粗面内质网输送合成的蛋白质,滑面内质网与糖、脂类代谢、胆固醇类激素的合成与分泌有关。

(4)高尔基复合体:对蛋白质进行加工、浓缩和分泌。

(5)溶酶体:内有数十种酸性蛋白水解酶,能分解细胞内衰老的细胞器及被吞噬的病原体。

(6)中心体:具有复制能力,是细胞分裂的动力结构。

3.细胞核　细胞核由核膜、核仁、染色质和核基质组成。核膜是单位膜;核仁是合成核糖体的场所;染色质和染色体是细胞不同时期的名称,是同一物质。人类染色体有23对46条,其中22对是常染色体,1对是性染色体,男性为XY,女性为XX。染色质的化学成分是蛋白质和脱氧核糖核酸。脱氧核糖核酸简称DNA,带有遗传信息,是细胞、人体的最高主宰。

第二节　细胞膜的功能

一、细胞膜的物质转运功能

1.单纯扩散　物质从高浓度一侧向低浓度一侧扩散的过程称单纯扩散。条件是脂溶性小分子物质,如O_2、CO_2;细胞膜内、外存在浓度差。

2.易化扩散　易化扩散又称帮助扩散。分2种类型:以载体为中介的易化扩散,经载体蛋白转运有机小分子物质,如葡萄糖、氨基酸等;以通道为中介的易化扩散,经通道蛋白转运无机离子,如Na^+、K^+等。易化扩散有3个特点:特异性、饱和性、竞争性抑制。

单纯扩散和易化扩散转运物质都是顺浓度差扩散,不耗能,不耗氧,属于被动转运。

3.主动转运　耗能耗氧,将物质从浓度低一侧向浓度高一侧转运,逆浓度差转运如引水上山,称主动转运。细胞膜上有钠泵、钾泵、钙泵、碘泵等,细胞膜依靠泵做功。钠泵实质是Na^+-K^+-ATP酶,能分解ATP获得能量而转运Na^+、K^+。

4.入胞和出胞　主要是转运大分子物质或物质团块。入胞运动:如进入细胞的是固体称吞噬,如吞噬细菌、病毒、异物等;如进入细胞的是液体称吞饮。出胞运动:如分泌消化酶、神经递质、激素等。

二、细胞膜受体功能

受体是细胞识别和结合特殊化学信息的特殊蛋白质结构。受体功能:识别和结合特异性化学物质,能转发化学信息。

三、细胞膜的生物电现象

1.静息电位及其产生机制

(1)静息电位的概念:细胞在安静状态时存在于细胞膜内、外的电位差称静息电位。静息电位表现为"内负外正"。以心肌细胞为例,若细胞膜外为0,膜内为-90 mV;如是骨骼肌细胞或神经细胞,则膜内为-70 mV。

一些基本概念:极化:①细胞安静时,呈内负外正状态称极化;②去极化:以静息电位为准,膜电位向负值减小方向变化时称去极化或称除极;③超极化:膜电位向负值增大方向变化时称超极化;④复极化:膜电位向原来的极化状态恢复的过程称复极化。

(2)静息电位产生机制:现用离子流学说解释。生物电产生的先决条件是细胞内、外离子不均衡分布。细胞膜对离子通透性不同,细胞静息时,K^+通透性最大,Cl^-次之,Na^+通透性小,蛋白质无通透性。细胞外阳离子主要是Na^+,阴离子主要为Cl^-,细胞内阳离子主要是K^+,阴离子主要是蛋白质。根据上述条件,细胞安静时K^+大量外流,使膜外变正,膜内正电荷减少而变负,K^+外流的动力是浓度差,电位差阻止了K^+外流,K^+的电—化学平衡电位即静息电位。静息电位是K^+外流的结果。

2.动作电位及其产生机制

(1)动作电位:可兴奋细胞受到刺激时,在静息电位的基础上发生一次可扩布性电位变化称动作电位。膜电位由原来的内负外正变成内正外负称去极化或除极。动作电位波形包括一个上升相和一个下降相。

(2)动作电位的产生机制:

1)上升相:细胞膜受到刺激时,Na^+通透性增大,Na^+通道开放,Na^+少量进入,使膜内电位达到阈电位时Na^+通道全面开放,Na^+大量流入,产生动作电位0期上升相。动作电位上升相是Na^+内流形成的电—化学平衡电位。Na^+内流的动力是浓度差和电位差,引起膜对Na^+通透性突然增大的临界膜电位称阈电位。阈电位一般比膜电位低20 mV。

2)下降相:膜电位达到峰值,膜上的Na^+通道关闭,K^+通道开放,K^+快速外流,膜内电位迅速下降至静息电位水平,形成动作电位下降相。

上升相是Na^+内流的结果,下降相是K^+外流的结果。复极化末期细胞膜上的钠钾泵做功,把膜内的Na^+泵回细胞外,把膜外的K^+泵回细胞内,使离子归位,恢复离子原来的不均衡分布状态,维持细胞兴奋性。

3.动作电位的传导　动作电位的传导是局部电流的刺激引起的。已去极化和未去极化的部位出现电位差形成了新的刺激原——局部电流,局部电流在神经细胞上流动即动作电位的传导,动作电位在神经干上传导称神经冲动。动作电位传导的特点:不衰减性传导;双向传导;"全"或"无"现象。

第三章　基本组织

【学习要求】

1.掌握3种肌肉组织光镜下的结构。

2.掌握肌节的概念、神经元的分类及突触组成。

3.掌握血浆的渗透压、酸碱度,血型和输血的概念。

4.熟悉三联体、闰盘的概念。

5.熟悉血量、血细胞比容、血液凝固、纤溶的概念。

6.了解上皮组织的结构特点,各种上皮的形态结构特点、分布及功能,上皮细胞的特殊结构。

7.了解结缔组织的分类、分布,疏松结缔组织中各种细胞的形态结构和功能。

8.了解血液的组成、功能。

【重点、难点解析】

本章重点、难点内容包括:上皮组织的结构特点;上皮细胞的特殊结构;疏松结缔组织中的细胞的功能;肌节组成;三联体构成;3种肌肉组织形态结构的比较;神经元的组成和神经元的分类;树突和轴突的区分;晶体渗透压和胶体渗透压的组成、作用部位及作用;血型的判断依据和分型；血型与输血的关系，重视交叉配血，输错了血人命关天。

第一节 上皮组织

一、被复上皮

上皮组织的结构特点：细胞多，排列紧密，间质少；有极性：分游离面和基底面；无血管、淋巴管，有丰富的神经末梢；营养靠渗透。

（一）被复上皮的类型及分布

1. 单层扁平上皮 表面观察细胞呈不规则或多边形，细胞核为椭圆形，位于中央。垂直切面观察，细胞呈梭形。分布于心血管、淋巴管内表面的单层扁平上皮称内皮，内皮使腔面光滑，有利于血液和淋巴液的流动；分布于胸膜、腹膜和心包膜的单层扁平上皮称间皮，间皮能分泌少量浆液，起润滑作用，减少器官活动时的摩擦。

2. 单层立方上皮 表面观察细胞呈六边形或多边形，垂直切面观察细胞近似立方形，细胞核位于中央。单层立方上皮分布于肾小管、小叶间胆管等处。具有分泌和吸收功能。

3. 单层柱状上皮 垂直切面观察细胞呈柱状，细胞核椭圆形，靠近细胞基底部。柱状细胞之间散在分布有杯状细胞，能分泌黏液。单层柱状细胞分布于胃、肠、子宫和输卵管等处，具有分泌和吸收功能。

4. 假复层纤毛柱状上皮 柱状细胞高矮不一，形态不同，细胞核位置参差不齐，从侧面观察像复层上皮，这些细胞都附着于基膜上，故实为单层，游离面有纤毛，所以称它为假复层纤毛柱状上皮。分布于呼吸道黏膜，有自净作用。

5. 复层扁平上皮 复层扁平上皮由多层上皮细胞组成，呈鱼鳞状排列，故又称鳞状上皮。基底层的细胞不断分裂增殖，逐渐向上推移，替代、补充衰老、脱落的表层细胞。分布于口腔、食管、肛门、阴道和皮肤表皮，具有抗摩擦、保护和修复作用。

6. 变移上皮 分布于肾盂、输尿管和膀胱等处，细胞的形态和层数随器官容积的改变而变化，故称变移上皮。具有保护作用。

（二）上皮组织的特殊结构

1. 游离面

（1）微绒毛：细胞膜和细胞质向表面的指状突起称微绒毛，可扩大细胞表面积，有利于吸收。

（2）纤毛：细胞膜和细胞质向表面的指状突起，比微绒毛粗而长，称纤毛。纤毛内有微管，有支架和摆动的功能。呼吸道黏膜的上皮细胞有纤毛，有自净作用，长期吸烟损害纤毛的功能，自净功能下降。

2. 基底面 与上皮细胞接触面有一层半透明膜状结构称基膜，对上起连接、支持和进行物质交换的作用。

3. 侧面 上皮细胞之间的连接有紧密连接、中间连接、桥粒和缝隙连接4种，只要有2种以上的连接方式可称连接复合体。

二、腺和腺上皮

凡具有分泌功能的上皮称为腺上皮。以腺上皮为主要成分构成的器官称为腺。有导管的腺称为外分泌腺，如汗腺、口腔腺等；无导管的腺称内分泌腺，如甲状腺、肾上腺和垂体等。

第二节 结缔组织

一、固有结缔组织

固有结缔组织按结构和功能分为疏松结缔组织、致密结缔组织、脂肪组织和网状组织。

1. 疏松结缔组织 疏松结缔组织又称蜂窝组织,广泛分布于器官之间、组织之间和细胞之间,起连接、支持、营养、保护、防御和修复作用。疏松结缔组织中细胞多,间质中基质多、纤维少。

(1)细胞:

1)成纤维细胞:多呈扁平形,核椭圆形,能合成纤维和基质,修复创伤。糖皮质激素有抑制成纤维细胞合成蛋白质的功能,影响结疤。

2)巨噬细胞:由血液的单核细胞转化而来,呈圆形或椭圆形,细胞质内有丰富的溶酶体、吞噬体和吞饮小泡。能做变形运动,具有很强的吞噬功能,能吞噬细菌、异物、衰老死亡的细胞等,还能分泌生物活性物质,参与免疫。

3)脂肪细胞:细胞呈球形,核常偏于一侧,脂肪细胞具有合成和贮存脂肪的功能。

4)肥大细胞:细胞呈圆形、卵圆形,核小而圆,细胞内充满颗粒,内含肝素、组胺和慢反应物质等,与抗凝血和变态反应(过敏反应)有关。

5)浆细胞:由血液中 B 淋巴细胞转化而来,细胞呈圆、椭圆形,细胞核偏于一侧,呈车轮状,浆细胞能合成抗体,参与体液免疫。

6)未分化的间充质细胞:能分化为成纤维细胞和其他细胞。

(2)纤维:细胞间质中的纤维有 3 种:

1)胶原纤维:含量多,新鲜时呈白色称白纤维,具有韧性,抗拉力强。

2)弹性纤维:新鲜时呈黄色,故称黄纤维,弹性好。组织器官中都有胶原纤维和弹性纤维,故具有弹性和韧性。

3)网状纤维:含量少,用硝酸银染色才能观察到,故称嗜银纤维,分布于网状组织等处。

(3)基质:是一种胶状物质,化学成分为蛋白多糖,由透明质酸、硫酸软骨素和蛋白质结合而成。透明质酸能局限炎症,防止细菌、毒素蔓延扩散。溶血性链球菌、肿瘤细胞和蛇毒含透明质酸酶,能分解透明质酸,故能使细菌、肿瘤细胞、毒素扩散,危害健康。

2. 致密结缔组织 致密结缔组织纤维成分多,细胞含量少,主要含胶原纤维和弹性纤维,紧密排列。主要分布于肌腱、韧带、骨膜和皮肤的真皮等处。具有保护、支持和连接的作用。

3. 脂肪组织 脂肪组织由大量脂肪细胞聚集而成,分布于皮下组织、大网膜、肠系膜和肾脂肪囊。具有缓冲压力、维持体温的作用,是能源仓库。

4. 网状组织 网状组织由网状细胞、网状纤维构成,分布于骨髓、脾脏和淋巴结等处。

二、软骨组织和软骨

1. 软骨组织 软骨组织由软骨细胞、软骨间质构成。间质多,细胞少。间质包括纤维和基质。基质呈凝胶状,主要由软骨蛋白和水构成;纤维存在于基质中。软骨细胞散在于基质中。

2. 软骨 软骨根据软骨组织中纤维的种类及数量的不同可分为透明软骨、纤维软骨和弹性软骨,详见表3-1。

表 3-1 软骨的分类

软骨	结构特点	分布
透明软骨	少量胶原纤维,半透明状	喉、气管、支气管、肋软骨
弹性软骨	含大量弹性纤维,弹性和韧性较强	耳郭、会厌
纤维软骨	含大量胶原纤维,韧性好	椎间盘、关节盘、耻骨联合等处

三、骨组织

骨组织由骨细胞和钙化了的细胞间质构成。骨组织是人体内钙的仓库。

1.骨组织的一般结构

(1)骨基质:即骨的细胞间质,由有机质和无机质组成,有机质为骨胶原,无机质为钙盐。骨胶原纤维由黏合质黏合在一起,并有钙盐沉积形成骨板(如制作三夹板),骨板是构成骨的基本材料。骨板之间有许多小腔称骨陷窝,内有骨细胞,骨陷窝间有许多骨小管相连。

(2)骨细胞:是一种椭圆形的星状细胞,细胞体位于骨陷窝内,突起伸入骨小管中,相邻骨细胞借突起相互连接。

2.骨的结构

(1)骨密质:分布于各类骨的表面和长骨的骨干,结构致密。骨密质主要由骨单位构成。

(2)骨松质:分布于长骨两端和各类骨的内部,呈海绵状,由骨板形成的骨小梁构成。

第三节 肌肉组织

一、肌肉组织的分类、分布和比较

3 种肌肉组织光镜下的比较见表 3-2:

表 3-2 3 种肌肉组织光镜下的比较

项目	骨骼肌	心肌	平滑肌
形态	长圆柱状,粗壮	短圆柱状,有分支	长梭形,纤细
细胞核	数十、数百,位于细胞周边	1~2 个,位于细胞中央	1 个,位于细胞中央
横纹	明显	有	无
闰盘	无	有	无
分布	附着于骨骼	心脏	内脏和血管壁

二、骨骼肌

1.一般结构 骨骼肌纤维即骨骼肌细胞,呈长圆柱状,粗壮,附着于骨骼。骨骼肌细胞由大量肌原纤维组成,肌原纤维上有明暗相间的带,肌原纤维的明带和暗带排列在同一平面上,呈现明暗相间的横纹,故骨骼肌又称横纹肌。肌原纤维由粗肌丝和细肌丝组成,粗肌丝连结在 M 膜上,细肌丝连结在 Z 膜上,有粗肌丝和细肌丝的部分因电子密度高而色暗,称暗带。仅有细肌丝的部分电子密度低而明亮,称明带。相邻 2 个 Z 膜之间的一段肌原纤维称肌节,肌节包括 1/2 明带＋暗带＋1/2 明带。肌节是肌原纤维的结构和功能单位。

2.超微结构

(1)肌丝:肌原纤维由粗肌丝和细肌丝构成,1条粗肌丝周围有6条细肌丝。粗肌丝由肌球蛋白组成。粗肌丝固定在M膜上,肌球蛋白的头伸向周围的小突起称横桥,横桥的头即ATP酶。细肌丝由肌动蛋白、原肌球蛋白和肌钙蛋白组成。细肌丝一端固定在Z膜上,一端伸入粗肌丝之间。近M膜无细肌丝的一段粗肌丝区域称H带。

(2)横小管:肌膜向肌质内凹陷形成横小管,是兴奋从肌膜传入肌细胞内部的通道。

(3)肌质网:又称肌浆网,位于肌原纤维周围相邻的两条横小管之间,纵行排列,并相互吻合。肌质网近横小管处管腔膨大并彼此吻合,与横小管平行的管状结构称终池,是钙离子的仓库,可调节肌质中钙离子浓度。横小管和其两侧的终池合称三联体。

3.骨骼肌的收缩及形式 骨骼肌收缩原理普遍以肌丝滑行学说来解释。横桥牵引细肌丝向粗肌丝间滑行,导致肌节缩短。把肌膜的电位变化和肌纤维收缩连接起来的中介过程称为兴奋—收缩偶联。兴奋—收缩偶联的中介是钙离子,其结构基础是三联体。

收缩的形式有等张收缩和等长收缩,单收缩和强直收缩。张力增加而长度不变称等长收缩;收缩时长度缩短而张力不变称等张收缩;肌肉接受一次短促的刺激,产生一次短促的收缩称单收缩;肌肉受到连续、成串的刺激时,产生连续而持久的收缩称强直收缩。正常骨骼肌的收缩是强直性收缩,强直性收缩才能做功。

三、心肌

心肌细胞有分支相互连接,细胞间有闰盘。闰盘是指细胞间染色较深的横行阶梯状粗线。闰盘处电阻特别低,有利于生物电的传导。分支和闰盘使心脏似一个合体细胞,能同步收缩。心肌仅有二联体,贮钙离子少。

四、平滑肌

平滑肌呈长梭形,分布于内脏和血管壁等处。平滑肌收缩缓慢而持久,有很大的伸展性。

第四节 神经组织

一、神经元

1.神经元的结构

(1)胞体:是神经元的活动中心,形态大小不一,有圆形、梭形、星形和锥体形等,核仁大而圆。细胞质中有嗜染质(尼氏体),电镜下观察实质是核糖体和粗面内质网,能合成蛋白质和神经递质。神经原纤维实质是微管和神经丝,起支持作用,还能运输营养物质、神经递质和离子。

(2)突起:神经元的突起依形态和功能可分为树突和轴突。能接收信息的称树突,有多个,有分支,呈树枝状;能发送信息的称轴突,仅一个。

2.神经元的分类

(1)按形态结构分:可分为多极神经元、双极神经元、假单极神经元3种。

(2)按功能分:可分为运动神经元(又称传出神经元)、联络神经元(又称中间神经元)、感觉神经元(又称传入神经元)。

(3)按神经元释放神经递质的性质分:可分为胆碱能神经元,释放乙酰胆碱;肾腺能神经元,释放肾上腺素和去甲肾上腺素等;肽能神经元,释放生物活性肽。

3.突触 神经元与神经元或神经元与效应细胞之间传递信息的接触处称突触。突触由突触前膜、突触间隙和突触后膜构成。突触分化学突触和电突触。突触按接触部位分为轴—体突触、轴—树突触、轴—轴突触。按功能分为兴奋性突触和抑制性突触。

二、神经胶质细胞

神经胶质细胞散在分布于神经元之间,中枢神经系统的神经胶质细胞主要有4种:

(1)星形胶质细胞:参与组成血—脑屏障。

(2)少突胶质细胞:参与构成髓鞘。

(3)小胶质细胞:具有吞噬功能。

(4)室管膜细胞:分布于脑室和脊髓中央管,参与构成脉络丛。

周围神经系统的神经胶质细胞主要是神经膜细胞(施万细胞),构成周围神经的髓鞘和神经膜。

三、神经纤维与神经末梢

1. 神经纤维

(1)有髓神经纤维:在神经元长突起的表面包绕一层髓鞘,髓鞘有节段性,无髓鞘处称郎飞节。髓鞘有绝缘性,不让兴奋扩散,神经冲动从一个郎飞节传到另一个郎飞节,呈跳跃式传导,故有髓鞘的神经传导速度快,无髓鞘的神经传导速度慢。

(2)无髓神经纤维:有神经膜,无髓鞘和郎飞节,传导速度慢。

2. 神经末梢

(1)感觉神经末梢:又称感受器,分布于皮肤、肌肉、内脏器官和血管等处。可分2种:

1)游离神经末梢:分布于上皮和结缔组织中,能感受冷、热和痛觉。

2)被囊的神经末梢:包括触觉小体、环层小体和肌梭。触觉小体分布于皮肤的乳头层,感受触觉;环层小体分布于皮肤真皮层、胸、腹膜等处,能感受压觉和振动觉;肌梭位于骨骼肌内,能感受肌的张力和牵拉等。

(2)运动神经末梢:分布于骨骼肌的运动神经末梢称运动终板,分布于内脏的称内脏运动神经末梢。

第五节　血　液

一、血液的组成、血量、理化特性

1. 血液的组成和血量　血液占人体体重的7%～8%,有4 200～4 800 ml。血液由血浆和血细胞组成。血细胞在全血中所占的百分比称为血细胞比容,成年男性为40%～50%,女性为37%～48%。血浆约占全血55%。

血液的大部分在心血管内流动称循环血量,部分血滞留在肝、肺及皮下静脉丛内,称贮存血量。失血10%以内,贮存血进入循环中补充而使血压恢复正常。失血20%时,单靠机体自身调节就不够了,需要补血或输液治疗。失血30%时,病人有生命危险,需要及时抢救,输血和补液。

血浆:血液中加抗凝剂经离心沉淀后,上层淡黄色的液体称血浆,内含纤维蛋白原。

血清:血液中不加抗凝剂静置一段时间后,上层淡黄色液体称血清。血清内不含纤维蛋白原。

2. 血液的理化特性

(1)颜色:血液因红细胞内含血红蛋白(Hb)而呈红色,动脉血中含氧合血红蛋白多而呈鲜红色,静脉血中因含脱氧血红蛋白多而呈暗红色。血浆因内含微量胆红素而呈淡黄色。

(2)相对密度(比重):全血相对密度为 1.050～1.060,血浆相对密度为 1.025～1.030。红细胞和血红蛋白多相对密度高,贫血者相对密度低,血液浓缩者相对密度高。

(3)黏滞性:源于血液中血细胞和蛋白质等颗粒间的摩擦力,血液黏滞性是水的 4～5 倍。

(4)酸碱度:血浆呈弱碱性,pH 值为 7.35～7.45,平均为 7.4。pH 值低于 7.35 时为酸中毒,高于 7.45 时为碱中毒。维持血浆 pH 值在正常范围内,需要体内多种调节,重要的有 $NaHCO_3/H_2CO_3$ 缓冲对的调节。

(5)渗透压:人体的渗透压约为 5 800 mmHg(773.3 kPa,1 mmHg＝0.133 322 kPa)。渗透压的大小取决于溶液中溶质颗粒的多少,而不是溶质颗粒的大小。

二、血浆

1.血浆的成分及其作用

(1)水:血浆中 90％～92％是水。水是运载物质的载体,能参与调节体温。

(2)血浆蛋白:血浆蛋白主要有清蛋白(白蛋白)、球蛋白和纤维蛋白。总蛋白量为 60～80 g/L,其中清蛋白 40～55 g/L,球蛋白 2～30 g/L,纤维蛋白 2～4 g/L。主要功能:清蛋白形成血浆胶体渗透压,运输物质;球蛋白参与免疫;纤维蛋白参与凝血。

(3)矿物质(无机盐):血浆中的矿物质占血浆总量的 0.9％,以离子形式存在,阳离子有 Na^+、K^+、Ca^{2+}、Mg^{2+},阴离子有 Cl^-、HCO_3^-、HPO_4^{2-}、SO_4^{2-} 等。矿物质主要作用是形成血浆晶体渗透压,维持酸碱平衡和神经及肌肉的兴奋性。

(4)非蛋白氮化合物(NPN)指血浆中非蛋白质的含氮化合物,包括尿素、尿酸、肌酸、氨等。主要是尿素,占总量的 1/3～1/2,达 9～17 mmol/L。检查血浆中 NPN 或尿素氮,既可了解体内蛋白质的代谢情况,又可了解肾脏的排泄功能。

2.血浆渗透压　渗透压是指限制渗透现象进行的压力。渗透压大小取决于溶质颗粒的多少。

(1)血浆渗透压的形成和正常值:血浆渗透压分晶体渗透压和胶体渗透压 2 种。晶体渗透压主要由 NaCl 等晶体物质构成,约 5 775 mmHg;胶体渗透压由血浆蛋白构成,主要为清蛋白,仅为 25 mmHg 左右。渗透压 5 800 mmHg 相当于 773.3 kPa 或 300 mOsm。

与血浆渗透压相近的溶液称等渗溶液。在 280～310 mOsm/L 范围内的溶液是等渗溶液,如 0.9％ NaCl 溶液、5％葡萄糖溶液等;小于 280 mOsm/L 的溶液为低渗溶液;大于 310 mOsm/L 的溶液为高渗溶液。

(2)血浆渗透压的生理作用:

1)晶体渗透压的生理作用:晶体渗透压在细胞膜上发挥作用,调节细胞内、外水平衡,维持血细胞的正常形态。如输入低渗溶液,进入红细胞的水分增多,将使红细胞膨胀、破裂而溶血。

2)胶体渗透压的生理作用:胶体渗透压在毛细血管壁上发挥作用,调节血管内、外的水平衡,维持正常血容量。当肝硬化清蛋白合成减少,或慢性肾炎蛋白质丢失过多时,血浆胶体渗透压下降,组织中水分增多而引起组织水肿。

三、血细胞

1.红细胞

(1)红细胞的形态和功能:成熟红细胞呈双凹圆盘状,无细胞核和细胞器,细胞质内含大量血红蛋白。红细胞的生理功能是运输氧和二氧化碳,参与酸碱平衡的调节。

(2)红细胞的正常值:正常成年男性红细胞为$(4.0\sim5.5)\times10^{12}$/L,女性为$(3.5\sim5.0)\times$ 10^{12}/L。血红蛋白的的正常值:男性是$120\sim160$ g/L,女性是$110\sim150$ g/L。红细胞数量或血红蛋白浓度低于正常最低值时称为贫血。

(3)红细胞的生理特性:

1)悬浮稳定性:指红细胞在血浆中保持悬浮状态而不下沉的特性。临床上用红细胞沉降率(血沉)来衡量,男性第 1 小时末为$0\sim15$ mm,女性为$0\sim20$ mm。

2)渗透脆性:指红细胞对低渗溶液的抵抗力。红细胞脆性小说明抵抗力大,抵抗力小则脆性大。成熟红细胞脆性小,衰老红细胞脆性大。脆性大的红细胞在低渗溶液中易破裂而发生溶血。

(4)红细胞的生成与破坏:红细胞的寿命为120 d,每天有1/120的红细胞更新。生成部位是红骨髓。红细胞生成的原料是铁和蛋白质,促进红细胞成熟的因子是叶酸和维生素B_{12}。衰老的红细胞被脾吞噬而破坏。食物中长期缺铁或慢性失血将引起缺铁性贫血;叶酸和维生素B_{12}缺乏将引起巨幼红细胞性贫血;脾功能亢进时因红细胞破坏过多而引起脾性贫血。

(5)红细胞的生成与调节:肾球旁细胞分泌的促红细胞生成素调节红骨髓造血。慢性肾炎病人因促红细胞生成素减少而出现肾性贫血。雄性激素可直接刺激骨髓造血,故男性红细胞高于女性。

2.白细胞　白细胞分有粒白细胞和无粒白细胞。白细胞总数为$(4\sim10)\times10^9$/L。

(1)有粒白细胞:

1)中性粒细胞:占$50\%\sim70\%$,细胞质内含淡紫红色颗粒,细胞核分$2\sim5$叶。中性粒细胞具有吞噬功能和变形运动,在化脓性炎症时增多。

2)嗜酸性粒细胞:占$0.5\%\sim5\%$,细胞质内含粗大的橘红色颗粒,颗粒中含组胺酶等物质,能减轻变态反应。嗜酸性粒细胞能吞噬抗原—抗体复合物,还能杀死寄生虫。

3)嗜碱性粒细胞:占$0\sim1\%$,细胞质中含紫蓝色颗粒,颗粒中含肝素、组胺和慢反应物质等。肝素有抗凝血作用,组胺和慢反应物质与变态反应有关。

(2)无粒白细胞:

1)淋巴细胞:大小不一,细胞核相对较大,所以细胞质很少,呈天蓝色。淋巴细胞分 T 淋巴细胞和 B 淋巴细胞,T 淋巴细胞参与细胞免疫,B 淋巴细胞参与体液免疫。

2)单核细胞:是最大的血细胞,细胞核呈肾形或马蹄形。有活跃的变形运动,有吞噬能力。单核细胞游离出毛细血管进入其他组织,转化为巨噬细胞,具有很强的吞噬功能。

3.血小板　血小板是巨核细胞脱落下来的碎屑,正常值为$(100\sim300)\times10^9$/L。血小板的功能是维持血管内皮的完整性;参与止血和凝血。血小板减少影响止血、凝血,使出血时间延长。

四、血液凝固与纤维蛋白溶解

血液由流体状态变成不能流动的胶状凝块称血液凝固,需凝血因子和血小板参与。

1.凝血因子　凝血因子用罗马字母表示,共12个。凝血因子的特点:除因子Ⅲ在组织中,其余均在血浆中;除因子Ⅳ、Ca^{2+}外,余均为蛋白质;大部分凝血因子是由肝脏合成的,其中因子Ⅱ、Ⅶ、Ⅸ、Ⅹ在肝内合成时需要维生素 K 作辅酶;凝血因子需激活才能发挥作用。

2.血液凝固过程　血液凝固的基本过程分3个步骤:

第一步　凝血酶原激活物形成

↓

第二步　凝血酶原————→凝血酶

↓

第三步　纤维蛋白原————————→纤维蛋白

血液凝固分内源性、外源性2条途径,内源性凝血的启动因子是因子ⅩⅡ,外源性凝血的启动因子是因子Ⅲ。2条途径均形成不溶性的纤维蛋白,交织成网,网罗血细胞,形成凝血块。

3.抗凝系统　在正常情况下,血管内的血液是不会凝固的,因为血管内膜光滑完整,凝血因子不易被激活;血液流速快,凝血因子不易集结;形成的凝血因子被血流冲走或被及时处理掉;血液中存在着抗凝物质;体内存在着抗凝系统。

血浆中抗凝物质主要是抗凝血酶Ⅲ和肝素。抗凝血酶Ⅲ能使因子Ⅱa、Ⅶ、Ⅸa、Ⅹa失活。肝素具有抗凝血作用,并能加强抗凝血酶Ⅲ的作用。肝素应用于输血和治疗某些血液病。

4.纤维蛋白溶解　纤维蛋白被分解液化的过程称纤溶。纤溶系统包括纤溶酶原、纤溶酶、激活物和抑制物。纤溶的生理意义是使血液保持液态,血流通畅。

(1)纤溶酶原的激活:纤溶酶原被纤溶酶激活,激活物有血浆激活物、组织激活物和激肽释放酶。甲状腺、子宫、肺等组织中组织激活物多,故子宫、甲状腺手术后易渗血,月经血不会凝固。

(2)纤维蛋白和纤维蛋白原的降解:纤溶酶可使纤维蛋白原和纤维蛋白分解为可溶性的碎片,凝血块溶解不能再凝固。

血凝系统与抗凝血系统动态保持平衡,才能使机体健康。

五、血型与输血

输血是治疗和抢救病人的一种很重要的手段。输血必须了解血型,正确配血。血型有十几种,主要有ABO血型系统和Rh血型系统。

1.ABO血型系统

(1)分型依据:根据红细胞膜上的凝集原来判断血型。红细胞膜上有A凝集原为A型,有B凝集原为B型,有AB凝集原的是AB型,无AB凝集原的为O型,详见表3-3。

表3-3　ABO血型系统的分型

血型	红细胞膜上的凝集原	血清中凝集素
A型	A	抗B(β)
B型	B	抗A(α)
AB型	A和B	无
O型	无	抗A和抗B(α、β)

(2)输血原则:凝集原与相应的凝集素相遇将发生凝集反应而溶血。凝集原即抗原,凝集素即抗体。ABO血型有天然抗体,Rh血型无天然抗体。

输血原则:同型输血,可少量输异型血,输血前必须做交叉配血试验。

交叉配血试验:供血者的红细胞与受血者的血清相混为主侧,受血者的红细胞与供血者的血清相混为次侧,观察有无凝血现象称交叉配血试验。主侧不凝,次侧也不凝,可输血,安全;

主侧不凝,次侧凝集,可少量输血,不大于 400 ml,注意观察;主侧凝集,绝对不能输血! 即使同型重复输血也必须做交叉配血试验! 因为除 ABO 血型外,尚有 Rh 血型,A 型还有亚型。

2. Rh 血型系统　红细胞膜上除 A、B 凝集原外,还有 Rh 血型的凝集原。Rh 血型系统的凝集原有 C、D、E、c、e 等,其中 D 凝集原的抗原性最强。红细胞膜上有 D 凝集原为 Rh 阳性,无 D 凝集原为 Rh 阴性。

Rh 血型无天然抗体,Rh 阴性者第 1 次输入 Rh 阳性血不会溶血,但接受了 Rh 阳性血后,机体产生了抗 D 抗体,当再次输入 Rh 阳性血时将发生抗原抗体反应而溶血,故 Rh 阴性者应避免第 2 次输入 Rh 阳性血。Rh 阴性者孕育了一个 Rh 阳性者的胎儿,由于某些原因,胎儿的红细胞进入了母亲的血液中,使该妇女产生了抗 D 抗体,如再次妊娠时,抗 D 抗体经胎盘进入胎儿体内,使胎儿发生溶血而死亡。故 Rh 阴性者妇女应避免第 2 次怀孕。

第四章　运动系统

第一节　骨和骨连结

【学习要求】

1. 熟悉骨的形态、结构,关节的基本结构,骨的理化特性。

2. 熟悉肩关节、髋关节和膝关节的结构。

3. 了解骨连结的方式,躯干、四肢和颅的主要骨及其连结。

【重点、难点解析】

本节的重点、难点内容包括:骨的形态与结构;关节的基本结构;肩关节与髋关节的比较;膝关节的结构复杂性;骨盆的组成及男、女性结构差异。

一、概述

1. 骨

(1)骨的数目和分部:全身骨共有 206 块,分躯干骨、四肢骨和颅骨。

(2)骨的形态分类:骨根据其形态分长骨、短骨、扁骨和不规则骨 4 类。

(3)骨的构造:主要由骨膜、骨质和骨髓构成。

(4)骨的理化特性和年龄特点:骨的化学成分为有机质和无机质 2 类。有机质主要是骨胶原纤维,使骨具有弹性和韧性;无机质主要是钙和磷(羟基磷灰石),使骨具有坚硬性。成人骨中无机质占 2/3,有机质占 1/3,骨既坚硬,又有弹性和韧性。随年龄改变,骨的理化性质也发生变化。儿童骨有机质多占 2/3,无机质仅占 1/3,骨的弹性和韧性好,但硬度不够,易变形或发生青枝骨折;老年人无机质增多,有机质减少,骨的弹性和韧性下降,硬度高而且脆,遇暴力冲击易发生骨折。

2. 骨连结

(1)直接连结:有纤维连结、软骨连结和骨连结。

(2)间接连结:即关节或滑膜关节。关节的基本结构为关节面、关节囊和关节腔。关节的辅助结构有韧带、关节盘(半月板)等。关节的运动主要有屈、伸、内收、外展、旋转和环转等。

二、躯干骨及其连结

躯干骨包括椎骨、胸骨和肋骨。这些骨借骨连结构成脊柱和胸廓。

1.**脊柱** 脊柱由26块骨构成,是人体的中轴,参与胸廓、腹后壁和骨盆的构成,具有支持体重、保护内脏和运动等功能。椎骨的椎体和椎弓围成椎孔,椎孔串连成椎管,容纳脊髓;相邻椎骨的上、下切迹共同围成椎间孔,椎间孔内有脊神经和血管通过。椎骨有7个突起,即1个棘突,2个横突,4个上、下关节突。

(1)各部椎骨的特征:颈椎椎体较小,有横突孔,棘突末端有分叉,枢椎有齿突,第七颈椎棘突特别长,是计数上部椎骨序数的标志,最具共性的是有横突孔;胸椎有肋凹;腰椎椎体粗大,棘突呈板状,水平位后伸,棘突间隙较大,有利于腰穿;骶骨由5块融合而成,呈三角形,前面略凹,有4个骶前孔和4个骶后孔,上部前凸称岬。

(2)椎骨间的连结:长韧带有前纵韧带、后纵韧带、棘上韧带;短韧带有棘间韧带、黄韧带;还有椎间盘和关节。椎间盘位于相邻椎体间,由周围的纤维环和中央的髓核组成,起缓冲垫作用。

(3)脊柱侧面观:有4个生理性弯曲:颈曲、腰曲前凸、胸曲、骶曲后凸。弯曲增强了脊柱的的弹性,能缓冲行走、跳跃时的震荡,保护脑和胸、腹腔内脏。

2.**胸廓** 胸廓由12块胸椎、12对肋骨和1块胸骨围成。具有保护胸、腹腔内脏和参与呼吸运动的功能。

(1)胸骨角:胸骨柄与胸骨体的连结处向前微凸称胸骨角,是计数前肋和肋间隙的标志。

(2)肋:由肋骨和肋软骨构成。第一至第七肋直接与胸骨相连;第八至第十肋前端借肋软骨依次连于上位肋软骨上形成肋弓;第十一、十二肋是浮肋。胸廓上口由第一胸椎、第1对肋骨和胸骨的颈静脉切迹围成。

三、颅骨及其连结

1.**颅骨的组成** 颅骨由15块面颅骨和8块脑颅骨组成。

(1)脑颅骨:有额骨、筛骨、蝶骨和枕骨各1块,顶骨、颞骨各2块。

(2)面颅骨:有鼻骨、泪骨、上颌骨、颧骨、下鼻甲、腭骨各2块,舌骨、下颌骨、犁骨各1块。

2.**颅的顶面** 颅的顶面有冠状缝、人字缝和矢状缝。额骨和两顶骨之间为冠状缝;两顶骨和枕骨之间为人字缝;左、右顶骨之间为矢状缝。

3.**颅底内面** 颅底内面高低不平,呈前高后低,分前、中、后3颅窝。颅底有许多孔、管、沟,是血管、神经通过的部位,其中最大的孔是枕骨大孔。

4.**颅底外面** 颅底外面前部有骨腭、牙槽弓、牙槽,后部有枕骨大孔、枕外隆凸等。

5.**颅的侧面** 颅的侧面有外耳门、颧弓、颞窝、翼点等。翼点位于颞窝,为额、顶、颞、蝶4骨汇合处,此处是颅骨最薄弱处,外伤骨折后易损伤其内面通过的脑膜中动脉,引起硬脑膜外血肿。

6.**颅前面观** 颅前面主要是眶和骨性鼻腔。眶为四棱锥形,容纳、保护眼球。鼻腔的外侧壁上有上、中、下鼻甲。鼻甲的下方各自有上、中、下鼻道。

鼻旁窦:鼻腔周围颅骨内含气小腔称鼻旁窦,有额窦、上颌窦、筛窦和蝶窦。最大的鼻旁窦是上颌窦。筛窦分前、中、后3群。鼻旁窦有减轻颅重量、协助发音并产生共鸣作用。

7.**颅骨的连结** 颅骨间以直接连结为主,仅颞下颌关节为间接连结。

8.新生儿颅的特征和出生后的变化   新生儿的颅骨尚未骨化,骨与骨之间的缺损由结缔组织膜覆盖,称为颅囟。较大有前囟和后囟,前囟在出生后1～2岁时闭合,后囟在出生后不久闭合。颅囟根据膨隆或凹陷可判断颅内高压还是脱水,颅囟延迟闭合可考虑为佝偻病。

四、四肢骨及其连结

1.上肢骨及其连结

(1)上肢骨:每侧有32块。

1)肩胛骨:位于胸廓后面外上方,为三角形扁骨。上角平第二肋,下角平第七肋,是计数肋的骨性标志。肩峰为肩部的最高点。

2)锁骨:呈"～"形,浅表易摸到。

3)肱骨:位于臂,上端有半球形肱骨头,大而圆。解剖颈短,外科颈是易骨折的部位。大结节是肩部最外侧点。下端有肱骨内、外上髁,是骨性标志,肱骨后面中、下部有桡神经沟。

4)尺、桡骨:位于前臂,里尺外桡。主要结构有桡骨头、桡骨茎突、尺骨鹰嘴和滑车切迹等。

5)手骨:包括腕骨掌骨和指骨,腕骨8块,掌骨5块,指骨14块。

(2)上肢骨的连结:包括肩关节、肘关节、腕关节及指骨间关节等。

1)胸锁关节:由锁骨内侧端和胸骨柄锁切迹组成,关节内有关节盘。

2)肩关节:由肱骨头和肩胛骨的关节盂组成。特点是肱骨头大而圆,关节盂小而浅,关节囊薄而松弛,运动幅度大,是全身最灵活的关节,易脱位,脱向下方。运动方式有屈、伸、内收、外展、旋内、旋外和环转。

3)肘关节:由肱骨和尺、桡骨的上端组成。包括肱桡关节、肱尺关节和桡尺近侧关节3个关节。在正常情况下,肱骨内上髁、肱骨外上髁和尺骨鹰嘴在屈肘90°时三点成等腰三角,伸肘180°时三点成一线。此位置关系发生改变可能是脱位或骨折。

4)桡腕关节:又称腕关节,由桡骨、8块腕骨、5块掌骨组成。尺骨与腕骨间有关节盘,故不直接参与腕关节组成。

2.下肢骨及其连结

(1)下肢骨:每侧有31块。

1)髋骨:由髂骨、耻骨、坐骨融合而成。三骨融合处的外侧面有深窝,即髋臼。主要结构有髂嵴、髂前上棘、耻骨结节、坐骨结节、髂结节、髂窝和闭孔等。左、右髂嵴最高点连线平对第四腰椎棘突,是腰椎穿刺时定位的标志。髂结节是骨髓穿刺常选部位。

2)股骨:为全身最长最粗的骨,主要结构有股骨头、股骨颈、大转子、小转子、内侧髁和外侧髁。

3)髌骨:是全身最大的籽骨,位于股骨下端的前方,似三角形。

4)胫、腓骨:胫骨位于小腿内侧,上端膨大形成内侧髁和外侧髁,胫骨上端前方为三角形粗糙面,称胫骨粗隆,下端内侧部向下突起称内踝。腓骨细长,上端称腓骨头,下端称外踝。

5)足骨:包括7块跗骨、5块跖骨和14块趾骨。

(2)下肢骨的连结:包括骨盆连结、髋关节、膝关节、距小腿关节(踝关节)、跗骨间关节、跗跖关节、跖趾关节和趾骨间关节。

1)骨盆:由骶、尾骨和左、右髋骨借骶髂关节和耻骨联合连结而成。骨盆有传导重力、承托和保护盆腔内脏的作用。骨盆以界线划分为大骨盆和小骨盆。界线由骶骨岬、弓状线、耻骨梳和耻骨联合上缘组成。男、女性骨盆形态结构的比较见表4-1。

表 4-1 男、女性骨盆形态结构的比较

性别	骨盆形态	上口	下口	骨盆腔	耻骨下角
男性	心形	较窄长	较狭窄	漏斗形	70～75 度
女性	椭圆形	较宽短	较宽大	圆桶形	80～100 度

2)髋关节:由髋臼和股骨头组成。髋臼深,股骨头小,故全部纳入髋臼内,关节囊厚而坚韧,关节囊有韧带加强,因此髋关节是全身最稳固的关节。运动方式与肩关节相同,但幅度要小。关节囊内有股骨头韧带,营养股骨头。股骨颈几乎被包裹在关节囊内,但后外侧一部未被包裹,故股骨颈骨折时有囊内、囊外之分。

3)膝关节:由股骨下端和胫骨上端及髌骨组成。关节面大,关节囊宽阔、松弛,关节囊内有前、后交叉韧带和半月板。前、后交叉韧带限止胫骨向前、后移位,内、外侧半月板使关节面更为适应,增强了膝关节的灵活性和稳固性。关节囊前面有髌韧带加强,两侧有胫、腓侧副韧带加强。膝关节是全身最复杂的关节。膝关节运动主要是伸、屈,在半屈位时可作轻度旋内、旋外。

4)距小腿关节:又称踝关节,由胫、腓骨的下端和距骨组成。关节囊前、后壁薄弱而松弛,内侧韧带较厚韧,外侧韧带较薄弱,故在足外翻时外侧韧带易损伤。距小腿关节能作背屈(伸)、跖屈(屈)运动,与跗骨间关节协同可作足内翻和足外翻。

5)足弓:足骨借关节和韧带紧密相连,在纵、横方向上都形成上凸的弓形称足弓。如结缔组织发育不良,或足骨骨折等情况下足弓消失,称扁平足。足弓富有弹性,可减轻行走或跳跃时地面对人体的冲击,以缓冲震荡,保护脑和内脏器官,同时也保护足底血管和神经,避免受压。

第二节 骨骼肌

【学习要求】

1. 熟悉呼吸肌、肌内注射的肌和重要的肌性标志。

2. 了解肌的分类、结构,肌的起、止点和作用,肌的辅助结构,躯干肌、头肌、上肢肌和下肢肌。

3. 了解腋窝、腹股沟的结构。

【重点、难点解析】

本节重点、难点内容包括:膈肌的结构特点;膈的裂孔和通过的内容;膈收缩时是上升还是下降;肋间外肌和肋间内肌作用比较;各大关节运动哪些肌参与;腹股沟管的组成、位置与内容。

一、概述

1. 肌的分类 肌可分长肌、短肌、扁肌和轮匝肌。

2. 肌的构造 肌由肌腹和腱构成。

3. 肌的起、止点作用 通常指躯干肌靠近正中矢状面的附着点为起点。远离正中矢状面的附着点为止点。作用:肌收缩时一骨位置相对固定,另一骨受肌肉收缩而移动,一般情况下止点向起点方向移动,但也有例外,如上肢固定,引体向上时,背阔肌和胸大肌是起点向止点方

向移动。

4.肌的配布　肌一般分布在关节周围,分伸、屈2组,作用相同的肌称协同肌,作用相反的肌为拮抗肌。如腹直肌和竖脊肌是拮抗肌,肱二头肌和肱肌是协同肌。

5.肌的辅助结构　肌的辅助结构有筋膜、滑液囊和滑液鞘。

二、头肌

1.面肌　面肌包括眼轮匝肌、口轮匝肌、枕额肌等,它们连接于头面部的皮肤,收缩时可改变头面部皮肤的外形,故又称表情肌。

2.咀嚼肌　咀嚼肌主要是咬肌和颞肌,尚有翼内肌和翼外肌。可使下颌骨上、下、前、后运动。

三、颈肌

1.颈阔肌　颈阔肌位于颈浅筋膜内,属表情肌。

2.胸锁乳突肌　胸锁乳突肌位于颈外侧,起于胸锁关节处,止于乳突,一侧收缩时使头向同侧倾斜,面部转向对侧;两侧收缩时,使头后仰。

3.舌骨上、下肌群　舌骨与下颌之间的肌称舌骨上肌群,能上提舌骨,下拉下颌骨,构成口底;舌骨与胸骨之间的肌称舌骨下肌群,可使舌骨和喉上、下移动,协助吞咽和发音。

四、躯干肌

1.背肌　背肌主要有斜方肌、背阔肌和竖脊肌。

(1)斜方肌:位于项背部,为三角形扁肌,两侧相合成斜方形。能使肩胛骨上提、下降和靠拢脊柱,使头后仰。

(2)背阔肌:位于背下部和胸后外侧部,起于髂嵴、腰椎和下部胸椎棘突,止于肱骨小结节的下方。收缩时能使臂内收、旋内和后伸,上肢固定时能引体向上。

(3)竖脊肌:位于椎骨棘突两侧。收缩时能使脊柱后伸和头后仰,与腹直肌共同维持直立姿势。

2.胸肌　胸肌主要有胸大肌、肋间外肌和肋间内肌。

(1)胸大肌:位于胸前壁上部,起于锁骨、胸骨和上6肋软骨的前面,止于肱骨大结节的下方。收缩时能使臂内收、旋内,上肢固定可引体向上,上提肋骨助吸气。

(2)肋间外肌:位于肋间隙的浅层,起、止于肋上、下缘。上提肋助吸气,是重要的呼吸肌。

(3)肋间内肌:位于肋间隙的深层,起、止于肋上、下缘。降肋助呼气。

3.膈　膈位于胸腹之间,分隔胸、腹腔,是一向上膨隆的扁肌。周围是肌质部,连结于胸廓下口及其附近的骨面;中央为腱膜,称中心腱。膈上有3个裂孔,分别称主动脉裂孔、食管裂孔和腔静脉孔。腔静脉孔位于中心腱,有下腔静脉通过;主动脉裂孔有主动脉和胸导管通过;食管裂孔有食管和迷走神经通过。膈肌是最重要的呼吸肌,膈收缩时膈顶下降,助吸气。

4.腹肌　前壁、前外侧壁有腹外斜肌、腹内斜肌、腹横肌和腹直肌。

(1)腹外斜肌:位于腹前外侧壁浅层。腱膜下部增厚张于髂前上棘和耻骨结节之间,构成腹股沟韧带。在耻骨结节外上方,腱膜有一略呈三角形的裂孔,称腹股沟管皮下环。腱膜参与构成腹直肌鞘前层。

(2)腹内斜肌:位于腹外斜肌深面,肌束呈扇形,大致方向与腹斜肌相反,腱膜参与构成腹直肌鞘。腹内斜肌腱膜下部与腹横肌腱膜一起构成联合腱。

(3)腹横肌:位于腹内斜肌的深面,肌束横向内侧,腱膜参与构成腹直肌鞘。

（4）腹直肌：位于腹前壁正中线两侧，有 3～4 个腱划。腹直肌被腹外斜肌、腹内斜肌和腹横肌的腱膜构成的腹直肌鞘包裹。

（5）腹前外侧壁的局部结构：有腹直肌鞘、腹白线、腹股沟管和腹股沟三角。

1）腹直肌鞘：腹外斜肌腱膜和腹内斜肌腱膜一半构成鞘的前层，腹横肌腱膜和腹内斜肌腱膜的一半构成鞘的后层，在脐与耻骨联合连线的上、中 1/3 交界平面附近，腹直肌鞘后层转向前层，形成一弧形游离缘，称弓状线。弓状线以下腹直肌鞘无后层，腹直肌直接贴于腹横筋膜。

2）腹股沟管：是腹前外侧壁下部肌和腱膜之间的斜行间隙，位于腹股沟韧带内侧半的稍上方，长 4～5 cm。腹股沟管有两口四壁，内口又称内环、腹环、深环，位于腹股沟韧带中点上方 1.5 cm 处；外口又称外环、浅环和皮下环，位于耻骨结节外上方。腹股沟管内，男性有精索，女性有子宫圆韧带通过。

3）腹股沟三角：位于腹前外侧壁下部，内侧界为腹直肌外缘，外侧界为腹壁下动脉，下界是腹股沟韧带。腹股沟三角和腹股沟管是腹前外侧壁薄弱区，腹压增高时，腹腔内容物可由此突出，形成腹股沟疝。

5. 会阴肌　会阴肌包括肛提肌、会阴深横肌和尿道括约肌等。

（1）肛提肌：具有承托盆腔内脏、括约肛管和阴道等作用。

（2）尿道括约肌：环绕男性尿道膜部，控制排尿；在女性环绕尿道和阴道，有紧缩尿道和阴道的作用。

五、四肢肌

1. 上肢肌

（1）肩肌：三角肌前、后、外侧三面包被肩关节，呈三角形，收缩时使肩关节外展，是肌内注射的常选部位。

（2）臂肌：前群有肱二头肌和肱肌，作用是屈肘关节；后群是肱三头肌，作用是伸肘关节。

（3）前臂肌：前群为屈肌，屈桡腕、掌指、指骨间关节和使臂旋前；后群为伸肌，伸桡腕、掌指、指骨间关节和使臂旋后。

（4）手肌：分外侧群、中间群和内侧群。外侧群发达，称鱼际，收缩时使拇指屈、内收、外展和对掌运动。

（5）上肢局部结构：有腋窝、肘窝等。

1）腋窝：位于胸外侧壁与臂上部之间的四棱锥形的腔隙，内有血管、神经、淋巴结和结缔组织。

2）肘窝：位于肘关节前方，是尖向远侧的三角形腔隙，内有血管、神经和肱二头肌肌腱。

2. 下肢肌

（1）髋肌：

1）前群：前群主要有髂腰肌，由腰大肌和髂肌合成，可使髋关节前屈和旋外。

2）后群：主要有臀大肌、臀中肌、臀小肌和梨状肌。臀大肌位于臀部浅层，大而肥厚，收缩时可使髋关节后伸和旋外，是肌内注射最常选部位。臀中肌位于臀大肌深面，臀小肌位于臀中肌深面，两肌都可使髋关节外展和旋内。梨状肌位于臀大肌深面和臀中肌下方，收缩时可使髋关节旋外。坐骨神经从梨状肌下孔出骨盆。

（2）股肌：

1）前群：有股四头肌和缝匠肌。缝匠肌是全身最长的肌，跨越髋关节和膝关节，收缩时能屈髋关节和屈膝关节。股四头肌是最强大的肌,4 个头起自髂骨和股骨,4 肌合成 1 个肌腱称股四头肌肌腱,包绕髌骨后形成髌韧带,止于胫骨粗隆,跨越了髋、膝两关节,收缩时能屈髋关节和伸膝关节。

2)后群:有股二头肌、半腱肌和半膜肌。各肌均跨越髋和膝两关节,收缩时能伸髋关节和屈膝关节。

(3)小腿肌:分前、后和外侧群 3 群肌。

1)前群:有胫骨前肌、踇长伸肌和趾长伸肌。收缩时能使距小腿关节伸,足背屈,伸趾、伸踇和足内翻。

2)后群:浅层有腓肠肌和比目鱼肌合成的小腿三头肌,肌腱粗大称跟腱;深层有胫骨后肌、趾长屈肌等,收缩时可使足跖屈、屈趾和足内翻等。

3)外侧群:有腓骨长肌和腓骨短肌,收缩时能使足外翻。

(4)下肢的局部结构:有股三角和腘窝。股三角位于股前面上部,由腹股沟韧带、长收肌和缝匠肌围成。股三角内容由内向外依次有股静脉、股动脉和股神经。

六、全身主要的肌性标志

全身主要的肌性标志有咬肌、胸锁乳突肌、胸大肌、三角肌、肱二头肌、肱三头肌、臀大肌、股四头肌和小腿三头肌。

第五章　消化系统

第一节　概　述

【学习要求】

1. 掌握消化系统的组成,上、下消化道的划分,消化与吸收的概念。

2. 了解胸、背部的标志线和腹部的分区。

【重点、难点解析】

十二指肠以上消化吸收管为上消化道,空肠以下消化管为下消化道。

一、消化系统的组成

消化系统由消化管和消化腺组成。

1. 消化管　消化管包括口腔、咽、食管、胃、小肠(十二指肠、空肠和回肠)、大肠(盲肠、阑尾、结肠、直肠和肛管)。临床上把十二指肠以上称为上消化道,空肠以下称为下消化道。

2. 消化腺　消化腺包括肝、胰、唾液腺及胃、肠壁内的胃腺和肠腺。

二、消化系统的功能

1. 消化　食物在消化管内被加工、分解为小分子物质的过程称为消化。消化又分为机械性消化和化学性消化 2 种。

2. 吸收　消化管内可吸收的小分子物质经消化管黏膜进入血液或淋巴的过程称吸收。

第二节　消化管

【学习要求】

1. 掌握牙的结构和牙式。

2. 掌握食管的生理性狭窄及意义。

3. 掌握胃的位置及形态,胃液的主要成分及生理作用,胃的运动和排空。

4. 熟悉口腔的分部与咽峡的组成。

5. 熟悉胃底腺的细胞及作用。

6. 熟悉十二指肠及分部,空、回肠的区别点,阑尾、直肠和肛管。

7. 熟悉小肠液的成分及作用,小肠的运动。

8. 了解舌肌和舌乳头。

9. 了解咽的概念与分部,咽淋巴环的组成。

10. 了解小肠、盲肠、结肠、大肠黏膜的结构特点,大肠运动,大肠内细菌的作用。

【重点、难点解析】

食管有 3 个生理性狭窄,是肿瘤好发的部位,插胃管时要避免损伤。不要把胃的正常位置与肝的位置搞混。胃液中的盐酸有很重要的作用。注意区别消化管共有的和特有的运动形式。

一、消化管的一般结构

消化管除口腔外,由内向外依次分黏膜、黏膜下层、肌层和外膜 4 层。

二、口腔

1. 分部　口腔以上、下牙弓为界分为口腔前庭和固有口腔两部。临床上急救插管、灌肠从口腔前庭经第三磨牙后方的间隙进行。

2. 口腔的境界

(1)前壁:为上、下唇。

(2)上壁:前 2/3 为硬腭,后 1/3 为软腭,软腭的后缘游离,中央有一向下突起称腭垂。

(3)侧壁:为颊。

(4)后壁:为咽峡与咽分界,口底有舌。

腭垂、两侧的腭舌弓和舌根共同围成咽峡,它是口腔和咽的分界。

3. 舌　舌为横纹肌构成,具有搅拌食物、感受味觉、协助吞咽和辅助发音等功能。舌黏膜表面有许多小突起,为舌乳头。舌乳头分为两大类:丝状乳头,细小而数量多,可感受触觉、痛觉、温度觉等;另一类是菌状乳头和轮廓乳头,较粗大,数量少,是味蕾,能感受味觉。

4. 牙　牙是人体最坚硬的器官,分牙冠、牙颈、牙根 3 部分。牙由牙质、釉质、牙骨质和牙髓构成。

人的一生有两套牙,即乳牙和恒牙。乳牙有 20 个,恒牙约 32 个,分切牙、尖牙、前磨牙和磨牙。临床上记录,乳牙用罗马数字标记,恒牙用阿拉伯数字标记,病历上记录用"十"划分上、下颌和左、右两侧的牙位称为牙式。

牙周组织包括牙龈、牙周膜和牙槽骨 3 部分。牙周组织对牙有保护、支持和固定作用。

三、咽

咽是消化和呼吸的共同通道。咽分为鼻咽、口咽和喉咽 3 部分。

1. 鼻咽　鼻咽前通鼻腔,下通口咽,其侧壁上有咽鼓管咽口和咽隐窝。咽隐窝是鼻咽癌好发处。

2. 口咽　口咽上通鼻咽,下通喉咽,前经咽峡通口腔。侧壁腭舌弓和腭咽弓之间有腭扁桃体。舌扁桃体、咽扁桃体和两侧的腭扁桃体共同围成咽淋巴环,具有防御功能。

3. 喉咽　喉口两侧有梨状隐窝。梨状隐窝是异物容易滞留的部位。

四、食管

食管是前后略扁的肌性管道,长约 25 cm。上与咽相续,下与胃的贲门相接。可分颈部、胸部和腹部三部分。全长有 3 处生理性狭窄:第一处狭窄位于食管起始处,距中切牙约 15 cm;第二处狭窄位于食管与左主支气管交叉处,距中切牙约 25 cm;第三处狭窄在食管穿膈处,距中切牙约 40 cm。

食管的生理性狭窄是食物、异物易滞留处,是肿瘤好发的部位。临床上插胃十二指肠管时要注意狭窄,避免损伤。

五、胃

1. 形态与分部　胃的形态似钩状,有两口、两缘和两壁。上口称贲门,与食管相接;下口称幽门,与十二指肠相连;上缘短,凹向右上方,称胃小弯,下缘较长,凸向左下方,称胃大弯。胃分为 4 部,即贲门部、胃底部、胃体部和幽门部。胃小弯和幽门窦是溃疡的好发部位。

2. 胃的位置　在中等充盈的状态下,胃大部分位于左季肋区,小部分位于腹上区。

3. 胃壁的微细结构特点　此处重点探讨黏膜。胃黏膜有许多皱襞,表面有许多小凹,是胃底腺开口处。胃底腺有 3 种细胞:主细胞(胃酶细胞),分泌胃蛋白酶原;壁细胞(盐酸细胞),分泌盐酸和内因子;颈黏液细胞,分泌黏液。

胃肌层分内斜、中环和外纵 3 层。环形平滑肌在幽门处增厚形成幽门括约肌。

4. 胃液的成分及其作用　胃液呈强酸性,pH 值 0.9～1.5,成分含胃酸、胃蛋白酶原、黏液和内因子。

(1)胃酸:即盐酸。作用:激活胃蛋白酶原为胃蛋白酶,并提供适宜的酸性环境;使蛋白质变性而易水解;杀灭进入胃内的细菌和寄生虫虫卵;促进胆汁、胰液和小肠液的分泌;促进小肠对铁和钙的吸收。

(2)胃蛋白酶原:经盐酸激活后成为胃蛋白酶,在强酸的环境下能把蛋白质水解为际、胨和少量多肽及氨基酸。

(3)黏液:由贲门腺、幽门腺、黏膜上皮细胞和颈黏液细胞共同分泌。作用:有润滑作用;防止胃酸和胃蛋白酶对胃壁的侵蚀;对胃黏膜起保护作用。

(4)内因子:帮助维生素 B_{12} 的吸收。

5. 胃的运动与排空

(1)胃的运动:有紧张性收缩、蠕动、容受性舒张。紧张性收缩是胃运动的基础;容受性舒张是胃特有的运动形式;蠕动将食物搅拌和磨碎。

(2)排空:胃内的食物由胃排入十二指肠的过程称胃排空。三大营养物质排空的速度由快到慢依次为糖、蛋白质、脂肪。一般混合食物排空时间为 4～6 h。

六、小肠

小肠长 5～7 m,分为十二指肠、空肠和回肠。小肠上部是消化、吸收的主要部位。

1. 十二指肠　十二指肠分为上部、降部、水平部和升部。上部又称为球部,是十二指肠溃疡好发的部位;降部后内侧壁上有十二指大乳头,是胆总管和胰腺管共同开口处;升部由十二指肠空肠曲与空肠分界,十二指肠空肠曲被十二指肠悬肌固定于腹后壁。十二指肠悬肌是手术中识别空肠起始的标志。

2.空、回肠　空、回肠无绝对的分界,其鉴别见表5-1。

表5-1　空、回肠鉴别

形　态	空肠	回肠
位置	左上腹	右下腹
长度	占全长 2/5	占全长 3/5
管径和管壁	管径较粗,壁较厚	管径较细,管壁较薄
血管色泽	血管较多,色泽较红	血管较少,色泽较淡
环形皱襞和绒毛	高而密	低而疏
淋巴组织	有孤立淋巴滤泡	有集合、孤立淋巴滤泡

3.小肠黏膜结构特点　为扩大消化吸收表面积,小肠黏膜有环状皱襞、绒毛和微绒毛。绒毛中轴的毛细淋巴管称为中央乳糜管。

4.小肠液　小肠液有 1～3 L,弱碱性,含矿物质、肠激酶和许多消化酶。小肠内的消化液实际上还有从十二指肠流入的胃液、胆汁、胰液,达 8～9 L。

5.小肠运动　小肠的运动形式有紧张性收缩、蠕动和分节运动。紧张性收缩和蠕动是整个消化管运动的基础,分节运动是小肠特有的运动形式。分节运动使食糜与消化液充分混合,有利于消化酶的化学性消化,增加食糜与黏膜接触的机会,有利于营养物质的吸收。

七、大肠

大肠呈门字形,全长约 1.5 m,分为盲肠、阑尾、结肠、直肠和肛管五部分。

1.盲肠和结肠　盲肠和结肠有 3 种特征:结肠袋、结肠带和肠脂垂,也是大、小肠的区别点。

2.阑尾　阑尾是个退化了的器官,是个盲管,易感染。阑尾根的体表投影在脐与右髂前上棘连线的中、外 1/3 交界处,称麦氏点,急性阑尾炎时此处有压痛。3 条结肠带的汇合处即阑尾的根,手术中沿结肠带追踪即能找到阑尾。

3.结肠　结肠分升结肠、横结肠、降结肠和乙状结肠。

4.直肠　直肠并不直,有骶曲和会阴曲,插直肠镜和乙状镜时要注意弯曲,避免损伤。

5.肛管　肛管是消化管的末端。肛管的下端有肛门内、外括约肌,肛门外括约肌是由横纹肌构成,受意识控制,可控制排便。肛柱下端和肛瓣共同连接成锯齿状的环形线称齿状线,是皮肤与黏膜的分界线,是临床上划分内痔、外痔的标志线。

6.大肠液及其作用　大肠液中含黏液多,细菌多。细菌可利用肠内一些简单物质合成 B 族维生素和维生素 K。

7.大肠特有的运动　大肠特有的运动是集团蠕动。大肠是形成粪便的部位,经排便反射将粪便排出体外。

第三节 消化腺

【学习要求】

1. 掌握肝的位置。
2. 掌握腮腺导管的开口。
3. 掌握胆囊的功能及肝外输胆管道。
4. 熟悉肝小叶的组成,肝的主要生理功能。
5. 熟悉胆汁的成分及作用。
6. 熟悉胰液的成分及作用。
7. 了解大唾液腺。
8. 了解肝的血管。
9. 了解胰的形态、结构和位置,胰的内分泌功能。

【重点、难点解析】

不要把肝的位置与胃的位置搞混。胆囊有贮存、浓缩、排泄胆汁的功能,不能分泌胆汁,胆汁由肝细胞分泌。胰液内含有消化蛋白质、糖和脂肪的酶,且种类多、数量多,是最重要的消化液。

一、唾液腺

1. 腮腺 腮腺是最大的唾液腺,腮腺导管开口于平对上颌第二磨牙的颊黏膜上。

2. 下颌下腺和舌下腺 下颌下腺和舌下腺的大导管共同开口于舌下阜,舌下腺小导管开口于舌下襞。

3. 唾液成分及作用 唾液中含有唾液淀粉酶和溶菌酶等,具有清洁、保护口腔、杀菌作用,并能水解小部分淀粉为麦芽糖。

二、肝

肝是人体最大的腺体,是化工厂、解毒工厂。

1. 肝的位置及形态 肝大部分位于右季肋区和腹上区,小部分位于左季肋区。体表投影:上界右侧位于右锁骨中线与第五肋相交处;左侧位于左锁骨中线与第五肋间隙交点处;下界与右肋弓一致。肝呈楔形,右侧厚,左侧薄。肝脏面"H"形横沟内有肝固有动脉,肝门静脉,肝左、右管及神经和淋巴管等出入,称肝门。

2. 肝的微细结构 肝小叶是肝结构和功能的基本单位,由肝索、中央静脉、肝血窦和胆小管组成。

(1)肝血窦:是扩大了的毛细血管,通透性大,有利于物质交换。

(2)窦周隙:是肝细胞与肝血窦之间的窄隙,是肝细胞和血液进行物质交换的场所。

(3)胆小管:是相邻肝细胞凹陷形成的微细管道,肝分泌的胆汁进入胆小管。

(4)肝门管区:相邻肝小叶间的区域称肝门管区,内有小叶间动脉、小间静脉和小叶间胆管。

3. 肝的血液循环 肝血供丰富,有功能和营养两套血管。

功能血管:肝门静脉→小叶间静脉→肝血窦→中央静脉→小叶下静脉→肝静脉→下腔静脉。

营养血管:肝固有动脉→小叶间动脉→肝血窦

4.胆囊与输胆管道　胆囊位于右季肋区肝脏面胆囊窝内,属间位器官。胆囊具有贮存、浓缩、排泄胆汁的功能。胆囊分底、体、颈和管 4 部。胆囊底体表投影在右锁骨中线与右肋弓交点稍下方,急性胆囊炎时,此点有压痛,称莫非征阳性。

胆汁排泄途径:

肝细胞分泌胆汁进入胆小管→小叶间胆管→肝左、右管→肝总管→胆总管→肝胰壶腹→

十二指肠大乳头→十二指肠。　　　　　　　　　　胆囊←→胆囊管

5.肝的功能　肝是人体的化工厂、解毒工厂。肝细胞内含许多酶,具有很多功能。肝能合成清蛋白、凝血因子和其他血浆蛋白;参与脂类代谢并分泌胆汁;激素灭活和药物的转化代谢、解毒。

6.胆汁的成分及作用　胆汁主要成分有胆盐、胆固醇、胆色素、卵磷脂和无机盐。胆汁中的胆盐对脂肪的消化与吸收有重要作用。

胆盐作用:增强脂肪酶活性;乳化脂肪为微粒,增加与脂肪酶接触的表面积,有利于脂肪分解;胆盐与脂肪酸结合成为水溶性复合物,有利于运输和吸收;促进脂溶性维生素的吸收。

三、胰

胰是第二大消化腺,既是外分泌腺,又是内分泌腺。

1.胰的形态、位置和分部　胰位于第一、二腰椎水平腹膜后,分胰头、胰体和胰尾 3 部分。胰头被十二指肠环抱,胰尾与脾门相接。

2.胰的微细结构　胰主要是外分泌腺,腺泡能分泌多种消化酶和胰液,经导管排入十二指肠。

3.胰液的成分及作用　胰液是一种碱性消化液,胰液中含消化酶种类多,数量多,是最重要的消化液,其中含碳酸氢盐、胰淀粉酶、胰脂肪酶、胰蛋白酶和糜蛋白酶等。碳酸氢盐给酶提供碱性环境,胰淀粉酶、脂肪酶和蛋白酶等分别分解淀粉、脂肪和蛋白质。

第四节　食物的消化、吸收和排便

【学习要求】

1.掌握消化、吸收的概念。

2.熟悉主要食物的消化与吸收。

3.了解排便。

【重点、难点解析】

本节的重点、难点内容包括:三大营养物质的消化部位和过程,营养物质的吸收部位和方式。

一、主要食物的消化

1.糖　淀粉类食物经口腔咀嚼,少部分淀粉被唾液淀粉酶水解为麦芽糖,在胃内不消化,在小肠经胰淀粉酶水解为麦芽糖,再经二糖酶水解为葡萄糖。

2.蛋白质　经口腔咀嚼,在胃内少部分蛋白质被胃蛋白酶水解为际、胨和少量多肽及

氨基酸。主要在小肠内消化，经胰蛋白酶水解为多肽，经胰蛋白酶和糜蛋白酶水解为氨基酸。

3.脂肪 脂肪经口腔咀嚼，在胃部不消化，在小肠经胆盐乳化为脂肪微粒，经胰脂肪酶水解为甘油、脂肪酸。

二、主要食物的吸收

糖、蛋白质和脂肪需要消化后才能吸收，水、矿物质和维生素不需要消化即能吸收。吸收部位：口腔内基本不吸收，胃内只吸收少量水和乙醇（酒精），大肠吸收水和矿物质，吸收营养物质主要在小肠上段。因为：小肠环状皱襞、绒毛和微绒毛扩大了吸收面积；食物在小肠停留时间长；在小肠内已消化为可吸收的小分子物质；小肠绒毛结构有利于吸收。

主要营养物质的吸收方式和转运途径：

1.葡萄糖和氨基酸的吸收 葡萄糖和氨基酸的吸收需钠泵帮助，吸收入小肠黏膜上皮细胞内后，经血道转运。

2.脂肪的吸收 脂肪经脂肪酶水解为甘油和脂肪酸，吸收入小肠上皮内重新合成中性脂肪，外包裹脂蛋白构成的膜后形成乳糜微粒，乳糜微粒转入绒毛的中央乳糜管内经淋巴道转运。单纯甘油可从血道转运。

3.水、矿物质和维生素的吸收 消化液达到 8～9 L，几乎完全被重吸收，水通过渗透作用而吸收。矿物质部分被吸收，其中铁需还原为亚铁才能吸收。维生素不需消化即能吸收。

第五节 腹 膜

【学习要求】

1.熟悉腹膜、腹膜腔及腹膜形成的陷凹。

2.熟悉腹膜与器官的关系。

【重点、难点解析】

一、腹膜及腹膜腔

浆膜分布于腹腔称腹膜，分脏、壁两层，衬贴于腹、盆腔内表面的为腹膜壁层；被覆于腹、盆腔器官外表面的为脏层。腹膜脏、壁两层相互移行所围成的潜在性间隙称腹膜腔，男性完全密闭，女性借生殖道与外界间接相通。腹膜上部面积大，吸收能力强；下部面积小，吸收能力弱，故腹膜炎或腹部手术的病人，应取半卧位。

二、腹膜与器官的关系

1.内位器官 器官几乎都被腹膜覆盖称内位器官。如胃、十二指肠上部、空回肠、盲肠、阑尾、脾、横结肠、乙状结肠、输卵管等。有系膜，活动度大。

2.间位器官 大部分有腹膜覆盖的器官称间位器官。如肝、膀胱、子宫、胆囊、升结肠、降结肠等。活动度小。

3.外位器官 仅一面有腹膜的称外位器官。如胰、肾、肾上腺、输尿管、十二指肠降部和水平部等。这类器官固定，不活动。

三、腹膜形成的结构

1.网膜 网膜包括大网膜和小网膜。连于肝门与胃小弯和十二指肠上部之间的肝胃韧带和肝十二指肠韧带合称小网膜。肝十二指肠韧带内有肝固有动脉、胆总管和肝门静脉通过，右缘游离缘下部有网膜孔。胃和小网膜的后方称网膜囊,经网膜孔与大腹膜腔相通。大网膜即胃结肠韧带,像一条围巾覆盖于小肠前面,有防御、吸收功能,如包裹炎症、堵塞穿孔等,能局限炎症。

2.系膜　系膜由双层腹膜形成,内含血管、神经、脂肪等。主要有小肠系膜、阑尾系膜、横结肠系膜和乙状结肠系膜等。

3.韧带　由腹膜形成的韧带有肝冠状韧带、肝镰状韧带、胃脾韧带、脾肾韧带等。

4.腹膜陷凹　男性有膀胱直肠陷凹,女性有膀胱子宫陷凹和子宫直肠陷凹。头高足低位时腹膜腔的最低部位是:男性为膀胱直肠陷凹,女性为子宫直肠陷凹。腹膜腔有积液或出血时,首先积聚于此。女性可经阴道后穹隆穿刺,有利于早期诊断、治疗腹膜腔出血或炎症。

第六章　呼吸系统

第一节　呼吸道

【学习要求】

1.掌握上、下呼吸道的概念。

2.掌握左、右主支气管的形态特点及临床意义。

3.熟悉鼻腔、鼻旁窦、喉的位置和结构,气管的位置。

4.了解咽的位置和分部,喉软骨、喉黏膜。

【重点、难点解析】

本节重点、难点内容包括:左、右主要支气管结构特点,右支气管粗、短、直,故异物易坠入右侧支气管内;气管位置和气管切开部位。

一、上、下呼吸道的划分

1.上呼吸道　上呼吸道指鼻、咽、喉。

2.下呼吸道　下呼吸道指气管、主支气管及其分支。

二、鼻

鼻是气体的通道,又是嗅觉器官。

1.外鼻　外鼻自上而下分鼻根、鼻背、鼻尖、鼻翼和鼻孔等结构。

2.鼻腔　鼻腔被鼻中隔分成左、右两腔。鼻腔又分为鼻前庭和固有鼻腔。鼻腔的外侧壁上有上、中、下鼻甲和上、中、下鼻道。

3.鼻旁窦　鼻旁窦包括额窦、上颌窦、筛窦和蝶窦,最大的是上颌窦。鼻旁窦的黏膜是鼻黏膜的延续,故鼻黏膜炎症时易蔓延至鼻窦引起鼻旁窦炎。

三、喉

喉是气体的通道,也是发音器官。

1.位置　喉位于颈前部,上续咽,下接气管,相当于第五、六颈椎的高度。

2.结构　喉以软骨为支架,内衬黏膜,外覆有肌肉和结缔组织。喉软骨有甲状软骨、环状软骨、杓状软骨和会厌软骨。喉腔分为喉前庭、喉中间腔和声门下腔。喉腔内衬黏膜,上、下有2对黏膜皱襞,上方为前庭襞,下方为声襞(即声带)。左、右声襞之间的裂隙是声门裂,声门裂是喉腔最狭窄的部位。声门下腔的黏膜下组织特别疏松,炎症时易水肿,小儿喉腔本来狭窄,易引起呼吸困难。

3.喉肌　喉肌是细小的骨骼肌,调节声带紧张或松弛,从而调节音调高低和声音强弱。

四、气管和主支气管

1.气管　气管上接环状软骨,下在胸骨角平面分为左、右主支气管。气管颈部位于颈前部正中,两侧有大血管和神经,前面有甲状腺峡部通过。气管切开在第3～5气管软骨环间进行,注意避免损伤。

2.主支气管　左主支气管细而长,走行方向近似水平位。右主支气管粗而短,走行方向近似垂直,故气管异物易坠入右主支气管。

3.微细结构　气管和主支气管的管壁由黏膜、黏膜下层和外膜构成。外膜最厚,黏膜的上皮为假复层纤毛柱状上皮,有自净作用。

第二节　肺

【学习要求】

1.掌握肺的位置、形态和体表投影。

2.熟悉气血屏障的组成。

3.了解肺的结构和血供特点。

【重点、难点解析】

肺位于胸腔内而不是胸膜腔内。肺的上界和下界与胸膜上、下界要清楚,上界肺和胸膜相等,肺下界比胸膜下界高二肋。

一、肺的位置、形态和体表投影

1.肺的位置和形态　肺左、右各一,位于纵隔胸膜的两侧,肺质柔,呈海绵状,半圆锥形,右肺宽短,左肺狭长,有心切迹。肺尖圆钝,高出锁骨内侧1/3部2～3 cm,肺底与膈相邻。左肺被斜裂分为上、下两叶,右肺被斜裂和水平裂分为上、中、下三叶。

肺门:肺纵隔面中央的凹陷处有主支气管、血管、淋巴管和神经进出,称为肺门。

肺根:进出肺门的血管、主支气管和神经等结构被胸膜包绕形成的结构称肺根。

2.肺体表投影　肺和胸膜的上界相等,高出锁骨内侧1/3部2～3 cm,下界肺与胸膜不同,具体见表6-1。

表6-1　肺、胸膜下界比较

项　目	锁骨中线	腋中线	肩胛线	后正中线
肺下缘	与第六肋相交	与第八肋相交	与第十肋相交	平第十胸椎棘突
胸膜下界	与第八肋相交	与第十肋相交	与第十一肋相交	平第十二棘突

二、微细结构

肺实质分为导气部和呼吸部。肺小叶是肺结构和功能的基本单位,由约 1 mm 口径大小的细支气管及其分支和所属的肺泡组成。一个以肺小叶为单位的炎症临床上称为小叶性肺炎。

1.导气部 导气部包括叶支气管、小支气管、细支气管和终末支气管。随支气管越分越细,结构也发生变化,上皮变薄,由假复层纤毛柱状上皮变成单层柱状上皮,杯状细胞消失;腺体逐渐消失;软骨片变小,最后消失;平滑肌逐渐增多,至终末细支气管变成完整的环行。终末细支气管是调节气流量的部位,某些原因使支气管平滑肌强烈收缩造成呼吸困难,称支气管哮喘。

2.呼吸部 呼吸部包括呼吸性细支气管、肺泡管、肺泡囊和肺泡,是进行气体交换的部位。

肺泡:呈多面形或圆形囊泡状,主要由Ⅰ型肺泡细胞组成,该细胞扁平,数量多,功能是气体交换;Ⅱ型肺泡细胞,数量少,立方形,能分泌肺泡表面活性物质,功能是降低肺泡表面张力。

血-气屏障:又称呼吸膜,由肺泡上皮及其基膜、毛细血管内皮及其基膜4层组成,是气体交换必须通过的结构。

肺泡隔:为相邻肺泡之间的薄层结缔组织,内含毛细血管、弹性纤维和尘细胞。

三、肺的血管

肺有两套血管,营养血管即支气管动脉和静脉,功能血管即肺动脉和肺静脉。

第三节 胸膜与纵隔

【学习要求】

1.熟悉胸膜、胸膜腔与肋膈窦。

2.熟悉胸膜腔负压形成及生理意义。

3.熟悉胸膜的体表投影。

4.了解壁胸膜的分部。

5.了解纵隔的概念。

【重点、难点解析】

胸膜腔的形成是重点,负压的形成是难点。

一、胸膜

1.胸膜与胸膜腔的概念 胸膜分脏、壁两层。脏层胸膜包裹在肺的表面,壁层胸膜分为肋胸膜、膈胸膜、纵隔胸膜和胸膜顶四部分。

(1)胸膜腔:胸膜的脏、壁两层在肺根处相互移行,围成一个潜在性的密闭腔隙,称胸膜腔。左、右各一,互不相通,内为负压,有少量浆液,起润滑作用。

(2)肋膈窦:肋胸膜和膈胸膜的转折处形成一个半环形的深隙称肋膈窦,是胸膜腔的最低部位,胸膜腔积液时首先积聚于此。

2.胸膜腔负压形成与生理意义 胸膜腔密闭是形成负压的前提。胸壁有肋骨支持而不受大气压的影响。1个大气压经呼吸道、肺泡和胸膜脏层作用于胸膜腔,肺的弹性回缩力抵消了部分大气压作用的力,故胸膜腔实际承受的力小于1个大气压。因此胸膜腔内压=大气压-肺回缩力。胸膜腔负压大小取决于肺回缩力,所以吸气末负压最大,呼气末负压最小。

胸膜腔负压的生理意义：使肺保持扩张状态，有利于呼吸；促进静脉血和淋巴的回流。

3. 胸膜的体表投影　见本章第二节。

二、纵隔

两侧纵隔胸膜之间的所有器官和组织称为纵隔。以胸骨角平面为界，将纵隔分为上、下纵隔。下纵隔又分为前、中、后纵隔。纵隔内最大的器官是心脏。

第四节　肺通气和气体交换

【学习要求】

1. 掌握呼吸的概念以及呼吸的 3 个环节。

2. 熟悉肺通气的动力和阻力，潮气量、补吸气量、补呼气量、残气量、深吸气量和功能残气量的概念。

3. 熟悉肺和肺泡通气量的概念。

4. 了解气体交换的原理及影响肺换气的因素。

【重点、难点解析】

肺通气的阻力是难点，肺泡表面活性物质与肺泡表面张力及肺顺应性的关系较难懂，理清了，肺通气的阻力大小也懂了。

机体与外界环境之间的气体交换过程，称呼吸。呼吸有 3 个环节：外呼吸，包括肺通气和肺换气；气体在血液中的运输；内呼吸，又称组织换气。

一、肺通气原理

1. **肺通气的动力**　原动力来源于呼吸运动，直接动力来源于肺内压与大气压之差。

以膈肌为主的呼吸称腹式呼吸，以肋间外肌为主的呼吸称胸式呼吸。平静呼吸时每分钟 12～18 次。吸气时肺内压低于大气压 1～2 mmHg，气体入肺；呼气时肺内压高于大气压 1～2 mmHg，气体呼出。

2. **肺通气的阻力**　肺通气的阻力包括弹性阻力和非弹性阻力，其中弹性阻力占总阻力的 70%。

(1) 弹性阻力：包括肺弹性阻力和胸廓弹性阻力，重点是肺弹性阻力。肺是弹性组织，具有回缩力，占弹性阻力的 1/3，肺泡表面张力占 2/3。水分子有向内部收缩的特性称表面张力，肺泡内表面覆盖一层液体层，使肺泡内产生表面张力。而肺泡Ⅱ型细胞分泌的表面活性物质能降低肺泡表面张力。

顺应性是指在外力作用下弹性组织的可扩张性。顺应性与弹性阻力成反变关系，弹性阻力与表面活性物质也呈反变关系。如表面活性物质多，弹性阻力小，顺应性大。反之，表面活性物质减少，弹性阻力增加，顺应性变小。

(2) 非弹性阻力：指气道阻力。气道阻力与气道半径的 4 次方成反比。支气管平滑肌收缩，口径变小，气道阻力增大，通气受阻，呼吸困难，如支气管哮喘病人。

3. **肺通气功能的测定**

(1) 基本容积：

1) 潮气量：每次吸入或呼出的气体量称潮气量。约 0.5 L。

2) 补吸气量：平静吸气末再尽力吸气所能增加的吸入气量。为 1.5～2.0 L。

3)补呼气量:平静呼气末再尽力呼气所能增加的呼出气量。为 $0.9\sim1.2$ L。

4)残气量:最大呼气后,肺仍残留不能呼出的气量。为 $1.0\sim1.5$ L。

(2)肺容量:

1)深吸气量:平静呼气末做最大吸气时所能吸入的气量为深吸气量,即潮气量加补吸气量,是衡量最大通气潜力的一个指标。

2)功能残气量:平静呼气末存留于肺内的气量,约 2.5 L。

3)肺活量:尽力吸气后再尽力呼出的气量,称肺活量。是肺一次最大的通气量,是潮气量、补吸气、补呼气之和。

4)用力呼气量:又称时间肺活量,尽力吸气后,再尽力尽快呼气,分别计算前 3 s 呼出的气量所占百分数。正常人第1、2、3秒分别为 83%、96%、99%,此为判断肺功能的真实指标。

(3)肺通气量和与肺泡通气量:

1)每分通气量:潮气量与呼吸频率的乘积: $500\times12 = 6\ 000$(ml)。

2)肺泡通气量:(潮气量-无效腔气量)×呼吸频率: $(500-150)\times12 = 4\ 200$(ml)。每分肺泡通气量是有效通气量。

二、气体交换原理

1. 气体交换的动力　气体交换的动力来自气体各自的分压差。气体总是从浓度高侧向浓度低侧扩散。PO_2:肺泡内>动脉血>静脉血>组织细胞内;PCO_2:组织细胞内>静脉血>动脉血。

2. 气体交换的过程

(1)肺换气:大气←→肺泡←→血液。大气中的 O_2 进入血液,血液中的 CO_2 返回大气。

(2)组织换气:血液←→组织细胞。血液中 O_2 弥散入组织细胞,组织细胞中的 CO_2 弥散入血液。

3. 影响肺换气的因素　呼吸膜面积和厚度,某些因素使有效面积减少,气体交换减少;呼吸膜如炎症水肿增厚,气体交换减少。肺通气/血流比值:$4.2/5.0=0.84$,此时最适宜,大于或小于 0.84 均不利于气体交换。

第五节　气体在血液中的运输

【学习要求】

1. 掌握 O_2 和 CO_2 的运输方式。

2. 熟悉 O_2 和 CO_2 在血液中的化学结合运输过程。

【重点、难点解析】

重点是 O_2 和 CO_2 的运输方式,难点是 CO_2 以 B. HCO_3 的方式运输过程。

一、氧的运输

1. 物理溶解　物理溶解占 O_2 运输的 1.5%,每 100 ml 中溶解 0.3 ml。

2. 化学结合　化学结合占 O_2 运输的 98.5%,是主要的运输方式。$Hb+O_2\rightarrow HbO_2$。氧和血红蛋白是疏松结合,不是氧化。血液流经肺,肺泡内 PO_2 高,结合成 HbO_2;流经组织时,组织内 PO_2 低,HbO_2 就离解,释放出部分 O_2 扩散入组织细胞。

静脉血中还原型 Hb 多,故呈暗红色,还原型 Hb 大于 500 g/L(50 g%),将出现发绀,但严重贫血者,还原型 Hb 不到 500 g/L,故无发绀不等于不缺氧。

CO 与 Hb 的亲和力比 O_2 与 Hb 的亲和力要大 250 倍,而 HbCO 的离解率要比 HbO_2 慢 3 000 多倍,故若发生 CO 中毒,将发生严重缺氧。

二、二氧化碳的运输

1. 物理溶解　每 100 ml 中溶解 CO_2 3 ml,占 CO_2 运输总量的 6%。

2. 化学结合　以 $B \cdot HCO_3$ 的方式运输为主占 88%,以氨基甲酸血红蛋白(Hb-NHCOOH)形式运输占 6%。

组织细胞产生的 CO_2 扩散入血液→红细胞内,生成 H_2CO_3,在碳酸酐酶(CA)的作用下离解为 H^+ 和 HCO_3^-。HCO_3^- 在细胞内与 K^+ 结合成 $KHCO_3$,$KHCO_3$ 电离出 HCO_3^- 出红细胞入血浆,与 Na^+ 结合成 $NaHCO_3$ 而运输。$NaHCO_3$ 占 2/3,故以 $NaHCO_3$ 方式运输为主。

CO_2 与 Hb 的氨基直接结合,形成氨基甲酸血红蛋白,特点是不需要酶的参与。

第七章　泌尿系统

第一节　肾与输尿管道

【学习要求】

1. 掌握肾的位置,肾单位的组成,输尿管的狭窄,膀胱三角位置和组成。

2. 熟悉肾的形态、内部结构和被膜,输尿管的起止和分部,膀胱的位置,女性尿道的特点。

3. 了解肾血供特点。

【重点、难点解析】

掌握肾的位置和内部结构以及肾单位的组成,认识它的组织结构才能研究尿的生成和排泄通道,才能理解临床上肾炎病人尿的变化。学习输尿管的狭窄,可探讨尿路结石梗阻部位。

一、肾

1. 肾的形态　肾左右各一,形似蚕豆,内凹外凸。

(1)肾门:肾内侧中部凹陷处有肾动脉、肾静脉、肾盂、神经和淋巴管等通过,称肾门。

(2)肾蒂:肾血管、肾盂、神经、淋巴管等出入肾门的结构称肾蒂。

(3)肾窦:肾门向肾实质内凹陷形成一个较大的腔,称肾窦。

2. 肾的位置　肾位于腹后壁脊柱的两旁,是腹膜外位器官。左肾上端平第十一胸椎体下缘,下端平第二腰椎体下缘,右肾上端平第十二胸椎体上缘,下端平第三腰椎体上缘,右肾比左肾低。肾门平对第一腰椎体。肾门的体表投影在竖脊肌与第十二肋形成的夹角内,此夹角称肾区,肾的某些疾病,肾区有叩痛。

3. 肾内部结构　在肾的额状切面上观察,外周呈暗红色为皮质,肾皮质中含大量肾血管球。中央部淡红色为髓质。肾皮质伸入髓质的部分称肾柱。肾髓质中主要由 15～20 个肾锥体组成。肾锥体呈锥体形,尖朝向肾窦称肾乳头,肾乳头有许多小孔开口。肾小盏包绕肾乳头,2～3 个肾小盏合成 1 个肾大盏,2～3 个肾大盏汇集成肾盂。

4.肾的被膜 肾有3层被膜,由内而外依次为肾纤维囊、肾脂肪囊和肾筋膜。肾的被膜对肾起固定作用。

5.肾的组织结构 肾实质主要由泌尿小管组成,泌尿小管包括肾单位和集合小管。

(1)肾单位:由肾小体和肾小管组成,是肾结构和功能的基本单位。每个肾有100万～150万个肾单位。

1)肾小体:包括肾血管球和肾小囊。血管球又称肾小球,是入球小动脉和出球小动脉之间由毛细血管蟠曲而成的球形结构。肾小囊是肾小管起始的盲端膨大凹陷形成的杯状囊,包绕血管球。肾小囊分脏层和壁层,两层之间为肾小囊腔,壁层为单层扁平上皮,脏层是足细胞。

滤过膜:又称滤过屏障,由孔毛细血管内皮、基膜和足细胞裂孔膜组成。血浆通过滤过膜进入肾小囊内形成原尿。滤过膜限制大分子物质和血细胞通过,故正常人的尿中无蛋白质和血细胞。

2)肾小管:是细长而弯曲的管道,分近端小管、细段和远端小管。

近端小管又分曲部和直部,曲部称近曲小管,是最粗、最长的一段,由立方上皮构成,细胞分界不清。游离面有刷状缘,电镜下见是微绒毛,可扩大吸收表面积,故近曲小管是吸收能力最强的一段,吸收水分达70%,葡萄糖、氨基酸和大部分无机离子在此吸收。

细段由单层扁平上皮构成,和远端小管直部共同组成髓襻。

远端小管由立方上皮组成,有吸收和分泌功能。

(2)集合管:有多条远端小管相连。集合管汇合成乳头管,开口于肾乳头。集合管由立方上皮构成,也有吸收功能,尿的浓缩与稀释在此完成。

(3)球旁复合体:包括球旁细胞和致密斑。

1)球旁细胞:在近血管球处,由入球小动脉壁的平滑肌细胞上皮样变而成,能分泌肾素和促红细胞生成素。

2)致密斑:在远曲小管近血管球侧,立方上皮变成高柱状细胞且排列紧密,称致密斑,是Na^+感受器,参与调节Na^+的重吸收。

6.肾的血液循环特点

(1)肾血流量大:肾动脉发自腹主动脉,粗短而流量大,占心输出量的1/4～1/5,每分钟达1 200 ml。

(2)两次形成毛细血管:入球小动脉粗短,流量大,出球小动脉细而长,故肾小球毛细血管内血压特别高,有利于血浆滤过生成原尿。出球小动脉在肾小管周围再次形成毛细血管,次级毛细血管内血压特别低,有利于肾小管重吸收。

(3)肾血流量主要靠自身调节:在血压80～180 mmHg范围内变动时,通过自身调节,能保持相对血压稳定,有利于完成泌尿功能。

二、输尿管、膀胱和尿道

1.输尿管 输尿管为细长的肌性管道,长约25 cm,分腹腔部、盆腔部和壁内部3段。全长有3处狭窄:肾盂移行输尿管处,相当于肾区;跨越髂血管处(小骨盆入口处);穿膀胱壁处。当肾盂结石下降时,易嵌顿在输尿管狭窄处,造成黏膜损伤和梗阻,临床上产生血尿和绞痛。

2.膀胱 膀胱是个肌性的囊状器官,成人容量为300～500 ml。膀胱在空虚时位于小骨盆腔内,当充盈时可升至腹腔内。膀胱分尖、体、底和颈4部分。

膀胱三角位于膀胱底内面,为左、右输尿管口和尿道内口围成的三角区域。此区黏膜光滑无皱襞,是结核、炎症和肿瘤的好发部位。

3. 尿道 女性尿道宽、短、直,开口于阴道前庭阴道口的前方,易污染引发逆行性感染。

第二节 尿的生成

【学习要求】

1. 掌握尿生成的基本过程和影响因素。

2. 了解尿的浓缩和稀释。

【重点、难点解析】

本节的重点、难点内容包括:构成有效滤过压的组成因素,滤过的动力,滤过率;物质的重吸收部位和量;原尿经肾小管和集合管的重吸收和分泌、排泄形成终尿。

一、尿的生成过程

尿生成过程包括3个基本环节:肾小球滤过,生成原尿;肾小管和集合管重吸收,肾小管和集合管分泌与排泄,形成终尿。

1. 肾小球滤过功能 血液流经肾小球毛细血管时,除血细胞和大分子蛋白质外,其余血浆成分通过滤过膜滤入肾小囊内形成原尿。肾小球滤过的动力是有效滤过压,结构基础是滤过膜。

(1)滤过膜:滤过膜的面积决定滤过的原尿的量,滤过膜结构决定原尿生成的质。分子量小于6.9万的物质能滤过。清蛋白分子量为6.9万,带负电荷。滤过膜上有带负电荷的唾液糖蛋白,可阻止清蛋白通过,所以正常尿中无蛋白质。

(2)有效滤过压:有效滤过压是肾小球滤过的动力,有效滤过压=肾小球毛细血管血压-(血浆胶体渗透压+囊内压)。根据公式计算:入球端有效滤过压$=45-(25+10)=10$(mmHg);出球端有效滤过压$=45-(35+10)=0$(mmHg)。有效滤过为正值,血浆滤过原尿生成,有效滤过压逐渐减小至零,至出球端已无血浆滤过。

(3)肾小球滤过率:单位时间内两侧肾脏生成原尿量称肾小球滤过率。正常成人约125 ml/min,每天生成原尿180 L。

(4)影响肾小球滤过的因素:

1)滤过膜的通透性和滤过面积:滤过膜的面积约1.5 m^2,通透性较稳定,不允许蛋白质和血细胞通过。急性肾小球肾炎、中毒、缺氧时,滤过面积减少,滤过膜通透性增加,出现少尿、血尿和蛋白尿。

2)有效滤过压:构成有效滤过压的3个因素中任何一个改变,都会影响肾小球滤过率。较常见的是全身血压的改变,血压下降,有效滤过压减小,原尿生成减少,血压降至80 mmHg以下时,出现少尿或无尿。大量饮水或输入大量生理盐水时,血浆稀释,胶体渗透压下降,尿量增多。大量出汗时,由于血液浓缩,血液胶体渗透压增高,尿量减少。如结石堵塞输尿管,囊内压增高,有效滤过压可减小至零,病变侧肾无尿生成。

3)肾血浆流量:在生理情况下,肾经自身调节,肾血浆流量变化不大。如大失血、严重缺氧等,在神经系统调节下,肾血浆流量减少,滤率下降。

2. 肾小管和集合管的重吸收功能 原尿与血浆除蛋白质外无差异,流经肾小管和集合管时,营养物质和水大部分被重吸收。

（1）重吸收方式：有主动重吸收和被动重吸收。主动重吸收需耗能、耗氧；被动重吸收有易化扩散、渗透、静电吸引等，不需耗能、耗氧。

（2）重吸收的部位：近曲小管是重吸收的主要部位。葡萄糖、氨基酸、大部分的水、电解质和部分尿素在此部重吸收。近曲小管重吸收钠、氯和水达 $65\%\sim70\%$，重吸收量与肾小球滤过率之间存在着平衡关系，称球-管平衡，这是生理吸收量。远端小管和集合管重吸收量 $14\%\sim20\%$，量虽小，却很重要，可调节吸收量，尿的浓缩和稀释在此完成。

（3）几种重要物质的重吸收：肾小管对物质的重吸收有选择性，对机体有用的完全重吸收，如葡萄糖、氨基酸，或大部分重吸收，如 Na^+、Cl^-、水，对机体有害的物质完全不吸收，如肌酐。

1）葡萄糖、氨基酸的重吸收：需钠泵帮助，属主动重吸收。在正常情况下，葡萄糖、氨基酸在近端小管全部重吸收。尿中开始出现葡萄糖的血糖浓度称肾糖阈，一般为 $8.88\sim9.99$ mmol/L。葡萄糖重吸收有一定的限度，超过葡萄糖肾阈部分不能重吸收。

2）Na^+、Cl^-、水的重吸收：三者重吸收紧密相连，在一般情况下，Na^+ 主动重吸收，依靠静电吸引被动吸收了 Cl^-，渗透作用重吸收了水。三者重吸收了 99%，仅 1% 排出为尿。在髓襻升支粗段 Na^+ 为主动重吸收，Cl^- 也是主动重吸收。近曲小管吸收量占 $65\%\sim70\%$，是必需吸收量，远曲小管和集合管吸收的量是调节吸收量。正常情况下每天尿量是 1.5 L，如远曲小管和集合管少吸收 1%，尿量就增加 1 倍。

3）K^+ 的重吸收：K^+ 在近曲小管几乎完全重吸收，尿中出现的 K^+ 是远曲小管和集合管分泌的。

3. **肾小管和集合管的分泌与排泄功能**　肾小管上皮细胞经代谢后将某些物质排入肾小管腔内称分泌，分泌 H^+、NH_3、肌酐等。目前不分分泌和排泄，都称分泌。

（1）H^+ 的分泌：H^+ 在肾小管各段都能主动分泌，以远曲小管为主。代谢产生的 CO_2 和水在小管细胞内由碳酸酐酶（CA）催化而形成。H_2CO_3 又离解为 H^+ 和 HCO_3^-，H^+ 分泌到小管液中，Na^+ 和 HCO_3^- 被转运至血液中重吸收，即 H^+-Na^+ 交换。有排酸保碱的意义。

（2）NH_3 的分泌：肾小管上皮细胞内谷氨酰胺在谷氨酰胺酶的催化下形成 NH_3 并向小管中分泌，NH_3 与 H^+ 结合为 NH_4^+，使原尿中 H^+ 浓度下降，有利于 H^+ 的分泌。

（3）K^+ 的分泌：远曲小管和集合管分泌 K^+，K^+ 与 Na^+ 交换。K^+-Na^+ 交换和 H^+-Na^+ 交换存在着竞争抑制现象。K^+-Na^+ 交换增多时，H^+-Na^+ 交换减少，反之亦然。酸中毒时 H^+-Na^+ 交换增加，K^+-Na^+ 交换减少，造成高血 K^+。高血钾时 K^+-Na^+ 交换增多，H^+-Na^+ 交换减少，产生酸中毒。所以，K^+ 的分泌间接影响酸碱平衡。

二、尿液

正常尿液呈淡黄色，pH 值 $5.0\sim7.0$，一般为酸性，酸碱度与饮食有关。正常成人每天尿量约 1 500 ml。<100 ml 称无尿，>2 500 ml 称多尿，每昼夜尿量在 $100\sim500$ ml 之间称少尿。

三、尿的浓缩与稀释

尿的浓缩与稀释在远曲小和集合管内进行，根据体内水分的多少，在血管升压素（抗利尿激素）的调节下完成。大量出汗、呕吐和腹泻高渗性脱水时，体内水分缺乏，尿浓缩；体内水分过多时，尿稀释，排出过多的水分。

第八章　生殖系统

生殖系统包括男性生殖系统和女性生殖系统,生殖系统的器官分为生殖腺和附性器官,生殖腺能产生生殖细胞和分泌性激素。

第一节　男性生殖系统

【学习要求】

1. 掌握睾丸的位置,男性尿道的结构特点。

2. 了解睾丸的形态结构和功能,阴囊和阴茎的形态结构,输精管道和附属腺。

【重点、难点解析】

睾丸是产生精子的部位。男性尿道有狭窄和弯曲,掌握尿道的结构特点对导尿有帮助。计划生育是国策。结扎输精管的部位和结扎后精液的变化应理解。

一、睾丸

1. **睾丸的位置**　睾丸原在腰部腹后壁,胎儿在生长中逐步下降,出生后降至阴囊内。下降不全称隐睾。

2. **睾丸的结构和功能**　睾丸下降过程中下移的腹膜鞘状突形成睾丸的鞘膜,分脏、壁两层。睾丸表面的白膜深入睾丸实质内形成睾丸纵隔,睾丸纵隔又分出小隔将睾丸分隔成约200个睾丸小叶,每个睾丸小叶内有1~4条精曲小管。

精曲小管是产生精子的部位。精曲小管壁上有生精上皮和支持细胞,支持细胞支持、营养、保护生精细胞形成精子。生精上皮细胞由青春期始,在促性腺激素的作用下生长发育:精原细胞→初级精母细胞→次级精母细胞→精子细胞→精子。精子分头和尾。精子头由精子细胞浓缩而成,头的前2/3有顶体覆盖,顶体内有顶体酶,与受精有关。精曲小管之间有间质细胞,能分泌雄性激素,雄性激素促进男性生殖器官的发育和第二性征的出现,并维持性欲。

二、输精管道

1. **附睾**　附睾附于睾丸的上端及后缘,分头、体和尾3部分。附睾孵育精子成熟。

2. **输精管和射精管**

1)输精管:长约50 cm,分睾丸部、精索部、腹股沟管部和盆腔部。睾丸上端至腹股沟管深环之间,由输精管、睾丸动脉、蔓状静脉丛、神经和淋巴管等组成一条柔软的圆索状的结构称精索。输精管精索部是结扎选用的部位。输精管结扎后仍有精液,但不含精子。

2)射精管:输精管末端和精囊腺的排泄管合成射精管,开口于尿道前列腺部。

三、附属腺

附属腺有前列腺、精囊腺、尿道球腺。附属腺的分泌物加上附睾液及精子组成精液。正常成年男性一次射精2~5 ml,内含精子3~5亿个,若少于2 000万将不育。

四、男性外生殖器

1. **阴囊**　阴囊为一皮肤囊袋,能随气温变化而舒缩,调节阴囊内温度,营造睾丸生成精子的适宜环境。

2.阴茎 阴茎是男性的性交器官,分头、体和根。阴茎内有3条海绵体,即2条阴茎背海绵体和1条尿道海绵体。在神经的调节下,海绵体充血引起阴茎勃起。阴茎前端皮肤过长,龟头不能伸出称包茎。

3.男性尿道 男性尿道兼有排尿和排精功能。男性尿道结构特点:分3部,有2个弯曲和3个狭窄。

(1)分部:可分为前列腺部、膜部和海绵体部3部分。前列腺部和膜部称后尿道,海绵体部称前尿道。

(2)狭窄:有3处狭窄,分别位于尿道内口、膜部和尿道外口。尿道外口最狭窄。尿道结石易滞留在狭窄处。

(3)弯曲:有2个弯曲:恒定不变弯曲称耻骨下弯,位于耻骨联合下方;提起阴茎弯曲可消失的是耻骨前弯,位于耻骨联合前下方。导尿时要注意弯曲,避免尿道损伤。

第二节 女性生殖系统

【学习要求】

1.掌握卵巢的位置、排卵、输卵管结扎部位。

2.掌握子宫正常位置及怎样维持其位置。

3.掌握子宫内膜的周期性变化。

4.熟悉卵巢的各级卵泡。

5.熟悉输卵管分部、子宫分部、会阴和乳房。

6.了解阴道和外阴。

【重点、难点解析】

本节的重点、难点内容包括:卵巢上卵泡中的卵母细胞和卵泡细胞的生长发育;卵泡发育过程中分泌雌激素与子宫内膜的关系;卵泡成熟排卵与黄体、黄体分泌激素与子宫内膜关系要联系起来;子宫的正常位置及维持,要依靠盆底肌承托和韧带的牵引。

一、卵巢

1.卵巢位置和形态 卵巢左右各一,位于子宫两侧盆腔侧壁卵巢窝内,借韧带连于子宫阔韧带后层上。卵巢呈扁卵圆形,2 cm×3 cm×1 cm大小,随年龄增长而呈变化。

2.卵巢的结构与功能 卵巢为实质性器官,分皮质和髓质。卵巢皮质内见发育不同阶段的卵泡。

(1)卵泡的发育:出生时两侧卵巢有原始卵泡100万~200万个,至青春期尚存4万个。青春期始在促性腺激素的作用下,原始卵泡开始发育:原始卵泡→生长卵泡→成熟卵泡。每个月经周期有10多个卵泡在生长发育,但只有1个成熟,其余变成闭锁卵泡。卵泡中央的卵母细胞和周围的卵泡细胞同时生长发育。卵原细胞→初级卵母细胞→次级卵母细胞。初级卵母细胞至次级卵母细胞,完成第1次成熟分裂(减数分裂),第2次成熟分裂需受精才能进行,故成熟卵泡排出的卵是次级卵母细胞而不是成熟卵细胞。卵泡细胞在初级卵母细胞周围发育形成放射冠,并与卵母细胞共同形成透明带。卵泡细胞生长发育,细胞数量增多,开始分泌卵泡液,开始出现许多小腔,逐渐融合成大腔——卵泡腔,至此卵泡成熟。

(2)排卵:成熟卵泡内卵泡液急剧增多,压力增高致卵泡破裂,次级卵母细胞、放射冠、透明带和卵泡液一起脱离卵巢进入腹膜腔,称排卵。

(3)黄体形成与功能:排卵后,卵泡壁塌陷,卵泡细胞增生分化,形成一个临时性的内分泌细胞团,因细胞内含脂色素而呈黄色,故称为黄体。黄体能合成、分泌孕激素和雌激素,作用于子宫内膜,使子宫内膜进一步增生,并呈分泌状态。

黄体分月经黄体和妊娠黄体。若排出的卵未受精,黄体仅存活 10 d 萎缩变白体。若受精,黄体在绒毛膜促性腺激素的作用下继续发育,称妊娠黄体,存活 6 个月,维持妊娠。

黄体分泌孕激素和雌激素。孕激素在雌激素的基础上使子宫内膜进一步增生,并呈分泌状态,为受精卵植入作准备;降低子宫肌的兴奋性;促进乳腺发育;增加产热,提高基础体温。

二、输卵管

输卵管为一对细长的肌性管道,以输卵管子宫口开口于子宫腔,以腹腔口开口于腹膜腔。输卵管分为 4 部分:输卵管子宫部、输卵管峡部、输卵管壶腹和输卵管漏斗。输卵管漏斗的游离缘有许多指状突起,称输卵管伞,是手术中识别输卵管的标志。输卵管峡是输卵管结扎常选的部位。输卵管壶腹是受精的部位。

三、子宫

1.子宫形态　子宫为中空的肌性器官,呈倒置梨形,可分为子宫底、子宫体和子宫颈 3 部分。子宫体和子宫颈连接处较狭细称子宫峡,仅 1 cm 长,在妊娠末期可延长至 10 cm,剖宫产在此进行,子宫破裂也在此发生。子宫颈的下 1/3 伸入阴道内称子宫颈阴道部,2/3 在阴道以上称子宫颈阴道上部。子宫内腔分为子宫腔和子宫颈管,子宫腔呈倒三角形,子宫颈管呈梭形。子宫口未产妇呈圆形,经产妇呈横裂形。

2.子宫位置　子宫位于盆腔正中央,膀胱与直肠之间,呈前倾、前屈位。

3.子宫的固定装置　子宫正常位置的维持依靠盆底肌的承托和韧带的牵引和固定。

(1)子宫阔韧带:限制子宫向两侧移位,维持正中位。

(2)子宫圆韧带:维持子宫前倾位,防止后倾。

(3)子宫主韧带:固定子宫颈,防止子宫下垂。

(4)骶子宫韧带:维持子宫前屈位。

4.子宫壁的微细结构　子宫壁由外向内依次分为子宫外膜、子宫肌层和子宫内膜。

(1)子宫外膜:大部分有浆膜覆盖,子宫为间位器官。

(2)子宫肌层:为平滑肌,较厚,内有丰富的血管。

(3)子宫内膜:由单层柱状上皮和固有层构成。内膜浅层随月经周期变化而周期性脱落,称功能层;内膜深层在雌激素作用下能生发,称基底层。

5.子宫内膜的周期性变化　青春期开始,在雌激素和孕激素的周期性作用下,子宫内膜功能层每 28 d 左右发生一次脱落、出血、修复和增生,称月经周期。一个月经周期中子宫内膜周期性变化可分为月经期、增生期、分泌期。

(1)月经期:为月经周期第 1～4 天。由于月经黄体退化,血中雌、孕激素的水平急剧下降,螺旋小动脉收缩,子宫内膜功能层缺血、坏死、脱落、出血,脱落的子宫内膜和血液形成月经。

(2)增生期:为月经周期第 5～14 天。卵泡在生长过程中分泌雌激素,使子宫内膜增生,修复创面,也使功能层增生达到 3 mm。内膜内的子宫腺体增生,但不分叶,螺旋动脉延长、弯曲。末期在黄体生成素作用下生长卵泡成熟并排卵。

(3)分泌期:为月经周期第 15～28 天。排卵后黄体形成,黄体分泌孕激素和雌激素作用于子宫内膜,使子宫内膜进一步增生达6 mm,螺旋小动脉增长弯曲,腺体高度增生并呈分叶状,呈分泌状态。若受精,子宫内膜继续增殖形成蜕膜;未受精,黄体退化,孕、雌激素急剧下降,子宫内膜功能层脱落,进入月经期。

四、阴道

阴道是连接子宫和外生殖器之间的肌性管道,是性交器官,富有伸展性,是胎儿娩出和月经排出的通道。阴道包绕子宫颈阴道部,在子宫颈周围形成环状间隙称阴道穹。阴道穹分为左、右侧穹和前、后穹,其中阴道后穹最深,与子宫直肠陷凹仅隔阴道壁和腹膜。子宫直肠陷凹有积液时,可在阴道后穹穿刺或引流,以辅助诊断和治疗。阴道黏膜随月经周期呈周期性变化。

五、乳房

1.乳房的位置和形态 乳房位于胸大肌及其筋膜的表面。成年未产妇的乳房呈半球形,紧张而富有弹性。男性乳头位于锁骨中线第四肋间。乳头周围有色素较深的区域称乳晕。乳头是输乳管的开口处。

2.乳房的结构 乳房由皮肤、乳腺、脂肪组织和纤维组织构成。主要是乳腺、脂肪组织填充于其间。纤维组织将乳腺分隔成15~20个乳腺小叶,每个乳腺叶有1条输乳管,流向乳头,呈放射状排列,故乳房脓肿切开时需做放射状切口。乳房皮肤与胸肌筋膜间连有许多结缔组织小束,称乳房悬韧带,有支持和固定乳房的作用,当癌细胞侵犯乳房悬韧带时,皮肤因牵拉下陷形成许多小凹,出现橘皮样症状,这是乳腺癌早期表现。

六、会阴

封闭小骨盆下口的所有软组织称广义会阴。肛门与外生殖器之间的区域称狭义会阴,即产科会阴。

第九章 脉管系统

【学习要求】

1. 掌握心的位置、外形,心腔结构。

2. 掌握心动周期,心脏泵血功能及过程,心输出量的概念及影响因素。

3. 掌握动脉血压的形成、正常值及影响因素。

4. 熟悉心壁的结构和心传导系统。

5. 熟悉心力贮备的概念。

6. 熟悉心肌细胞的静息电位与动作电位的形成机制、生理特性及影响因素。

7. 熟悉正常心电图波形及意义。

8. 熟悉肝门静脉的属支、吻合支和临床意义。

9. 熟悉微循环的组成及功能。

10. 熟悉组织液的生成及影响因素,静脉血压和静脉血回流。

11. 熟悉淋巴循环的生理意义。

12. 了解心包、心音。

13. 了解各类血管的结构和功能特点。

14. 了解主要的动脉、静脉血管。

15. 了解器官循环的特点。

【重点、难点解析】

脉管系统是人体内运输血液的连续和密闭的管道系统,包括心血管系统和淋巴系统。

心血管系统包括心脏和血管,血管又分为动脉、静脉和毛细血管;淋巴系统分为淋巴管道和淋巴器官。

脉管系统的功能:

(1)完成体内的物质运输,使新陈代谢能够不断进行。

(2)体内各内分泌腺分泌的激素通过血液运输,实现机体的体液调节。

(3)机体内环境的相对稳定和血液防御功能的实现,也有赖于血液运输。

第一节　心

心是中空的肌性器官,分为左半心和右半心,每侧又分为心房和心室。同一侧的心房与心室借房室口相通,左、右半心借大、小循环间接构通。

心是推动血液流动的动力器官,也是维持生命的重要器官。

一、心的位置、形态、结构、血管及心包

1.心的位置　心位于胸腔的中纵隔内,约 2/3 位于正中线的左侧,1/3 位于正中线的右侧。

毗邻:前面大部分被肺和胸膜所覆盖,只有小部分与胸骨体下部及左侧第四至第六肋软骨相邻;后面与食管及胸主动脉相邻;下方与膈的中心腱相邻;两侧与纵隔胸膜相邻。

临床意义:临床上行心内注射时,在左第四肋间隙胸骨左缘 0.5~1.0 cm 处进针,以免损伤肺和胸膜。

2.心的形态　心分为一尖、一底、两面、三缘。

心尖:朝下左前下方,在左第五肋间隙,左锁骨中线内侧 1~2 cm 处可触摸其搏动,称为心尖搏动点。

心底:与出入心的大血管相连。

前面:朝向胸骨与肋软骨,又称胸肋面。

下面:与膈相邻,又称膈面。

右缘:由右心房构成。

左缘:主要由左心室构成。

下缘:由左、右心室构成。

冠状沟是心房和心室的表面分界标志。前、后室间沟是左、右心室的表面分界标志。

3.心腔的结构　心脏有 4 个腔:左、右心房和左、右心室。左、右心房之间有房间隔,左、右心室之间有室间隔,互不相通;同侧心腔之间借房室口相通。

解剖要点:

(1)卵圆窝:在房间隔右侧的下部。是胚胎时期卵圆孔在出生后闭锁的遗迹,为房间隔缺损的好发部位。

(2)房室口:由于同侧的心房与心室是相通的,所以心房的出口即为心室的入口。

(3)室间隔的膜部与肌部:左、右心室之间借室间隔相隔,下面大部分由心肌构成,称肌部;在靠近心房处,有一卵圆形区域无心肌,称膜部,是室间隔缺损的好发部位。

(4)瓣膜的功能:引导血流方向,阻止血液逆流。房室瓣能防止心室收缩时血液向心房逆流;半月瓣能防止心室舒张时血液由主动脉和肺动脉逆流回心室;瓣膜、乳头肌、腱索三者在功能上是一个整体,能防止心室收缩时血液向心房逆流。

4.心壁的微细结构(组织结构)　心壁由内向外分为心内膜、心肌层和心外膜。

(1)心内膜:由内皮及深面的结缔组织构成,光滑。在房室口、动脉口心内膜皱褶形成心瓣膜。

(2)心肌层:是最厚的一层,由心肌纤维构成。左心室肌最厚,心房肌、心室肌不相连续,分别附着于房室纤维环上,故能独立收缩。

(3)心外膜:为浆膜,又是心包脏层。

5.心的传导系统

(1)组成:传导系统是由特殊分化的心肌纤维构成,包括窦房结、房室结、房室束及其分支,最终形成蒲肯野纤维。

(2)功能:主要是传导兴奋。①窦房结:位于上腔静脉与右心房交界处前方的心外膜深面,是正常起搏点;②房室结:位于冠状窦口前上方的心内膜深面。

6.心的血管

(1)动脉:左、冠状动脉起自升主动脉根部。右冠状动脉主要分布右心房、右心室、左心室后壁和室间隔的后下部及窦房结和房室结。左冠状动脉分出前室间支、旋支,前室间支主要分布左心室前壁、右心室前壁的小部分和室间隔前上部;旋支主要分布于左心房、左心室的侧壁和后壁。

(2)静脉:分心大静脉、心中静脉和心小静脉。都汇合于冠状窦,经冠状窦口注入右心房。

7.心包　心包是包裹心及出入心的大血管根部的膜性囊,分为纤维心包和浆膜心包。

(1)纤维心包:为结缔组织。

(2)浆膜心包:分为脏层和壁层。两者在大血管根部相互移行,形成心包腔。内有少量浆液,可减少摩擦。心包腔由浆膜性心包的脏层和壁层形成。

二、心的泵血及心音

心的主要功能是泵血,是通过心房和心室的有节律的收缩和舒张实现的。

1.心率和心动周期

(1)心率:每分钟心脏跳动的次数称心率。正常值:成人 60～100 次/分,平均值 75 次/分。

(2)心动周期:心脏每收缩和舒张一次称为一个心动周期。

心率与心动周期的关系:呈反比,心动周期＝60 秒/心率。

2.心室的泵血过程　血液在心腔中是单向流动的,经心房流向心室,再由心室泵入动脉。心室的舒缩活动所引起的心室内压力的变化是促进血液流动的动力,而瓣膜的开闭则决定着血流的方向。以左心室为例说明:

(1)心室收缩期:当心室肌收缩使室内压升高超过房内压时房室瓣关闭,但低于动脉压,使动脉瓣仍处于关闭状态,此时心室容积不变,室内压迅速增加,此为等容收缩;随着心室肌进一步收缩,室内压继续升高,超过动脉压,动脉瓣开放,为射血期。

（2）心室舒张期：随后心室肌舒张，室内压下降，动脉瓣关闭，而室内压仍高于房内压，房室瓣仍关闭，进入等容舒张期，此期心室容积几乎不变，而室内压迅速下降。当室内压低于房内压时房室瓣开放，血液从心房进入心室，称为充盈期。

因此，在一个心动周期中，室内压变化最快的时期是等容收缩期和等容舒张期；室内压最高与最低的分别为快速射血期和快速充盈期。心室射血的动力是心室肌收缩，而心室充盈是由于心室肌舒张与心房肌收缩。心动周期中心腔压力、瓣膜和血流变化见表9-1。

表 9-1　心动周期中心腔压力、瓣膜和血流变化

心动周期分期		心房、心室、动脉压力变化	房室瓣	动脉瓣	血流方向	心室容积
心房收缩期		房内压＞室内压＞动脉压	开	关	心房→心室	增大
心室收缩期	等容收缩期	房内压＜室内压＜动脉压	关	关	心室内	不变
	射血期	房内压＜室内压＞动脉压	关	开	心室→动脉	减小
心室舒张期	等容舒张期	房内压＜室内压＜动脉压	关	关	心房内	不变
	充盈期	房内压＞室内压＜动脉压	开	关	心房→心室	增大

要点：①心的泵血功能主要由心室的舒缩活动完成，心房仅起辅助作用；②心室充盈期的血液 70% 来自心室舒张，室内压降低对心房的血液有"抽吸"作用，而仅有小部分来自心房的收缩。

3.心输出量及影响因素

（1）定义：

1）心搏出量：一侧心室每收缩一次所射出的血量称心搏出量。

2）心输出量：一侧心室每分钟的输出量称心输出量。心输出量＝心搏出量×心率。

（2）心输出量的影响因素：①前负荷；②后负荷；③心肌收缩能力；④心率。

4.心力贮备　心输出量随着机体代谢的需要而增加的能力称心力贮备。加强体育锻炼和积极参加体力劳动可以提高心力贮备。

5.心音　在心动周期过程中，由于心肌收缩和瓣膜关闭等机械活动所产生的声音称心音。

（1）第一心音：

1）特点："咚"。音调低，持续时间长。

2）产生机制：心室肌收缩、房室瓣膜关闭及血液冲击动脉壁引起振动而产生。

3）生理意义：标志心室收缩期的开始，其强弱可反映心肌收缩的力量以及房室瓣膜的功能状态。

（2）第二心音：

1）特点："哒"。音调高，持续时间短。

2）产生机制：心室舒张、半月瓣关闭及血液与动脉壁的振动。

3）生理意义：标志心室舒张期的开始，其强弱可反映动脉血压的高低及半月瓣的功能状态。

三、心肌的生物电及生理特性

心肌细胞分为工作细胞和自律细胞：①工作细胞，构成心房和心室壁，具有收缩能力；②自律细胞，构成心脏的传导系统，具有产生自动节律性兴奋的能力。

1. 心室肌细胞的生物电

(1)心室肌细胞的静息电位:为-90 mV,主要是K^+外流所致。

(2)心室肌细胞的动作电位:分为5期:

0期去极:膜内电位$-90 \sim +30$ mV,具有速度快、幅度大、时间短的特点,由Na^+通道开放、Na^+内流所致。

1期复极:膜内电位$0 \sim +30$ mV,也称为快速复极期,由K^+外流引起。

2期:膜内电位在0 mV左右,持续时间$100 \sim 150$ ms,又称为平台期。平台期是心室肌细胞与神经细胞、骨骼肌细胞动作电位的最大区别,是心室肌细胞动作电位的主要特征,也是心室肌细胞动作电位持续时间长的主要原因。形成原理是K^+少量外流与Ca^{2+}缓慢内流所负载的电荷相等。

3期:膜内电位$-90 \sim 0$ mV,由K^+快速外流所致。

4期:膜电位稳定在-90 mV,即静息电位。该期通过Na^+泵的运转将内流的Na^+泵出,外流的K^+摄回;同时Na^+顺浓差内流提供能量将Ca^{2+}逆浓差转运出细胞,恢复膜两侧的离子的不均衡分布。

2. 自律细胞的生物电 自律细胞与工作细胞的动作电位不同点是4期有自动去极化,无平台期。4期自动去极化是主要区别,也是形成自动节律性的基础。窦房结的4期自动去极化速度最快,因此窦房结控制心律。

3. 心肌细胞的生理特性 心肌细胞具有自动节律性、传导性、兴奋性和收缩性。工作细胞无自动节律性,自律细胞无收缩性。

(1)自动节律性:指在未受外来刺激的情况下,细胞自动产生节律性的兴奋和收缩的特性,简称自律性。窦房结的自律性最高,是心脏的正常起搏点,由窦房结控制的心律称为窦性心律;其他的自律细胞则称为潜在起搏点(异位起搏点),所引起的心脏活动称为异位心律。

(2)传导性:心肌细胞具有传导兴奋的能力,主要靠传导系统实现。

传导的途径:窦房结→左、右心房肌→房室交界→房室束及左、右束支→蒲肯野纤维→左、右心室肌。传导速度最慢的部位是房室交界,称为房室延搁,使心室舒张期延长,增加充盈量;最快是蒲肯野纤维,可保证左、右心室几乎同时兴奋、同步收缩。

(3)兴奋性:心肌细胞的兴奋性有周期性的变化。

1)有效不应期:从0期去极到复极的-55 mV,为绝对不应期,兴奋性暂时缺失;从复极的-55 mV到复极的-60 mV,给予阈上刺激可产生局部反应,但不能产生动作电位。因此从0期去极到复极的-60 mV这段时期,心肌不能再次产生动作电位,称为有效不应期。特点:有效不应期长,相当于心室肌的整个收缩期及舒张早期。

2)相对不应期:从复极的-60 mV到复极的-80 mV,给予阈上刺激可再次引起动作电位。说明心肌细胞兴奋性在逐渐恢复,但低于正常。

3)超常期:从复极的-80 mV到-90 mV,给予阈下刺激即可引起动作电位。说明心肌细胞兴奋性高于正常。

(4)收缩性:不产生强直收缩;同步收缩;对细胞外液中Ca^{2+}依赖程度大。

4. 理化因素对心肌生理特性的影响因素

(1)温度:一般体温升高$1℃$,心率增加10次/分。

(2)酸碱度:pH值降低(即酸中毒),心肌收缩力减弱;反之,增强。

（3）矿物质：K^+ 浓度降低时，心肌的自律性和收缩性均升高，传导性降低；升高时，心肌的自律性、传导性和收缩性均下降。K^+（氯化钾）不可以静脉推注。Ca^{2+} 浓度降低时，心肌伸缩力减弱；反之，增强。

四、心电图

正常心电图的各个波段的生理意义如下。

（1）P 波：反映左、右心房去极化过程的电位变化。

（2）QRS 波群：反映左、右心室去极化过程的电位变化。

（3）T 波：反映左、右心室复极化过程的电位变化。

（4）P-R 间期：反映窦房结产生的兴奋经心房、房室结和房室束等到达心室，并引起心室去极化所需要的时间。

（5）Q-T 间期：反映心室肌从去极化开始到复极化结束所需要的时间。

（6）ST 段：代表心室肌全部处于去极化状态，心肌细胞之间无电位差存在。

第二节　血　管

一、血管的结构与功能特点

1. 血管的分类　血管分动脉、毛细血管、静脉。管径＜1.0 mm 的动脉，称为小动脉；管径＜2.0 mm 的静脉，称为小静脉。

2. 血管吻合　血管吻合对于缩短循环、增加局部血流量、调节体温及内环境稳定都起着重要作用。侧支循环：保证器官在缺血情况下有效供血起到了重要作用。

3. 血管壁的微细结构

（1）动脉：分内膜、中膜（最厚，由平滑肌和弹性纤维构成。大动脉以弹性纤维为主，又称弹性动脉；中动脉以平滑肌为主，又称肌性动脉；小动脉称阻力血管）、外膜。

（2）静脉：分内膜、中膜、外膜，含有静脉瓣，可防止血液逆流。

（3）毛细血管：分布最广泛，管腔细、管壁薄，是与组织细胞之间进行物质的交换场所，故称交换血管。

二、肺循环与体循环

心通过有节律的收缩和舒张，推动血液沿心血管系统周而复始地循环流动，称为血液循环。途径：有体循环（大循环）和肺循环（小循环）。

1. 体循环　血液由左心室射入主动脉，经主动脉及其各级分支流向毛细血管，在此与周围的组织、细胞进行物质交换，再经各级静脉回流，最后经上、下腔静脉返回右心房。

（1）特点：①流程长；②血液由动脉血变成静脉血。

（2）生理功能：主要与组织、细胞进行物质交换。

2. 肺循环　血液由右心室射出，经肺动脉干及其分支到达肺泡毛细血管，进行气体交换，再经肺静脉返回左心房。

（1）特点：①流程短；②血液由静脉血变成动脉血。

（2）生理功能：主要进行气体交换。

三、肺循环的主要动、静脉

1. 动脉　主干为肺动脉干。动脉韧带位于肺动脉干末端与主动脉弓之间的一条结缔组织索,是胚胎时期的动脉导管在出生后闭锁形成的痕迹。

2.静脉 肺静脉,注入左心房。

四、体循环的主要动、静脉

1.体循环的动脉

(1)分布特点:对称分布;走行于安全部位;动脉的配布与器官功能一致。

(2)主干:

1)主动脉走行:起于左心室,先行向右上,继而成弓形弯向左后方,沿脊柱下降,经膈的主动脉裂孔入腹腔,沿腰椎体前方下行至第四腰椎体下缘分为左、右髂总动脉。

2)分部:分升主动脉、主动脉弓(其凸侧由右向左分出头臂干、左颈总动脉、左锁骨下动脉)、降主动脉(在膈的平面分成胸主动脉和腹主动脉)。

(3)压力感受器与化学感受器:详见表9-2。

表 9-2 压力感受器与化学感受器的区别

	名 称	位 置	生理功能
压力感受器	主动脉弓	主动脉弓的管壁内	可感受血压的变化,通过减压反射维持血压的稳定
	颈动脉窦	颈总动脉末端和颈内动脉起始部膨大处的管壁内	
化学感受器	主动脉小球(主动脉小体)	主动脉弓的稍下方	可感受血液中 O_2 和 CO_2 的浓度变化,主要参与呼吸调节
	颈动脉小球(颈动脉小体)	颈总动脉分叉处的后壁	

(4)头颈部动脉:主干是左、右颈总动脉。胸部动脉主干即胸主动脉。腹部动脉主干即腹主动脉,壁支为 4 对腰动脉;脏支成双,有肾动脉、睾丸动脉、卵巢动脉,成单有腹腔干[从左向右依次有胃左动脉、脾动脉、肝总动脉(肝固有动脉、胃十二指肠动脉)]、肠系膜上动脉、肠系膜下动脉。盆腔的动脉主干是髂内动脉。下肢的动脉主干是股动脉。

(5)上颌动脉的脑膜中动脉分支:分布于硬脑膜,经棘孔入颅,行经翼点的深面。翼点骨折时可损伤该血管,造成硬脑膜外血肿。

(6)面动脉在下颌体与咬肌前缘处,位置表浅,可触摸其搏动;颞浅动脉经耳屏上方,位置表浅,可触摸脉搏;椎动脉经上 6 个颈椎横突孔及枕骨大孔入颅,分布于脑和脊髓;肱动脉在肘窝上方肱二头肌腱内侧可触摸其搏动,是测量血压的听诊部位;桡动脉在腕上部位置表浅,可触摸脉搏;掌深弓和掌浅弓发出分支布于手掌和手指;股动脉在腹股沟韧带中点稍内侧的下方可触摸搏动;在内、外踝连线中点可触摸足背动脉的搏动。

2.体循环的静脉

(1)分布特点:数量多、管壁薄、管腔大;吻合丰富;有向心开放的静脉瓣(下肢最丰富,头面部静脉和肝门静脉缺乏静脉瓣),可阻止血液逆流;分为浅静脉(皮下静脉,常用作静脉穿刺)和深静脉(多与同名动脉伴行)。

(2)按注入右心房的途径分为上腔静脉系、下腔静脉系和心静脉系。

(3)上腔静脉系主干为上腔静脉,属支有左、右头臂静脉和奇静脉,收集头颈、胸部(心除外)和上肢的静脉血;同侧的颈内静脉和锁骨下静脉汇合处的夹角称静脉角,有淋巴导管注入。

(4)危险三角:面部由鼻根至两侧的口角的三角形区域,称危险三角。面静脉借内眦静脉、眼静脉与颅内海绵窦相交通,且在口角以上无瓣膜,因此危险三角区内的感染或疖肿不宜挤压,以免引起颅内感染。

(5)临床用作穿刺抽血的浅静脉:有颈外静脉(颈部最大的浅静脉)、头皮静脉(小儿静脉输液)、手背静脉网、头静脉、贵要静脉、肘正中静脉、足背静脉弓、大隐静脉(起于足背静脉网的内侧,沿小腿和大腿内侧上行,在腹股沟韧带稍下方注入股静脉)、小隐静脉(起于足背静脉弓的外侧,经外踝后方、小腿后面上行至腘窝)。

(6)下腔静脉系的主干为下腔静脉,在第五腰椎平面由左、右髂总静脉汇合而成,沿腹主动脉右侧上行,经肝后缘穿膈的腔静脉孔入胸腔,注入右心房。

(7)临床常用的深静脉:有锁骨下静脉、股静脉(紧邻股动脉的内侧,行股静脉穿刺术时,常在腹股沟韧带中点的下方,先触摸股动脉的搏动,然后在内侧进针)。

(8)肝门静脉系:由肝门静脉及其属支组成。肝门静脉为一粗短的静脉干,由肠系膜上静脉和脾静脉在胰头后方汇合而成,在肝十二指肠韧带内上行,经肝门入肝。

1)特点:无静脉瓣,起始与终止均为毛细血管,与体循环间有吻合。

2)功能:收集除肝以外腹腔内不成对器官的静脉血;将消化管吸收的物质运输至肝,在肝内进行代谢,是肝的功能性血管。

3)属支:有脾静脉、肠系膜上静脉、肠系膜下静脉、胃左静脉和附脐静脉等。

4)与上、下腔静脉系的吻合:经食管静脉丛、直肠静脉丛和脐周静脉网与上、下腔静脉间吻合。

5)临床意义:当肝硬化导致门静脉高压时,肝门静脉血液回流受阻,大量血液经细小的静脉属支借吻合支返流回上、下腔静脉,可引起吻合支淤血扩张。如:食管静脉丛引起食管下段-胃底静脉丛曲张破裂大出血;直肠静脉丛扩张出现便血;脐周静脉网出现"海蛇头"征象。

五、动脉血压与动脉脉搏

1.动脉血压的概念

(1)血压:指血管内血液对于单位面积血管壁的侧压力。压力差的存在:动脉血压>毛细血管压>静脉血压,压力差是推动血液流动的基本动力。

(2)动脉血压:血液对于动脉血管壁的侧压力。

(3)收缩压:心室收缩时,动脉血压在射血期达到最高值,称收缩压。

(4)舒张压:心室舒张时,动脉血压在心室舒张末期达到最低值,称舒张压。

(5)脉压=收缩压-舒张压,一般为30~40 mmHg。

(6)平均动脉压=舒张压+1/3脉压=(舒张压+2×收缩压)/3。

2.动脉血压的正常值

动脉血压的常见值见表9-3。

表 9-3　动脉血压的常见值

类　别	收缩压(mmHg)	舒张压(mmHg)
理想血压	90≤收缩压<120	60≤舒张压<80
正常血压	90≤收缩压<130	60≤舒张压<85
正常高值	130~139	85~90
高血压	≥140	≥90

3.动脉血压的形成　循环系统有足够的血液充盈是形成动脉血压的前提,心脏射血和外周阻力是根本因素,而大动脉管壁良好的弹性缓冲了动脉血压和形成舒张压。以上4个方面的共同配合形成具有一定高度的动脉血压。

4.动脉血压的影响因素　动脉血压的影响因素有:

(1)搏出量。

(2)心率。

(3)外周阻力。

(4)循环血量。

(5)大动脉管壁的弹性。

5.动脉脉搏　心动周期中动脉管壁的节律性搏动,简称脉搏。起于主动脉。脉搏的频率与节律是心率和心律的反映。

六、微循环

1.定义　微循环是指微动脉与微静脉之间微血管的血液循环,是血液循环的基本功能单位。

2.组成　微循环由微动脉、后微动脉、毛细血管前括约肌、真毛细血管、通血毛细血管、动-静脉吻合支和微静脉7部分组成。

3.血流通路的特点及生理意义　血流通路的特点及生理意义见表9-4。

表9-4　血流通路的特点及生理意义

血流通路	血流途径	特　点	生理意义
迂回通路	微动脉→后微动脉→毛细血管前括约肌→真毛细血管→微静脉	交替开放,血流缓慢,毛细血管壁通透性大	是血液和组织液进行物质交换的场所,又称营养通路
直捷通路	微动脉→后微动脉→通血毛细血管→微静脉	经常性开放	保证一部分血液迅速经过微循环回心,以维持循环血量的稳定
动—静脉短路	微动脉→动—静脉吻合支→微静脉	一般情况下不开放	体温升高时开放利于散热,调节体温;可以进一步加重缺氧

七、组织液

1.定义　组织液是存在于组织间隙的液体,是血液与组织细胞进行物质交换的媒介。

2.生成　促使毛细血管中液体滤出的是毛细血管血压+组织液胶体渗透压;促进组织液回流的是血浆胶体渗透压+组织液静水压。有效滤过压=(毛细血管血压+组织液胶体渗透压)-(血浆胶体渗透压+组织液静水压)。有效滤过压决定组织液生成或回流。动脉端有效滤过压为正值,组织液生成;静脉端有效滤过压为负值,组织液回流。

八、静脉血压及血流

1.中心静脉压　胸腔内的大静脉和右心房内的血压称中心静脉压(CVP)。正常值:4~12 $cmH_2O(0.39~1.18\ kPa, 1\ cmH_2O=98.0665\ Pa)$,平均为8 cmH_2O。

2.生理意义　静脉血压取决于心室射血能力和静脉回心血量。

3.影响因素

（1）心肌收缩力。

（2）重力和体位。

（3）呼吸运动。

（4）骨骼肌的挤压作用。

第三节　淋巴系统

淋巴系统包括淋巴管道、淋巴器官和淋巴组织。功能：协助静脉回流体液，产生淋巴细胞、滤过淋巴和参与免疫应答。

一、淋巴管道

1.毛细淋巴管　毛细淋巴管为淋巴管道的起始部。特点：壁薄，通透性大。

2.淋巴管　淋巴管的结构与静脉相似，瓣膜多，分为浅和深淋巴管，要经过淋巴结。

3.淋巴干　淋巴干有9条。成对：左、右颈干，左、右锁骨下干，左、右支气管纵隔干，左、右腰干；成单：肠干。

4.淋巴导管　淋巴导管由淋巴干汇合而成。

（1）胸导管：最粗大。乳糜池是胸导管的起始部，位于第一腰椎体前方，由左、右腰干和肠干汇合而成。走行：胸导管向上穿主动脉裂孔入胸腔，上行到颈根部呈弓形注入左静脉角。作用：收集人体左上半身与下半身的淋巴。

（2）右淋巴导管：注入右静脉角，收集人体右上半身的淋巴。

二、淋巴器官

1.淋巴结

（1）淋巴结的微细结构：淋巴小结培育B淋巴细胞，副皮质区（弥散淋巴组织）培育T淋巴细胞，髓索主要含B淋巴细胞、浆细胞和巨噬细胞。功能：产生淋巴细胞、清除细菌和异物，参与体液免疫和细胞免疫。

（2）全身的主要淋巴结群：有下颌下淋巴结、左锁骨上淋巴结、腋淋巴结和腹股沟浅淋巴结。

2.脾

（1）位置和形态：是人体最大的淋巴器官，位于左季肋区，与第九至第十一肋相对，其长轴与第十肋一致。正常在肋弓下缘触及不到，色暗红，质软而脆，易破裂出血。

（2）微细结构：脾的白髓由T淋巴细胞构成；脾小结由B淋巴细胞构成；脾的红髓由脾髓和脾窦组成。脾髓内含B淋巴细胞、网状细胞、巨噬细胞。脾窦内流动着血液。弥散淋巴组织和动脉周围淋巴鞘是胸腺依赖区，是培育T淋巴细胞的场所。

（3）功能：造血功能；滤过功能；免疫功能；储血功能。

三、淋巴循环及生理意义

淋巴在淋巴系统中的不断流动，称为淋巴循环，是血液循环的辅助部分。

生理意义：①回收体液用于血液循环；②回收蛋白质，是淋巴循环的最重要意义；③是机体运输脂肪和脂溶性维生素的重要途径；④参与机体的防御和屏障功能。

第四节 器官循环

一、冠状动脉循环

冠状动脉循环的血流特点：血压高、血流量大；心舒期血流量大。

二、肺循环

肺循环的血流特点：血流阻力小、血压低；肺的血容量大、变化幅度大。

三、脑循环

脑循环的血流特点：血流量大、耗氧量多；血流量变化小；脑血管具有自身调节功能；当平均动脉压在 60～140 mmHg 范围内变化时，通过脑血管的自身调节功能，使脑的血流量保持相对的稳定。

第十章　感觉器

第一节　视　器

【学习要求】

1. 掌握视细胞的分类、分布与生理功能。
2. 熟悉眼球壁的分层，各层的分部、结构特点及功能。
3. 熟悉眼球内容物的构成及特点。
4. 熟悉房水的产生、循环途径及临床意义。
5. 熟悉眼的折光系统，眼视近物时的调节。
6. 熟悉近视、远视、散光眼产生的原因和矫正方法。
7. 熟悉视力、视野的概念。
8. 了解眼球的组成。
9. 了解视锥细胞的光化学反应、夜盲症及视杆细胞与色盲、色弱。
10. 了解晶状体与玻璃体的体置、结构特点和功能。
11. 了解眼副器的构成、结构特点和功能。
12. 了解眼球外肌的名称、位置和作用。
13. 了解视网膜中央动脉的起始和分布。

【重点、难点解析】

视锥细胞和视杆细胞的功能：视锥细胞感受强光和具有辨色能力，视杆细胞只能在暗光中起作用。眼球壁分为 3 层，分别为纤维膜、血管膜和视网膜，纤维膜分为角膜和巩膜，血管膜分为虹膜、睫状体和脉络膜 3 部分。折光系统由角膜、房水、晶体状和玻璃体 4 部分组成。

一、视器

眼球包括眼球壁和眼球内容物。

1.眼球壁　眼球壁由外向内为纤维膜、血管膜和视网膜。

(1)纤维膜:由坚韧的结缔组织构成,分为角膜和巩膜2部分。

1)角膜:占纤维膜的前1/6,无色透明,无血管,富有感觉神经末梢。

2)巩膜:占纤维膜的后5/6,不透明,乳白色。巩膜与角膜交界处的深部有巩膜静脉窦。

(2)血管膜:由前向后分为虹膜、睫状体和脉络膜3部分。

1)虹膜:位于角膜的后方。虹膜内有2种平滑肌:瞳孔括约肌和瞳孔开大肌,调节瞳孔大小。

2)睫状体:位于虹膜的后方,是最厚的部分,其前部有睫状突,发出睫状小带与晶状体相连。睫状体内有睫状肌,该肌收缩,使睫状小带松弛,从而调节晶状体的曲度。

3)脉络膜占血管膜的后2/3,含有丰富的血管和色素细胞。

(3)视网膜:有3层细胞,由外向内为视细胞、双极细胞和节细胞。

视细胞又分为视杆细胞和视锥细胞。视杆细胞能够感受弱光(夜光),不辨色。视杆细胞内含视紫红质,在光照下起光化学反应,视紫红质在分解过程中感光。合成、分解过程中消耗的视黄醛需维生素A来补充,如维生素A缺乏将发生夜盲症。视锥细胞分布于视网膜的中央部,可感受强光(昼光),并具有辨色能力。某些人因缺乏相应的视锥细胞,不能辨别某些颜色,称色盲。

视神经盘位于视网膜的后部偏鼻侧处,为视神经纤维汇集处,无感光细胞,是生理性盲点。视神经盘的颞侧约4 mm处为黄斑。黄斑的中央凹是感光、辨色最敏锐的部位。

2.眼球内容物　眼球内容物包括房水、晶状体和玻璃体。

(1)房水:是无色透明的液体,充满在眼房内。眼房位于角膜与晶状体之间,以瞳孔为界分为眼前房和眼后房。虹膜与角膜形成的夹角称虹膜角膜角。房水由睫状体产生,途经眼后房、瞳孔、眼前房、前房角,渗入巩膜静脉窦。房水有折光、营养角膜和晶状体、维持眼压的作用。

(2)晶状体:位于虹膜的后方,呈双凸透镜状,无色透明。晶状体的周缘借睫状小带连于睫状突。晶状体的化学成分是蛋白质,蛋白质变性、混浊影响视物,即白内障。

(3)玻璃体:是无色透明的胶体物质,充满于晶状体和视网膜之间,支撑视网膜。

3.眼的折光系统及调节　角膜、房水、晶状体和玻璃体构成眼的折光系统。

当眼在看远物体时,不需要调节,即可落在视网膜上形成清晰的物像。当眼看近物时,要靠晶状体形状的改变进行调节。睫状肌收缩,睫状突向晶状体的方向靠近,使睫状小带松弛,晶状体变凸,折光力加强,使物像前移聚焦于视网膜上。眼的调节还有反射性的瞳孔缩小和两眼球向鼻侧会聚。

常见的眼的折光异常有近视、远视和散光。

(1)近视:指眼球的前后径过长,或角膜和晶状体的曲率过大,使聚焦于视网膜的前方,视远物模糊,可用凹透镜矫正。

(2)远视:指眼球的前后径过短,或折光系统的曲率过小,所形成的物像位于视网膜之后,可用凸透镜矫正。

(3)散光:指角膜表面不同方位的曲率不相同,造成视物不清或物像变形。用柱面镜矫正。

视力是指眼分辨两点间最小距离的能力。通常以视角大小为指标。正常眼能分辨的两点最小视角为1分角,此时的视力用对数视力表就定为5.0。

视野是指单眼固定注视正前方一点时所能看到的范围。

二、眼副器

眼副器包括眼睑、结膜、泪器和眼球外肌等。

三、眼的血管

眼的血液供应来自眼动脉,分支分布于眼球、泪器和眼球外肌等。眼动脉还发出视网膜中央动脉,分布于视网膜。

第二节 前庭蜗器

【学习要求】

1.掌握位觉感受器和听觉感受器的位置和功能。

2.熟悉鼓膜的位置、分部及临床意义。

3.了解外耳的构成,外耳道的分部、弯曲方向及临床意义。

4.了解鼓室的结构特点和听小骨的名称。

5.了解咽鼓管的位置、作用及幼儿咽鼓管的结构特点。

6.了解骨迷路的分部及各部的排列,骨半规管的名称、耳蜗的构成。

7.了解蜗管的结构。

8.了解声波传入内耳的途径。

【重点、难点解析】

位觉感受器有壶腹嵴、球囊斑、椭圆囊斑。螺旋器是听觉感受器。

一、外耳

1.外耳 外耳包括耳郭、外耳道和鼓膜。耳郭大部分以弹性软骨为支架,外覆皮肤,富含血管和神经。耳郭下部有耳垂,中部有外耳门,向内通外耳道。外耳接收声波。

2.外耳道 外耳道长 2.5 cm,外 1/3 为软骨部,内 2/3 为骨部。外耳道皮肤与软骨膜、骨膜结合紧密,炎性疖肿时疼痛剧烈。外耳道传导声波。

3.鼓膜 鼓膜为椭圆形半透明薄膜,位于外耳道与中耳鼓室之间。鼓膜的中心内陷,称鼓膜脐,上 1/4 为松弛部,下 3/4 为紧张部,紧张部的前下部有光锥。

二、中耳

中耳包括鼓室、咽鼓管和乳突小房。

1.鼓室 鼓室为颞骨内含气的小腔。鼓室上壁仅一层薄骨与颅中窝相隔。鼓室外侧壁即鼓膜。鼓室内侧壁邻内耳,上有前庭窗,被镫骨封闭;下有蜗窗,被第二鼓膜封闭。鼓室前壁有咽鼓管通咽。后壁有乳突小房的开口。鼓室内有 3 块听小骨,即锤骨、砧骨和镫骨。3 块听小骨以关节相连,构成听骨链。

2.咽鼓管 咽鼓管是咽与鼓室的通道,使鼓室与外界大气压保持平衡,有利于鼓膜的振动。小儿咽鼓管粗、短,近水平位。咽部感染易蔓延至鼓室,引起急性中耳炎。

3.乳突小房 乳突小房位于颞骨乳突内,借乳突窦与鼓室相通。

三、内耳

内耳又称迷路,可分为骨迷路和膜迷路。

1.骨迷路 骨迷路由后外向前内依次是骨半规管、前庭和耳蜗。

(1)骨半规管:是 3 个互相垂直的半环形小管,都以 2 个骨脚与前庭相通,其中一端膨大,称骨壶腹。

(2)前庭:位于骨迷路的中部,其外侧壁即鼓室的内侧壁,有前庭窗和蜗窗。

（3）耳蜗：连于前庭的前方，由一条蜗螺旋管环绕蜗轴约两圈半形成。

2.膜迷路　膜迷路分为膜半规管、椭圆囊、球囊和蜗管。壶腹嵴、椭圆囊斑和球囊斑是位觉感受器。壶腹嵴感受旋转变速运动的刺激，引起姿势反射以维持身体平衡。椭圆囊斑和球囊斑能感受直线变速运动的刺激以及头部的位置觉，还引起姿势的调节反射，维持身体平衡。蜗管位于蜗螺旋管蜗管内，切面上呈三角形，下壁称基膜，其上有螺旋器，是听觉感受器。耳蜗具有感音功能，可把传入到耳蜗的机械能转变为神经冲动，传入大脑皮质的听觉中枢，产生听觉。

四、声波传导

声波传导有气传导和骨传导2条途径，正常人以气传导为主。

第三节　皮　肤

【学习要求】

1.掌握表皮的分层及结构特点。

2.掌握皮内注射、皮下注射组织层次结构。

3.了解真皮结构特点及皮肤的附属结构。

【重点、难点解析】

表皮可分为基底层、棘层、颗粒层、透明层和角质层。临床上皮内注射药物注入表皮与真皮之间，皮下注射药物注入皮下组织内。

一、皮肤的结构

浅层称表皮，深层称真皮。

1.表皮　表皮由角化的复层扁平上皮构成，有丰富的游离神经末梢，厚度为 0.07～0.12 mm。从基底到表面可分为5层：基底层、棘层、颗粒层、透明层和角质层。基底层又称为生发层，细胞不断分裂增生并向上推移，演变成其他各层的细胞。

2.真皮　真皮位于表皮深面，由致密结缔组织构成，一般厚约 1.2 mm。真皮分为乳头层和网状层。乳头层纤维细密，有丰富的血管、游离神经末梢和触觉小体。网状层纤维粗大，内含毛囊、皮脂腺、汗腺和环层小体。临床常用的皮内注射就是把极少量药物注入表皮与真皮乳头层之间，使药物的吸收较慢。皮下组织内行走有浅静脉，常用于静脉注射。

二、皮肤的附属

皮肤的附属有毛发、立毛肌、皮脂腺、汗腺、趾（指）甲等。

第十一章　神经系统

第一节　概　述

【学习要求】

1.掌握神经系统的分部。

2.掌握突触的结构与化学性突触传递的基本过程。

3.掌握神经系统的常用术语。

【重点、难点解析】

神经系统分为两大部分：中枢神经系统和周围神经系统。前者包括脑（端脑、间脑、小脑、脑干）和脊髓；后者包括脊神经、脑神经和内脏神经。

突触的结构包括突触前膜、突触间隙、突触后膜。

化学性突触传递的基本过程：神经兴奋→轴突末梢→突触前膜去极化→Ca^{2+}内流→突触囊泡向前膜移动、融合、破裂并释放神经递质→突触间隙→递质与突触后膜上的受体结合→后膜膜电位改变。

神经系统常用术语注意以下两点：

(1)位置：某种结构是位于中枢，还是位于周围？如神经元胞体聚集成团块状，位于中枢称神经核，位于周围称神经节。

(2)成分：分清是胞体部分，还是神经纤维部分。

第二节　中枢神经系统

【学习要求】

1.掌握各部位中枢的位置，主要的外形结构、内部结构及分部。

2.掌握大脑皮质主要功能区。

3.掌握内囊的概念、位置、分部、临床意义。

4.掌握脑、脊髓的被膜及脑脊液循环。

【重点、难点解析】

要记住脑各部和脊髓的位置，分清脊髓横断面上的结构、大脑皮质的功能定位，牢记内囊的位置、组成、临床意义以及脑脊液的产生和循环途径。

一、脊髓

脊髓位于椎管内，上端起自枕骨大孔，下端称脊髓圆锥，平第一腰椎下缘。呈前后略扁的圆柱形。脊髓分31个节段，有31对脊神经发出。

在横断面观察到：中央有蝴蝶形的灰质，分前、侧、后三角（柱），前角含运动神经元，后角为联络神经元，胸腰髓侧角内有交感神经元。周围有前、外侧、后三部分白质索，索内含重要的传导束。

(1)上行纤维束：薄束和楔束位于后索，传导深感觉和精细触觉。

(2)脊髓丘脑束：位于侧索和前索，传导痛、压、温、粗糙触觉。

(3)下行纤维束：主要有皮质脊髓束，位于侧索和前索，支配骨骼肌随意运动。

脊髓具有传导功能和反射功能。

二、脑

1.脑干　脑干自上而下分中脑、脑桥、延髓3部分。

(1)外形：腹侧面有大脑脚、脚间窝、椎体、椎体分叉；背侧面有上丘、下丘、菱形窝、薄束结节、楔束结节。与脑干相连的有第3至第12对脑神经根。中脑有动眼神经、滑车神经根相连；脑桥有三叉神经、外展神经、面神经和前庭蜗神经根相连；延髓有舌咽神经、迷走神经、副神经和舌下神经根相连。

(2)内部结构:灰质有 2 类神经核:脑神经核与非脑神经核。白质内有 4 种重要的纤维束:内侧丘系、脊髓丘系、三叉丘系及椎体束。中央区域有网状结构,网状结构中有重要的反射中枢,如中脑有对光反射中枢;脑桥内有角膜反射中枢和呼吸调整中枢;延髓有管理心跳、呼吸、血压及吞咽等反射中枢。如延髓网状结构损伤,则心跳、呼吸停止,危及生命,故延髓有"生命中枢"之称。

2. 小脑　小脑位于颅后窝内,延髓和脑桥的背侧。

外形:为中间的小脑蚓和两侧的小脑半球。小脑扁桃体:为小脑半球的内下方向下突出的部分,位于枕骨大孔上方的两侧,前方与延髓的生命中枢相邻近。颅内高压时,脑干向下移位,小脑扁桃体挤入枕骨大孔,形成小脑扁桃体疝,压迫延髓,危及生命。小脑根据发生先后分原小脑、旧小脑和新小脑。

第四脑室:位于小脑与延髓、脑桥之间。

3. 间脑　间脑由背侧丘脑和下丘脑组成。

(1)背侧丘脑:分三大核群,即前核群、外侧核群和内侧核群。前核群是管理内脏的高级中枢;外侧核群的腹后核是皮质下的感觉中枢,除听、视觉外,其余的感觉传入纤维束均要到此进行第 3 次交换神经元。

(2)下丘脑:外形结构有视交叉、灰结节、漏斗、垂体、乳头体。内部有许多神经内核团,如视上核、室旁核。下丘脑是内分泌活动中心,对内分泌、体温、摄食、水平衡、情绪反应等起重要调节作用。

第三脑室:位两侧的间脑之间,借中脑水管与第四脑室相通。

4. 端脑

(1)分叶:可分额叶、顶叶、颞叶、枕叶、岛叶。

(2)重要沟、裂:有大脑纵裂、大脑横裂、大脑外侧沟、中央沟。

(3)重要脑回:有中央前回、中央后回、额中回、额下回、颞横回、缘上回、角回、中央旁小叶、扣带回、海马回、钩。

(4)皮质主要功能区(中枢):

1)躯体运动区:位于中央前回和中央旁小叶前部。

2)躯体感觉区:位于中央后回和中央旁小叶后部。

3)视区:位于枕叶距状沟两侧的皮质。

4)听区:位于颞横回。

5)语言运动区(说话中枢):位于额下回后部。

6)语言听觉区(听话中枢):位于缘上回。

7)语言书写区(书写中枢):位于额中回后部。

8)语言视觉区(阅读中枢):位于角回。

(5)大脑基底核:包括豆状核、尾状核和杏仁核。豆状核和尾状核合称纹状体。豆状核分壳和苍白球两部分,前者与尾状核合为新纹状体,后者为旧纹状体。

(6)内囊:为位于背侧丘脑、尾状核、豆状核之间的白质区域,有上、下行投射纤维通过。

1)分部:可分为内囊前肢、内囊膝(含皮质核束)、内囊后肢(含皮质脊髓束、丘脑皮质束等)3 部分。

2)临床意义:内囊出血压迫传导束会引起临床上的"三偏"症状:对侧半身的肢体运动障

碍——偏瘫;对侧半身的感觉障碍;双眼对侧半视野偏盲。

(7)侧脑室:位于大脑半球内,左右各一,借室间孔与第三脑室相通。

三、脑脊髓的被膜、血管及脑脊液循环

1.被膜 被膜由外向内分 3 层:硬膜、蛛网膜、软膜。

(1)硬膜外隙:为位于硬脊膜与椎管内骨膜之间的狭窄腔隙。内含有脊神经根、疏松结缔组织、脂肪、淋巴管、静脉丛等,临床上硬膜外麻醉时麻药即注入此隙。

(2)蛛网膜下隙:为位于蛛网膜与软脑膜之间的腔隙,内含有脑脊液。

(3)蛛网膜粒:为蛛网膜形成的突入上矢状窦内的颗粒状突起,是转运脑脊液的结构。

(4)脉络丛:位于各脑室内,由软脑膜和血管共同形成,为产生脑脊液的结构。

2.血管 营养脑和脊髓的动脉是颈内动脉和椎动脉。主要分支有大脑中动脉、大脑后动脉和大脑前动脉。

豆纹动脉:大脑中动脉的中央支营养内囊的称豆纹动脉,高血压病人血压突然升高时,豆纹动脉破裂压迫内囊,发生卒中(中风)。

大脑动脉环:位于脑的基底部,为由颈内动脉,大脑前、后动脉,前、后交通动脉共同吻合而成的环形结构。

3.脑脊液的产生及循环途径

(1)脑脊液的产生:脑脊液由各脑室脉络丛产生。

(2)循环途径:左、右侧脑室→室间孔→第三脑室→中脑水管→第四脑室→正中孔和左、右外侧孔→蛛网膜下隙→蛛网膜粒→上矢状窦→颈内静脉。

第三节 周围神经系统

【学习要求】

1.掌握脊神经的构成及全身主要神经的位置、支配和分布。

2.掌握 12 对脑神经的名称和性质。

3.掌握交感神经与副交感神经的主要区别。

【重点、难点解析】

注意脊神经中膈神经、桡神经、股神经和坐骨神经的位置、分布和功能。背出脑神经的名称和性质,特别是迷走神经和副交感的关系要搞清楚。

一、脊神经

脊神经共有 31 对,含颈神经 8 对、胸神经 12 对、腰神经 5 对、骶神经 5 对、尾神经 1 对。前根和后根在椎间孔处合并为脊神经。脊神经出椎间孔后分为前支和后支。前支组成脊神经。前支除胸神经外,分别组成颈丛、臂丛、腰丛和骶丛。

各部神经丛的主要分支:

(1)颈丛:膈神经支配膈,分布至心包、胸膜、肝、胆等。

(2)臂丛:

1)腋神经:支配三角肌。

2)桡神经:支配上肢伸侧肌肉。

3)尺神经:支配前臂尺侧半曲肌和手部小鱼际肌。

4)正中神经：支配前臂桡侧半曲肌和手部大鱼际(除内收肌)。

(3)胸神经前支：胸神经前支的分布有节段性特点：第二胸椎在胸骨角平面，第四胸椎在乳头(男性)平面，第六胸椎在剑突平面，第八胸椎在肋弓平面，第十胸椎在脐平面。

(4)腰丛：股神经支配大腿前群肌，皮支分布于大腿前面及小腿内侧皮肤。

(5)骶丛：

1)坐骨神经：在臀部的体表投影位置：在坐骨结节与股骨大转子连线的中点；走行：从臀部下降，沿股后部至腘窝；分支：胫神经支配小腿三头肌、小腿后群肌。

2)腓总神经：分腓浅神经和腓深神经。腓浅神经支配小腿外侧群肌，腓深神经支配小腿前群肌。其皮支分布于相应区域皮肤。

二、脑神经

1.口诀　一嗅二视三动眼，四滑五叉六外展，七面八听九舌咽，十迷十一副舌下完。

2.几对重要的脑神经

(1)动眼神经：支配大部分眼肌，所含副交感神经纤维支配瞳孔括约肌、睫状肌。

(2)三叉神经：分眼神经、上颌神经、下颌神经3支。

(3)迷走神经：其躯体运动纤维支配咽喉肌；躯体感觉纤维分布到耳郭、外耳道；内脏运动纤维支配颈、胸、腹大部分器官的平滑肌、腺体及心肌；内脏感觉纤维分布到颈、胸、腹的大部分器官。迷走神经主要含副交感纤维，但迷走神经不等于副交感神经。

单纯感觉神经有第1对嗅神经、第2对视神经和第8对前庭蜗神经。单纯运动神经有第3对动眼神经、第4对滑车神经、第6对外展神经、第11对副神经和第12对舌下神经。含副交感纤维的神经有第3对动眼神经、第7对面神经、第9对舌咽神经和第10对迷走神经。

三、内脏神经

内脏神经分内脏运动神经纤维和内脏感觉神经纤维。内脏运动神经又称自主神经，分布于心肌、平滑肌和腺体。内脏运动纤维分交感神经和副交感神经。

1.交感神经　低级中枢位于第一胸椎至第三腰椎脊髓节段的侧角。分布范围广泛，凡心肌、平滑肌和腺体构成的器官均支配。

2.副交感神经　低级中枢位脑干的副交感神经核和脊髓骶段的副交感神经核。分布范围除肾上腺髓质、皮肤汗腺立毛肌及大部分血管外，与交感神经相同，重要器官均双重支配。

第四节　脑和脊髓的传导通路

【学习要求】

1.掌握特异性投射系统、非特异性投射系统的概念。

2.掌握痛觉的概念、内脏痛的特征。

3.熟悉躯体深、浅感觉传导通路。

【重点、难点解析】

内脏痛特征是重点。掌握牵涉痛概念和原理，可帮助诊断和理解临床上某些疾病。

一、感觉传导通路

1.躯体、四肢的本体感觉和精细触觉(深感觉)传导通路　感受器(位肌、肌腱、关节、皮肤内)受刺激后发出神经冲动→脊神经→脊神经节→薄束、楔束→薄束核、楔束核→交叉至对侧

→内侧丘系→背侧丘脑腹后核→丘脑皮质束→躯体感觉区(中央后回、中央旁小叶后部)。

2.躯体、四肢的痛觉、温度觉和粗触觉(浅感觉)传导通路　感受器(位于皮肤内)受刺激后发出神经冲动→脊神经→脊神经节→脊髓灰质后角→交叉至对侧→脊髓丘脑束→背侧丘脑腹后核→丘脑皮质束→经内囊→躯体感觉区。

二、神经系统的感觉功能

1.特异性投射系统　特异性投射系统为感受器发出的神经冲动沿特定的传导途径投射到大脑皮质特定区,产生特定感觉的传导通路。

2.非特异性投射系统　非特异性投射系统指感受器发出的神经冲动在途经脑干时,有侧支与脑干网状结构的神经元发生多突触联系,在丘脑内侧核群换元后弥散性地投射到大脑皮质的广泛区域,使机体处于觉醒状态。

3.痛觉　痛觉是人体受到伤害性刺激时产生的一种不愉快的感受,常伴随情绪变化和防卫反应。内脏痛的特征:

(1)疼痛缓慢而持久。

(2)定位不准确,且对刺激原因分辨力差。

(3)对牵拉、缺血、炎症等刺激敏感,而对切割、烧灼等刺激不敏感。

(4)常伴有牵涉痛。

4.牵涉痛　内脏疾病时,常引起体表某部疼痛或痛觉过敏的现象称牵涉痛。

三、运动传导通路

锥体系由上运动神经元(上单位)、下运动神经元(下单位)组成。上运动神经元位于大脑皮质,为高级运动中枢;下运动神经元位于脑干脑神经运动神经核和脊髓灰质前角内,为低级运动中枢。锥体系包括皮质脊髓束和皮质核束两部分传导通路。

第五节　脑的高级功能

理解条件反射的建立和意义。理解睡眠的2种时相和意义。了解第一信号和第一信号系统及第二信号和第二信号系统的概念。

第十二章　新陈代谢

第一节　生命的基本物质

【学习要求】

1.掌握蛋白质的生理作用。

2.掌握蛋白质的一级结构,蛋白质的基本元素组成、特点及基本组成单位。

3.掌握蛋白质变性的概念,引起蛋白质变性的因素及其在临床上的应用。

4.掌握核酸的基本成分和基本组成单位,DNA 的双螺旋结构,tRNA 的空间结构。

5.掌握酶的概念、酶作用的特点。

6. 掌握酶原的概念、酶原激活的意义。

7. 掌握影响酶活性的因素。

8. 掌握酶的竞争性抑制与非竞争性抑制的区别。

9. 掌握维生素的概念。

10. 掌握维生素的缺乏症。

11. 掌握水和矿物质的生理功能。

12. 熟悉二级结构。

13. 熟悉核酸的一级结构(基本结构)。

14. 熟悉 DNA 变性、复性的概念。

15. 熟悉酶的必需基团、酶的活性中心的概念。

16. 熟悉磺胺类药物的作用机制。

17. 熟悉维生素的分类。

18. 了解蛋白质的三级、四级结构。

【重点、难点解析】

一、蛋白质

1. 蛋白质的生理作用

(1)蛋白质是构建组织及细胞的基本成分之一。

(2)蛋白质维持细胞的生长、发育、更新与修复。

(3)蛋白质还执行其他多种生理功能。

(4)氧化供能(属于次要功能)。

2. 蛋白质的分子组成

(1)蛋白质的基本组成元素:基本组成元素有 C、H、O、N 等,其中各种蛋白质含氮量较接近,平均为 16%,即 1 g 氮元素相当于 6.25 g 蛋白质(6.25 又称蛋白系数)。样品中的蛋白质含量(g)=样品中的含 N 量(g)×6.25。

(2)蛋白质的基本组成单位:基本组成单位是 α 氨基酸,组成人体蛋白质的氨基酸主要有 20 种。

3. 蛋白质的分子结构

(1)肽键:一个氨基酸的 α 羧基与另一个氨基酸的 α 氨基之间脱水缩合形成的化学键——酰胺键(—CO—NH—),称为肽键。肽键是蛋白质分子中的主键。

(2)蛋白质的一级结构:即基本结构,是指多肽链中氨基酸的排列顺序。

(3)蛋白质的空间结构:包括二级、三级和四级结构。二级结构指多肽链主链经过盘曲或折叠形成的空间结构。主要有 α 螺旋和 β 折叠等。

4. 蛋白质变性 蛋白质变性是指在某些理化因素的作用下,蛋白质的空间结构被破坏,使其理化性质发生改变和生物活性丧失。变性的蛋白质其主键——肽键未断裂。

引起蛋白质变性的主要因素有物理因素和化学因素。物理因素有加热、高压、紫外线等;化学因素有强酸、强碱、重金属盐、乙醇等。因而临床上常用高温、高压、乙醇、紫外线等进行消毒、灭菌。

二、核酸

核酸分为两大类:核糖核酸(RNA)和脱氧核糖核酸(DNA)。RNA 又可分为 3 类:信使 RNA(mRNA)、转运 RNA(tRNA)和核蛋白体 RNA(rRNA)。核酸的基本组成成分见表 12-1。

表 12-1 核酸的基本组成成分

核酸	磷酸	戊糖	碱基	
			嘌呤碱	嘧啶碱
DNA	磷酸	脱氧核糖	腺嘌呤(A) 鸟嘌呤(G)	胞嘧啶(C) 胸腺嘧啶(T)
RNA	磷酸	核糖	腺嘌呤(A) 鸟嘌呤(G)	胞嘧啶(C) 尿嘧啶(U)

核酸的基本组成单位是(单)核苷酸,详见表 12-2。

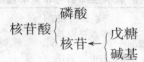

表 12-2 核酸的基本组成单位

核酸	RNA	DNA
基本组成单位	一磷酸腺苷(AMP) 一磷酸鸟苷(GMP) 一磷酸胞苷(CMP) 一磷酸尿苷(UMP)	一磷酸脱氧腺苷(dAMP) 一磷酸脱氧鸟苷(dGMP) 一磷酸脱氧胞苷(dCMP) 一磷酸脱氧胸苷(dTMP)

核苷酸分子之间通过 $3'$、$5'$磷酸二酯键连接成多核苷酸链。磷酸二酯键是核酸分子中的主键。多核苷酸链中核苷酸的排列顺序称为核酸的一级结构,或多核苷酸链中碱基的排列顺序称为核酸的一级结构(即基本结构)。

DNA 的二级结构即双螺旋结构,其要点如下:

(1)由 2 条逆向平行的脱氧核糖核苷酸链围绕同一中心轴盘旋而成双螺旋结构,脱氧核糖与磷酸构成的骨架位于外侧,碱基位于 2 条链的内侧。

(2)碱基互补规律:A−T、C−G。只要知道一条链的碱基序列,就能确定另一条互补链的碱基序列。

tRNA 的二级结构呈"三叶草"型,其 $3'$末端都有相同的 CCA−OH 结构,可与相对应的氨基酸结合,称氨基酸臂。与该臂相对的环状结构称反密码环,此环中间的 3 个碱基称反密码子,可与 mRNA 上相应的密码子进行碱基配对。

tRNA 的三级结构呈倒"L"型。

DNA 变性是指在理化因素的作用下,核酸分子双螺旋结构中碱基之间的氢键断裂而完全解离成单链的过程。DNA 的复性是指变性的 DNA 在适当条件下,分开的单链重新缔合成双螺旋结构的过程。

三、酶

1.酶的概念　酶是由活细胞产生的具有催化作用的特殊蛋白质,又称生物催化剂。

2.酶作用的特点

(1)高度特异性。

(2)高催化效率。

(3)高度不稳定性。

(4)可调节性。

3.酶的必需基团　酶分子上与酶活性密切相关的化学基团称酶的必需基团。

4.酶的活性中心　由酶的必需基团聚集在一起,形成具有一定空间构象的区域(能与底物结合,把底物转变成产物),这个区域称酶的活性中心。

5.酶原　某些在细胞内合成或刚从细胞内分泌出来时,没有活性的酶的前身物质称为酶原。

6.酶原激活的生理意义

(1)保证某些酶在特定条件或特定部位才发挥作用。

(2)避免自身消化。

7.影响酶活性的因素　影响酶活性的因素有:①温度;②酶浓度;③底物浓度;④pH值;⑤激活剂;⑥抑制剂。

8.酶的竞争性抑制与非竞争性抑制的区别　酶的竞争性抑制与非竞争性抑制的区别见表12-3。

表 12-3　酶的竞争性抑制与非竞争性抑制的区别

项　目	竞争性抑制	非竞争性抑制
抑制剂与底物的结构关系	相似	不相似
抑制剂与酶结合的部位	在酶的活性中心内	在酶的活性中心外
决定抑制程度的因素	抑制剂浓度与底物浓度的相对比例	只决定于抑制剂的浓度,与底物浓度无关
增加底物底浓度对抑制作用的影响	增加底物的浓度可解除抑制剂对酶的抑制作用	增加底物的浓度不能减弱抑制剂对酶的抑制作用

临床应用例子:磺胺类药物的基本结构与合成二氢叶酸的原料对氨基苯甲酸的结构相似,故可竞争性地抑制某些细菌体内的二氢叶酸合酶的活性,从而达到抑制这些细菌生长、繁殖的目的。

四、维生素

维生素是一类维持人体正常生命活动所必需的低分子有机化合物。维生素可分为:

1.脂溶性维生素　脂溶性维生素有维生素A、维生素D、维生素E、维生素K。

2.水溶性维生素　水溶性维生素有维生素C和B族维生素,后者包括维生素B_1、维生素B_2、维生素B_6、维生素B_{12}、维生素PP、泛酸、生物素、叶酸等。

3.维生素缺乏症　各种维生素缺乏症见表12-4。

表 12-4　维生素缺乏症

维生素	缺乏症
维生素 A	夜盲症、干眼病等
维生素 D	儿童:佝偻病;成人:骨软化症
维生素 K	凝血时间延长,易出血
维生素 C(抗坏血酸)	坏血病
维生素 B_1	脚气病
维生素 B_2	口角炎、睑缘炎、舌炎等
维生素 PP	癞皮病
叶酸	巨幼红细胞贫血
维生素 B_{12}	巨幼红细胞贫血

五、水和矿物质

1. 水的生理功能

(1)水是良好的溶剂。

(2)水直接参与物质代谢反应。

(3)水可调节体温。

(4)水还有润滑作用。

2. 矿物质的生理功能

(1)维持机体晶体渗透压和体液容量稳定。

(2)维持体液酸碱平衡。

(3)维持组织兴奋性。

1)血钙浓度降低,神经肌肉兴奋性升高,可导致低血钙抽搐。

$$神经肌肉兴奋性 \propto \frac{[K^+]+[Na^+]+[OH^-]}{[Ca^{2+}]+[Mg^{2+}]+[H^+]}$$

2)血K^+对心肌有抑制作用,当高血钾时,心肌兴奋性会降低,严重时心脏停跳于舒张状态;低血钾时,心肌兴奋性会增高,严重时心脏会停跳于收缩状态。血K^+可增加神经肌肉兴奋性,低血K^+时,神经肌肉兴奋性降低,出现四肢肌无力、肠麻痹,甚至呼吸肌麻痹。故在临床上应特别注意血K^+的浓度。

$$心肌兴奋性 \propto \frac{[Ca^{2+}]+[Na^+]+[OH^-]}{[K^+]+[Mg^{2+}]+[H^+]}$$

(4)维持细胞正常代谢。

(5)构成组织结构成分。

(6)构成特殊功能物质。

第二节 糖代谢

【学习要求】

1. 掌握糖的生理功能。

2. 掌握体内糖的分解代谢途径。

3. 掌握糖酵解、糖的有氧氧化、磷酸戊糖途径的概念,进行代谢的部位、产能数量及生理意义。

4. 掌握糖异生的概念、生理意义。

5. 掌握血糖的正常值。

6. 熟悉糖原分解的概念、意义。

7. 熟悉血糖的来源及去路。

【重点、难点解析】

一、糖的生理功能

(1)氧化供能,是糖的主要功能。

(2)构成细胞结构。

(3)其他功能,如可转变成非糖物质等。

二、糖的分解代谢途径

糖的分解代谢途径主要有糖酵解、有氧氧化和磷酸戊糖途径等。

1. 糖酵解 葡萄糖或糖原在无氧或缺氧情况下分解，最终生成乳酸的过程称糖的无氧分解，即糖酵解。糖酵解整个反应过程在胞质中进行。1分子葡萄糖经糖酵解可净生成2分子ATP。

糖酵解的生理意义：机体在缺氧情况下，糖酵解可为机体迅速提供急需的能量。但糖酵解过度，可引起乳酸堆积，导致酸中毒。

2. 有氧氧化 葡萄糖或糖原在有氧情况下彻底氧化分解，生成CO_2和水的过程，称有氧氧化。糖的有氧氧化的反应在胞质和线粒体内进行。1分子葡萄糖经有氧氧化净生成38分子ATP。

糖的有氧氧化的生理意义：①是糖分解的主要途径；②可生成大量的ATP，是机体最重要的供能途径。

三羧酸循环既是糖的有氧氧化的第三阶段，也是糖、脂肪和蛋白质彻底氧化的共同途径，更是糖、脂肪和氨基酸互变的枢纽。

3. 磷酸戊糖途径 葡萄糖分解时可产生磷酸戊糖的过程称磷酸戊糖途径。该途径均在胞质中进行。

磷酸戊糖途径的生理意义：可产生5′-磷酸核糖和还原型辅酶Ⅱ（NADPH）。而5′-磷酸核糖是合成核苷酸和核酸的原料；NADPH参与脂肪酸、胆固醇和类固醇等物质合成。

三、糖原分解

糖原是葡萄糖在体内的贮存形式，是机体在空腹或饥饿时可迅速动用的葡萄糖储备。肝糖原可直接调节血糖的浓度；而肌糖原可供肌肉收缩时的能量急需，也可间接调节血糖浓度。

糖原分解为葡萄糖的过程，称糖原分解。糖原分解需有葡萄糖-6-磷酸酶的参与，该酶只存在于肝脏和肾皮质，故肝糖原可直接分解为葡萄糖以补充血糖；而肌肉中无此酶，故肌糖原不能直接分解为葡萄糖，而只能进行糖酵解生成乳酸，通过血液循环运至肝脏，经糖异生作用生成葡萄糖，起到间接调节血糖浓度的作用。

四、糖异生

由非糖物质（如乳酸、丙酮酸、某些有机酸、甘油和生糖氨基酸等）转变成葡萄糖或糖原的过程，称糖异生（作用）。

糖异生的生理意义：①维持空腹或饥饿时血糖浓度的相对恒定，以保证脑、红细胞等重要脏器的供能；②减少乳酸堆积，防止乳酸性酸中毒。

五、血糖

血液中的葡萄糖称血糖，是葡萄糖在体内的运输形式。正常成人空腹血糖浓度为3.9～6.1 mmol/L（70～110 mg/dl）。

1. 血糖的来源

(1)食物糖类的消化吸收。

(2)肝糖原分解。

(3)糖异生。

2. 血糖的去路

(1)氧化分解供能。

(2)合成糖原。

(3)转化成脂肪、氨基酸和核糖等。

第三节 脂质(脂类)代谢

【学习要求】

1.掌握酮体的概念及代谢特点。

2.掌握血浆脂蛋白的分类、合成部位及生理功能。

3.掌握胆固醇的生理作用。

4.熟悉脂类的生理功能。

5.熟悉脂肪动员的概念。

6.熟悉血脂的概念、来源和去路。

7.熟悉胆固醇的来源和去路。

【重点、难点解析】

一、脂质

脂质(脂类)是脂肪和类脂的总称。

1.脂肪　脂肪的主要生理功能:①贮能与供能;②维持体温;③保护内脏;④促进脂溶性维生素的吸收。

合成脂肪的原料是甘油和脂肪酸的活化形式,即 α-磷酸甘油和脂酰辅酶 A,这两者均可由糖代谢转化而来,所以在体内糖类摄入过多,很容易转变为脂肪。

体内许多组织都可合成脂肪,但以肝、脂肪组织及小肠最为活跃。

脂肪动员:贮存在脂肪组织中的脂肪在一系列脂肪酶的作用下,水解为甘油和脂肪酸释放入血,供其他组织氧化利用的过程称脂肪动员。

2.类脂　类脂包括磷脂、糖脂、胆固醇及胆固醇酯等。

类脂的主要生理功能:①参与生物膜和神经组织的构成;②胆固醇可转变为胆汁酸、维生素 D_3、类固醇激素等多种物质。

(1)胆固醇的来源:①食物中胆固醇的吸收;②体内合成。体内大多数组织均能合成胆固醇,但以肝脏合成为主,乙酰辅酶 A 和 NADPH 是合成胆固醇的原料。

(2)胆固醇的去路:①作为生物膜的组成成分;②转变为胆汁酸,其作用可帮助脂类的消化吸收和增大胆固醇在胆汁中的溶解度;③转变为类固醇激素;④在皮肤可转变成维生素 D_3;⑤以游离胆固醇的形式随胆汁排入肠道。

3.血脂　血浆中所含的脂类物质,总称血脂,包括三酰甘油(即脂肪)、磷脂、胆固醇、胆固醇酯和少量游离脂肪酸。

血脂的含量变化较大,但在空腹时,血脂的含量相对恒定,可反映体内脂类代谢状况。临床上测定空腹(饭后 12～14 h)血脂的含量来帮助诊断高脂血症、动脉硬化、冠心病等。

(1)血脂的来源:①食物脂类的消化吸收(外源性);②机体自身合成(内源性);③脂库脂肪分解(内源性)。

(2)血脂的去路:①氧化供能;②合成脂肪贮存;③构建生物膜;④转变成其他生物活性物质。

脂类物质一般不溶于水,在血液中常与载脂蛋白结合成血浆脂蛋白才能溶于水进行运输。

血浆脂蛋白的分类方法有 2 种,即密度分离法和电泳分离法,每种分离法均可分为 4 类脂蛋白。血浆脂蛋白的分类、合成部位及功能见表 12-5。

表 12-5　血浆脂蛋白的分类、合成部位及功能

| 分类 | | 合成部位 | 主要生理功能 |
密度法	电泳法		
CM(乳糜微粒)	CM(乳糜微粒)	小肠黏膜细胞	将外源性脂肪转运到全身各组织
VLDL(极低密度脂蛋白)	前 β 脂蛋白	肝细胞	将肝合成的内源性脂肪转运到肝外各组织
LDL(低密度脂蛋白)	β 脂蛋白	在血浆中由 VLDL 转化来	将肝合成的胆固醇转运至肝外组织
HKL(高密度脂蛋白)	α 脂蛋白	肝和小肠	将肝外胆固醇转运至肝内代谢

VLDL 和 LDL 有"致动脉粥样硬化脂蛋白"之称,HDL 有抗动脉硬化的"保护因子"之称。

二、酮体

酮体是脂肪酸在肝内氧化不完全而生成的中间产物,包括乙酰乙酸、β-羟丁酸和丙酮。由于乙酰乙酸、β-羟丁酸是酸性物质,故酮体生成过多时可引起"酮症酸中毒"。

酮体代谢的特点是"肝内生酮肝外用"。在饥饿时,酮体的氧化可以是脑供能的主要方式。

第四节　氨基酸代谢

【学习要求】

1. 掌握氨基酸的主要功能。

2. 掌握必需氨基酸的概念。

3. 掌握氨基酸的来源及去路。

4. 掌握氨的来源及去路。

5. 熟悉氮平衡的概念及其类型。

6. 熟悉蛋白质互补作用的概念。

7. 熟悉 8 种必需氨基酸。

【重点、难点解析】

一、氮平衡

氮平衡是指每天摄入的食物含氮量与排泄物含氮量的比例关系。氮平衡可反映蛋白质的代谢状况。

1. 总氮平衡　蛋白质合成与分解保持平衡,见于健康成年人。

2. 正氮平衡　蛋白质合成大于分解,见于生长发育期儿童、孕妇及康复期病人。

3. 负氮平衡　蛋白质分解大于合成,见于饥饿、营养不良和消耗性疾病等。成人蛋白质的最低需要量为 30～50 g/d,推荐量为 80 g/d(成人)。

二、氨基酸

氨基酸的主要功能是合成蛋白质。

1. 氨基酸的来源

(1)食物蛋白质经消化吸收进入体内。

(2)组织蛋白质分解。

(3)体内合成的非必需氨基酸。

2.氨基酸的去路

(1)合成蛋白质是氨基酸的主要去路。

(2)分解代谢：①经脱氨基作用生成氨和相应的 α 酮酸；②氨基酸经脱羧基作用生成胺类和 CO_2。

(3)合成其他含氮化合物，如嘌呤、嘧啶等。

三、必需氨基酸

机体不能合成，必须由食物提供的氨基酸称为必需氨基酸。

必需氨基酸有 8 种。十字口诀可帮助记忆这 8 种必需氨基酸：赖色苏苯丙，蛋缬亮异亮。

食物蛋白质的营养价值高低，取决于所含必需氨基酸的种类、数量和比例与人体蛋白质的接近情况，越接近，利用率越高，营养价值就越高。一般动物蛋白质的营养价值比植物蛋白质高。

将几种不同营养价值的蛋白质混合食用，使所含必需氨基酸互相补充以提高营养价值的作用，称蛋白质的互补作用。

四、氨

1.氨的来源

(1)氨基酸脱氨基作用产生氨，是体内氨的主要来源。

(2)肠道蛋白质腐败产生氨。

(3)肾小管上皮细胞中谷氨酰胺分解产生氨。

2.氨的去路

(1)在肝脏将有毒的氨通过鸟氨酸循环合成无毒的尿素，经肾随尿排出，这是氨的最主要去路。

(2)合成谷氨酰胺，或其他非必需氨基酸。

(3)参与合成嘌呤、嘧啶等含氮化合物。

(4)以铵盐形式排出。

当肝功能严重受损时，尿素合成障碍，血氨浓度升高，称高血氨。氨进入脑组织可使脑细胞 ATP 生成减少，致脑功能障碍，严重者可发生肝性脑病(肝昏迷)。α 酮酸可氧化供能，或转变为糖、脂肪及非必需氨基酸。

五、小结

为了帮助记忆，现把体内血糖、血脂、胆固醇、氨基酸、氨这五类物质的来源去路总结如下：

1.来源

(1)外源性-肠道吸收：如含糖类、脂类、胆固醇、蛋白质的食物，经消化或腐败后可生成葡萄糖、脂类(包括脂肪酸、甘油、磷脂、胆固醇等)、氨基酸、氨等经肠道吸收进入血液。

(2)体内合成：如糖异生可生成葡萄糖，体内可合成脂肪、磷脂、胆固醇，生成非必需氨基酸，通过氨基酸脱氨基生成氨等。

(3)体内贮存动员：如肝糖原的分解、脂肪的动员、蛋白质的分解等。

其中(2)、(3)属于内源性的来源。

2.去路

(1)进行合成代谢或贮存：如葡萄糖合成糖原，氨基酸合成蛋白质，脂肪贮存于脂库，磷脂、胆固醇构成生物膜,氨合成尿素、谷氨酰胺等。

(2)氧化供能:如葡萄糖、脂肪、氨基酸均可氧化供能。

(3)转变成其他物质:如葡萄糖可转变成脂肪、非必需氨基酸、核糖等;胆固醇可转变成胆汁酸、维生素D_3、类固醇激素(如性激素、肾上腺皮质激素等);某些氨基酸参与嘌呤、嘧啶等物质的合成;氨可以参与合成非必需氨基酸、嘌呤、嘧啶等。

(4)排出体外:如糖尿中的葡萄糖、胆汁中的游离胆固醇、尿液中的铵盐等。

第五节　核苷酸代谢与遗传信息的传递

【学习要求】

1.掌握DNA复制、DNA半保留复制、转录、翻译、遗传密码的概念。

2.掌握3种RNA在蛋白质生物合成中的作用。

3.掌握蛋白质生物合成的过程。

4.熟悉嘌呤碱代谢的终产物。

5.熟悉痛风症的概念。

6.熟悉合成DNA、RNA、蛋白质的原料。

7.熟悉基因、逆转录的概念。

8.熟悉起始密码、终止密码。

【重点、难点解析】

核酸在酶的作用下,分解为核苷酸,再继续分解为磷酸、戊糖和碱基。

嘌呤碱在人体内分解代谢的终产物是尿酸,随尿排出。

嘌呤核苷酸分解代谢加强时,会引起尿酸生成过多,以结晶形式沉积于关节、软组织、软骨及肾等处,引起痛风症、肾结石等疾病。

蛋白质在体内的合成受核酸所携带的遗传基因控制,而核酸代谢及功能发挥又需要蛋白质参与。因此,核酸与蛋白质之间有着信息和功能的双重联系,即蛋白质的合成需核酸参与,核酸的代谢又需蛋白质(酶)的参与。

生物学的中心法则:见下图。

$$\text{DNA} \underset{\text{逆转录}}{\overset{\text{转录}}{\rightleftharpoons}} \text{RNA} \xrightarrow{\text{翻译}} \text{蛋白质}$$

复制

以亲代DNA为模板指导合成子代DNA的过程称复制。其催化的最主要的酶是DNA聚合酶。在新合成的子代DNA分子中保留一条亲代的DNA链,另一条链是新合成的,并且子代DNA分子中的核苷酸排列顺序与亲代DNA完全相同,这种合成方式称为DNA的半保留复制。

DNA合成的原料有4种dNTP,即dATP、dGTP、dCTP、dTTP。

基因就是DNA分子上携带着遗传信息的碱基序列的功能片段,是遗传的功能单位。以RNA为模板合成DNA的过程,称逆转录,其催化的酶是逆转录酶。以DNA为模板指导合成RNA的过程,称转录。其催化的酶是RNA聚合酶。转录的作用是将DNA分子中的遗传信息准确传递到RNA分子中。

RNA合成的原料是4种NTP,即ATP、GTP、CTP、UTP。

经转录生成的 RNA，还需经过一定的加工修饰后，才能转变成具有生物活性的 RNA 分子。以 mRNA 为模板，指导合成蛋白质的过程，称翻译。蛋白质合成的原料是 20 种氨基酸。mRNA 分子上带有遗传信息，是合成蛋白质肽链的直接模板。

在 mRNA 上，自 $5'{\rightarrow}3'$，每相邻的 3 个核苷酸（或碱基）所组成的三联体称一个密码子或遗传密码，遗传信息就是以遗传密码的形式体现的。遗传密码共有 64 种，其中有 61 个密码分别代表 20 种氨基酸，而密码 AUG，除了代表甲硫氨酸（即蛋氨酸）外，在 5′端时，还作为起始密码，是蛋白质生物合成的起始信号。另外有 3 个密码，即 UAA、UAG 和 UGA 不代表任何氨基酸，属于终止密码，是蛋白质生物合成的终止信号。

rRNA 与蛋白质结合，形成核蛋白体，是蛋白质合成的场所，通常称为蛋白质合成的"装配机"。

tRNA 具有识别密码和转运氨基酸的作用。

蛋白质的生物合成过程分为 3 个阶段：①氨基酸的活化与转运；②肽链合成；③合成后的加工与修饰。

许多抗生素和抗肿瘤药物的药理作用就是分别在蛋白质合成（包括 DNA 的复制、RNA 的转录和蛋白质的合成）过程中的不同环节起到阻断或抑制的作用，从而阻断或抑制细菌或肿瘤的生长、繁殖或蛋白质的合成。

第六节　能量代谢与体温

【学习要求】

1. 掌握 ATP 的功能。

2. 掌握能量的来源、转移、贮存和利用。

3. 掌握体温的生理变化规律、正常体温值。

4. 掌握人体散热的方式。

5. 熟悉生物氧化、能量代谢、基础代谢率、辐射、传导、对流、蒸发的概念。

【重点、难点解析】

一、能量代谢

能量代谢是指在物质代谢过程中，伴随能量的产生、释放、贮存、转移和利用的过程。

机体在供 O_2 充分的情况下，将糖、脂肪和蛋白质等物质彻底氧化分解，生成 CO_2 和 H_2O，并释放出能量的过程称为生物氧化。在生物氧化过程中所释放的能量，约 60% 以热能形式散发，用以维持体温；约 40% 以化学能的形式贮存在高能化合物（主要是 ATP）分子中。

1. ATP　ATP 的作用：①为物质代谢提供能量；②为生命活动提供能量。机体进行各种生命活动所需能量，绝大部分来自于 ATP。

机体合成代谢所需能量占机体总耗能的 10%，肌肉收缩耗能占机体总耗能的 50%～60%，离子泵主动转运耗能占机体总耗能的 20%～30%。

营养物质氧化释放的能量，主要通过 ADP 的氧化磷酸化和底物水平磷酸化的方式贮存在 ATP 分子中。当机体需要能量时，ATP 水解，供机体利用。

$$ADP+Pi(H_3PO_4) \underset{\text{贮存能量}}{\overset{\text{翻译能量}}{\rightleftharpoons}} ATP+H_2O$$

ATP可将高能磷酸键（～P）转移给其他相应的二磷酸核苷形成三磷酸核苷，以满足机体多种反应对能量的需求。例如：合成脂肪酸、胆固醇、尿素等需ATP供能，合成糖原需ATP、UTP联合供能，合成磷脂需ATP、CTP联合供能，合成蛋白质需ATP、GTP联合供能等。

$$ATP+C(\text{肌酸}) \underset{\text{CK 机体需要能量时}}{\overset{\text{ATP 充足 CK（肌酸激酶）}}{\rightleftharpoons}} C～P(\text{磷酸肌酸})+ADP$$

因此，ATP是体内直接供能物质；而磷酸肌酸是体内的贮能物质，不能直接供能。

2.**影响能量代谢的因素** 影响能量代谢的因素：①肌肉活动；②精神活动；③环境温度；④食物的特殊动力效应。

机体处于20～30℃的环境中，能量代谢最稳定，环境温度低于20℃或高于30℃，能量代谢率均会增加。

3.**食物的特殊动力效应** 由进食引起人体产热量额外增加的现象，称食物的特殊动力效应。大约于进食后0.5 h开始，2～3 h达高峰，持续7～8 h。蛋白质的特殊动力效应最大，可使产热量额外增加30%，糖类或脂肪增加4%～6%，混合食物约增加10%。

4.**基础代谢率** 机体在基础状态下的能量代谢率称基础代谢率。基础状态是指室温20～25℃、空腹（禁食12 h以上）、清晨、清醒、精神安定又无肌肉运动时的状态。这时人体代谢水平低且稳定，能量消耗仅限于维持心跳、呼吸以及其他基本生命活动需要。

基础能量代谢率即基础代谢率（BMR），可在基础状况下测定受检者6 min耗氧量，根据公式计算而得到。再求：BMR相对值＝$\dfrac{\text{实测值} - \text{正常值}}{\text{正常值}} \times 100\%$。但在临床上常采用简便测算基础代谢率的公式：BMR（%）＝脉率（次/分）＋脉压（mmHg）－111。

应特别注意的是，基础代谢率（BMR）的单位是kJ/(m²·h)，BMR（%）＝BMR相对值，没有单位或者说单位是（%），故BMR≠BMR（%）。

临床意义：测定基础代谢率可反映甲状腺的功能。若BMR（%）＞20%提示甲状腺功能亢进；若BMR（%）＜－20%提示甲状腺功能低下。

二、体温

1.**体温的正常值** 肛温：36.9～37.9℃；口温：36.7～37.7℃；腋温：36.0～37.4℃。

2.**体温的生理变化**

（1）昼夜变化：凌晨2～6 h最低，午后1～6 h最高，昼夜波动幅度一般不超过1℃。

（2）性别变化：女性体温约比男性平均高0.3℃。孕激素可使基础体温升高0.3℃。

（3）年龄变化：新生儿体温略高于成人，老年人体温偏低。

（4）情绪和运动：肌肉运动、情绪激动、精神紧张和进食等因素均可使体温升高。

人体体温的相对恒定，取决于体温调节中枢对机体产热和散热活动的调节，使机体产热与散热保持动态平衡。

三、产热和散热方式

1.**产热** 人体的热量主要来自各组织器官进行的生物氧化。

（1）安静状态下，主要产热器官是脑和内脏，尤其是肝产热最多。

（2）劳动或运动时，产热的主要器官是骨骼肌。

（3）当机体处于寒冷状态时,骨骼肌的不随意性收缩引起的寒颤可最大限度提高产热量。

（4）交感神经兴奋,甲状腺激素和肾上腺髓质分泌增多,都可促进分解代谢而增加产热量。

2.散热方式　人体的散热方式有辐射、传导、对流和蒸发等。

（1）辐射:机体以红外线形式将体热传给外界较冷物体的散热方式,称辐射。辐射散热的多少与机体有效散热面积、体温与环境的温度差呈正相关关系。安静状况时,辐射散热约占机体总散热量的 60％。

（2）传导:机体将热量直接传递给与身体相接触物体的散热方式,称传导。传导散热多少与接触物的温度、导热性和接触面积有关。水和冰的导热性能很好,临床常用冷水、冰袋和冰帽为高热病人降温。

（3）对流:机体将体热直接传给与皮肤接触的空气,再通过空气的流动将体热带走的散热方式,称对流。对流属于一种特殊的传导方式。对流散热取决于环境温度和风速。

（4）蒸发:机体通过体表水分蒸发吸收体热的散热方式,称蒸发。当环境温度接近或高于体表温度时,蒸发成为机体惟一有效的散热方式。蒸发分为不感蒸发和显性蒸发,显性蒸发即出汗。在环境温度升高、剧烈运动或劳动时,机体汗腺分泌增多,可有效散热。

汗液为约 0.3％ NaCl 溶液,是低渗液,大量出汗会导致高渗性脱水,应注意补充水和氯化钠。临床上用乙醇或温水擦浴,可增加蒸发散热。

人在高温、高湿、无风环境中,各种散热均难以进行,容易致中暑。

第十三章　内分泌系统

第一节　概　述

【学习要求】

1.熟悉内分泌系统的组成及功能。

2.了解激素的概念。

【重点、难点解析】

一、内分泌系统的组成及功能

1.内分泌　内分泌是指具有内分泌功能的细胞分泌的物质不经导管直接进入血液或其他体液的过程。

2.内分泌系统　内分泌系统包括内分泌腺、内分泌组织和内分泌细胞。内分泌腺:如垂体、甲状腺、甲状旁腺、肾上腺、胸腺和松果体;内分泌组织:如胰腺中的胰岛、睾丸的间质细胞、卵巢的卵泡和黄体。

3.功能　通过激素实现相应的生理功能。

二、激素

1.定义　激素是由内分泌细胞所分泌的,经体液传递而发挥调节作用的高效能生物活性物质。

2.分类　激素分含氮类激素和类固醇激素。

(1)含氮类激素:如胰岛素、甲状旁腺素、血管升压素、胰高血糖素、肾上腺素、去甲肾上腺素等。

(2)类固醇激素:如皮质醇、雌激素、醛固酮、1,25-二羟基维生素 D_3 等。

3.特点

(1)含氮类激素:容易被消化酶分解而破坏,口服无效,一般需注射。

(2)类固醇激素:不易被消化酶破坏,可以口服。

4.作用特征　激素具有特异性和高效性。激素的允许作用是指某些激素本身不能直接对某些器官或细胞发生作用,但它的存在却使另一种激素产生的作用明显增强,如糖皮质激素的存在使去甲肾上腺素收缩血管的功能明显增强。

5.作用机制　含氮类激素-第二信使学说;类固醇激素-基因表达学说。

第二节　下丘脑与垂体

【学习要求】

1.熟悉腺垂体分泌的激素及生理功能。

2.了解神经垂体释放的激素和生理功能。

【重点、难点解析】

一、下丘脑

1.位置　下丘脑位于背侧丘脑的前下方。

2.功能　下丘脑调节内脏活动,对体温、摄食、水盐平衡、行为和情绪等都有重要作用,还有内分泌功能。

3.与垂体的关系　形成下丘脑—神经垂体系统,下丘脑—腺垂体系统。下丘脑能合成和分泌神经激素,经垂体—门静脉系统分泌到腺垂体控制其分泌活动。

二、垂体

1.位置　垂体位于颅底的垂体窝内。

2.分部　垂体分神经垂体和腺垂体。

(1)腺垂体:腺垂体分泌的激素和生理功能见表 13-1。

表 13-1　腺垂体分泌的激素和生理功能

激　素	生理功能	分泌异常影响
生长激素(GH)	(1)促进生长,主要对骨、软骨、肌肉及其他组织细胞的增殖 (2)物质代谢:升高血糖;促进脂肪分解,加速脂肪酸氧化和供能;促进蛋白质合成,减少分解	幼儿期分泌减少导致侏儒症,分泌增多导致巨人症;成人分泌过多导致肢端肥大症
促甲状腺激素(TSH)	促进甲状腺合成释放甲状腺激素	见"甲状腺和甲状旁腺"节
促肾上腺皮质激素(ACTH)	促进肾上腺皮质分泌糖皮质激素	见"肾上腺"节

（续表）

激　素	生理功能	分泌异常影响
促性腺激素(Gn)		见"生殖系统"章
卵泡刺激素(FSH)	女性:促进卵泡的发育	
	男性:促进精曲小管上皮的发育和精子形成	
黄体生成素(LH)	女性:促进卵泡成熟排卵及黄体形成	
	男性:刺激睾丸间质分泌雄激素	
催乳素(CRL)	(1)乳腺:引起并维持泌乳	
	(2)促进性腺发育	
促黑素(MSH)	作用于黑素细胞,促进黑素的合成	

（2）神经垂体:无内分泌功能,只有贮存和释放下丘脑激素的功能,见表 13-2。

表 13-2　神经垂体贮存和释放下丘脑激素的功能

类　别	来　源	生理功能	分泌调节
ADH	下丘脑视上核、室旁核	血管升压素	见"泌尿系统"章
催产素(OXT)	下丘脑室旁核、视上核	(1)子宫:促进子宫肌收缩	
		(2)乳腺:促进乳汁排出,形成射乳反射	

第三节　甲状腺和甲状旁腺

【学习要求】

1. 熟悉甲状腺的解剖特点、甲状腺激素的生理功能。

2. 熟悉甲状旁腺素的生理功能。

【重点、难点解析】

一、甲状腺

1. 位置与形态　甲状腺是人体最大的内分泌腺,位于喉的下部与气管上部两侧。呈"H"形,借结缔组织附于喉软骨上,吞咽时,可随吞咽上下移动。

2. 组织结构　甲状腺由甲状腺滤泡和滤泡旁细胞组成。

（1）甲状腺滤泡:腔内充满胶状物质,滤泡上皮细胞可分泌甲状腺激素。

（2）滤泡旁细胞:可分泌降钙素(CT)。生理功能:降低血钙,降低血磷。

3. 甲状腺激素

（1）种类:甲状腺激素分 T_3(活性强,量少)和 T_4(活性弱,量多)。

（2）合成:

1）原料:甲状腺球蛋白和碘。

2）来源:甲状腺滤泡上皮细胞。

（3）生理功能:只有游离型的甲状腺激素才有生理功能,详见表 13-3。

表 13-3　甲状腺激素的生理功能

生理功能		异常的影响
促进新陈代谢 物质代谢	(1)糖类:促进糖的吸收,增强糖原分解,抑制糖原合成,升高血糖;同时也加强外周组织对糖的利用,降低血糖	甲亢时:血糖明显升高,可出现糖尿
	(2)脂肪:促进脂肪酸氧化分解,对胆固醇分解比合成多	甲亢时:胆固醇低于正常;甲减时:胆固醇高于正常
	(3)蛋白质:促进合成,尤其是肝和骨骼肌,呈正氮平衡	甲亢时:加速分解,骨骼肌蛋白质分解过多,消瘦无力;甲减时:合成减少,组织间黏蛋白增多,黏液性水肿
能量代谢	促进细胞的生物氧化,增加组织耗氧量和产热量,提高 BMR	甲亢时:BMR 升高,喜凉怕热,多汗;甲减时:BMR 下降,喜热怕凉
促进生长发育	机体正常生长必需,可促进脑和骨的生长发育,在出生后 4 个月最明显	婴幼儿期缺乏,脑发育不全可引起呆小症
对神经系统作用	可提高神经系统的兴奋性	甲亢时:兴奋性增高,常失眠多梦、多愁善感、喜怒无常、肌肉震颤、注意力不集中;甲减时:兴奋性降低,常终日嗜睡、记忆力减退、动作迟缓、说话缓慢、表情淡漠
对心血管系统作用	以兴奋为主	甲亢时:心跳加快、心肌收缩力增强、心输出量增加,小血管扩张、外周阻力降低、收缩压升高、舒张压降低、脉压增大,致甲亢性心脏病
对消化和生殖系统的作用	促进胃肠蠕动,增加食欲;影响男、女性生殖功能	甲亢时:食欲旺盛;女性月经紊乱,男性阳痿

注:甲亢指甲状腺功能亢进,甲减指甲状腺功能减退。侏儒症与呆小症的区别:侏儒症病人的神经系统发育是正常的,呆小症的病人神经系统发育有缺陷;两者的运动系统发育都有缺陷

二、甲状旁腺

1.位置和形态　甲状旁腺位于甲状腺两侧叶的后面,上下各一对。

2.甲状旁腺素　甲状旁腺的主细胞可分泌甲状旁腺素。生理功能:调节钙、磷代谢,升高血钙(为主),降低血磷。

第四节　肾上腺

【学习要求】

1.熟悉肾上腺皮质的解剖特点。

2.熟悉糖皮质激素的生理功能。

3.熟悉肾上腺髓质分泌的激素和生理功能。

【重点、难点解析】

一、肾上腺的位置与形态

肾上腺位于两侧肾的上方,与肾共同包于肾筋膜内,左右各一。

二、肾上腺的微细结构

1.肾上腺皮质 皮质位于肾上腺外周部,由外向内分为球状带、束状带和网状带。

(1)球状带:分泌盐皮质激素。

(2)束状带:最厚,占78%,分泌糖皮质激素。

(3)网状带:分泌雄激素和少量的雌激素。

2.肾上腺髓质 髓质位于肾上腺中央部,含嗜铬细胞,合成和分泌肾上腺素和去甲肾上腺素。

三、肾上腺皮质激素的生理功能

1.盐皮质激素 盐皮质激素的代表为醛固酮。生理功能:保钠、保水、排钾。

2.糖皮质激素 糖皮质激素主要为皮质醇,其次为皮质酮。生理功能如下:

(1)物质代谢:

1)糖类:促进糖异生,抑制糖的利用,升高血糖。

2)脂肪:促进脂肪分解。当肾上腺皮质功能亢进时,促进四肢脂肪分解,而面部和躯干脂肪合成增加,形成"满月脸、水牛背、球形腹和四肢消瘦",称向心性肥胖。

3)蛋白质:促进分解,减少合成,呈负氮平衡。当肾上腺皮质功能亢进时,会致身体消瘦、皮肤变薄和骨质疏松等。

(2)参与应激反应。

(3)抗过敏、抗中毒、抗感染和抗休克。

(4)其他:①对血细胞,增强造血功能,使红细胞、血小板、中性粒细胞数量增多,而淋巴细胞和嗜酸粒细胞减少;②对消化系统,促进胃酸和胃蛋白酶分泌,增进食欲和消化能力;③对心血管系统,允许作用;④对神经系统,提高神经系统的兴奋性。

四、肾上腺髓质激素的功能

肾上腺髓质和交感神经系统组成交感-肾上腺髓质系统,参与应急反应。

应激反应是下丘脑-腺垂体-肾上腺皮质轴活动加强,应急反应是交感-肾上腺髓质系统活动加强。能引起应激反应的刺激,也能引起应急反应,两者共同提高机体的适应能力。

肾上腺素和去甲肾上腺素的主要作用见表13-4。

表13-4 肾上腺素和去甲肾上腺素的主要作用

作用部位	肾上腺素	去甲肾上腺素
心	心率加快、心肌收缩力增强、心输出量增加	心率减慢
血管	皮肤、胃肠、肾的血管收缩;骨骼肌、冠状动脉的血管舒张	冠状动脉舒张,其他血管收缩
血压	血压升高	血压升高明显
支气管	支气管平滑肌舒张	支气管平滑肌舒张
代谢	血糖升高,游离脂肪酸增多,产热作用增强	同肾上腺素,但作用较弱

第五节　胰　岛

【学习要求】

1. 熟悉胰岛素的生理功能。
2. 了解胰高血糖素的生理功能。

【重点、难点解析】

一、胰岛的组织结构和功能

胰岛由 A 细胞、B 细胞、D 细胞和 PP 细胞组成,各种细胞的功能如下:

(1)A 细胞:分泌胰高血糖素。

(2)B 细胞:分泌胰岛素。

(3)D 细胞:分泌生长抑素。

(4)PP 细胞:分泌胰多肽。

二、胰岛素的生理功能

胰岛素主要调节机体三大营养物质代谢,以合成代谢为主,特别是调节血糖。

(1)糖类:降低血糖。

(2)脂肪:促进脂肪合成。

(3)蛋白质:促进蛋白质合成。

三、胰高血糖素的生理功能

胰高血糖素与胰岛素相反,以分解代谢为主。

(1)糖类:升高血糖。

(2)脂肪:促进脂肪分解和脂肪酸氧化。

(3)蛋白质:促进蛋白质分解。

第六节　松果体和胸腺

【学习要求】

1. 了解松果体分泌的激素和生理功能。
2. 了解胸腺分泌的激素和生理功能。

【重点、难点解析】

一、松果体

松果体位于背侧丘脑的后上部。合成分泌褪黑素。生理功能:可抑制性器官的发育,防止性早熟。

二、胸腺

胸腺位于胸腔上纵隔的前部。既是淋巴器官,又有内分泌功能,合成分泌胸腺素。生理功能:可促进 T 淋巴细胞的成熟,提高机体的免疫力。

第十四章　人体生理功能的调节

【学习要求】

1. 掌握反射弧的组成。

2. 熟悉神经调节和体液调节的特点。

3. 熟悉负反馈的意义。

【重点、难点解析】

本节重点、难点内容包括：反射弧的组成中感受器不要与感觉器混淆；神经调节和体液调节的特点要进行比较；人体内环境稳态主要靠负反馈调节。

一、人体生理功能调节的分类

1. 神经调节　通过神经纤维对其支配的器官功能活动的调节称神经调节。神经调节是人体内的主要调节方式。

在中枢神经系统参与下，机体对刺激所发生的规律性反应称反射。神经系统的一切活动形式是反射。反射必须有一个完整的反射弧，反射弧由 5 个部分组成：感受器、传入神经、反射中枢、传出神经、效应器。反射分条件反射和非条件反射。

(1)非条件反射：先天获得，种族遗传下来的，反射弧终生不变，物种共有的，各级中枢均可完成，适应性小。

(2)条件反射：后天获得，反射弧灵活多变，个体特有，需高级中枢参与，有很强的适应性。

神经调节的特点：迅速、准确、持续时间短。

2. 体液调节　机体分泌的激素和某些代谢产物经体液运送到全身各组织器官，对其功能进行调节的过程称体液调节。

体液调节的特点：缓慢、广泛、持续时间长。

3. 自身调节　自身调节即局部调节。

二、人体生理功能调节的反馈作用

调节者通过调节信息来改变被调节者的功能状态，被调节者又可通过反馈信息来影响调节者的功能活动，这种被调节者对调节者施加的影响称为反馈。反馈可分正反馈和负反馈。

1. 正反馈　反馈信息与调节信息作用性质相同的反馈称正反馈。体内正反馈少，如排尿、排便反射，血液凝固，分娩过程等是正反馈。

正反馈的意义：使某些生理活动不断加强，以迅速完成某一生理过程，如排便反射。

2. 负反馈　反馈信息与调节信息性质相反的反馈称负反馈。体内负反馈多，如体液内激素水平的正常浓度、血压正常值的稳定等依靠负反馈来调节。

负反馈的意义：维持内环境稳态。

第二节　主要系统功能的调节

【学习要求】

1. 掌握 CO_2 对呼吸运动的影响。

2. 掌握血管升压素及醛固酮的分泌调节。

3. 掌握减压反射的过程和意义。

4. 掌握下丘脑-腺垂体-靶腺轴反馈性调节。

5. 掌握胆碱能受体、胆碱能纤维、肾腺能受体和肾腺能纤维的概念和分类。

6. 熟悉交感神经和副交感神经的作用。

7. 熟悉牵张反射的概念及意义。

8. 熟悉5种胃肠道激素的分泌与作用。

9. 熟悉缺氧对呼吸的影响。

10. 熟悉肺牵张反射的概念及意义。

11. 熟悉渗透性利尿与水利尿的概念。

12. 熟悉月经周期的形成与调节。

13. 熟悉调节心血管的神经与中枢。

14. 熟悉加压反射的过程和意义。

15. 熟悉心血管的体液调节。

16. 熟悉胆碱能受体和肾腺能受体的阻断剂。

【重点、难点解析】

CO_2 调节呼吸的作用途径及对呼吸的影响，是呼吸调节的主要因素。掌握了血管升压素的调节因素及血管升压素的作用，进行分析大量饮水引起尿量增多的机制。熟悉渗透性利尿的概念可理解糖尿病病人多尿的机制。掌握了减压反射和加压反射的原理，可以理解人突然下蹲或站立时头晕眼花等现象是怎样调节的。掌握了下丘脑-腺垂体-靶腺反馈性调节机制，可以理解甲状腺激素、性激素和糖皮质激素等激素是怎样维持其正常浓度的，也可理解不可长期服用泼尼松（强的松）、食物中长期缺碘引起地方性甲状腺肿等问题。掌握了受体与神经递质及受体阻断剂对某些药物的作用机制，对有机磷农药中毒的抢救治疗等的理解和应用很有帮助。

一、消化系统功能的调节

消化系统的功能受神经调节和体液调节。

1. 消化器官的神经支配和作用　消化管除口腔、咽、食管上段及肛门外括约肌为骨骼肌，受躯体神经支配外，其余部分受交感神经和副交感神经双重支配。交感神经使胃肠道平滑肌运动减弱，腺体分泌减少，括约肌收缩，总的是抑制消化。副交感神经使消化管平滑肌收缩，括约肌舒张，胆囊收缩和消化腺分泌增多。总之，副交感神经是促进消化。

2. 体液调节　胃肠道黏膜分泌20多种胃肠激素，对消化有关的激素主要有5种，详见表14-1。

表 14-1 5 种胃肠激素的分布、作用及释放的刺激物

激素名称	产生部位	主要生理作用	引起释放的刺激物
促胃液素	胃窦、十二指肠	促进胃液的分泌和胃的运动	迷走神经、蛋白质分解产物
促胰液素	十二指肠、空肠	促进胰液和胆汁的分泌,抑制胃液分泌和胃的运动	盐酸、脂肪酸
缩胆囊素	十二指肠、空肠	促进胰液的分泌,使胆囊收缩	蛋白质的分解产物、脂肪酸
促胃动素	胃、小肠、结肠	刺激胃和小肠运动	迷走神经、盐酸、脂肪
抑胃肽	十二指肠、空肠	抑制胃液的分泌和胃的排空,刺激胰岛分泌	脂肪酸、葡萄糖、氨基酸

二、呼吸运动的调节

1. 呼吸中枢 大脑皮质、间脑、脑桥、延髓和脊髓都有呼吸中枢存在。

(1)基本呼吸中枢:位于延髓,分吸气中枢和呼气中枢。中枢的兴奋经神经纤维控制吸气肌和呼气肌的运动。

(2)呼吸调整中枢:位于脑桥,抑制吸气并向呼气转化,维持正常呼吸节律运动。

(3)大脑皮质对呼吸运动的调节:呼吸是可受意识控制的,这就是大脑皮质的作用。

2. 呼吸系统的常见反射

(1)化学感受性:化学感受器分中枢化学感受器和外周化学感受器。外周化学感受器能感受血液中 CO_2 和 H^+ 浓度的变化,反射性地兴奋呼吸中枢。H^+ 不能透过血-脑屏障,CO_2 能透过血-脑屏障,在碳酸酐酶的作用下与 H_2O 结合生成 H_2CO_3,H_2CO_3 离解生成 HCO_3^- 和 H^+,H^+ 直接兴奋中枢化学感受器。

1)CO_2 对呼吸的影响:正常浓度的 CO_2 维持呼吸的生理性刺激因素;适当增加 CO_2 浓度使呼吸加深、加快;血液中 PCO_2 过高使呼吸抑制。作用途径:一是作用中枢化学感受器,再兴奋呼吸中枢;二是作用于外周化学感受器,反射性兴奋呼吸中枢。

2)O_2 对呼吸的影响:血 PO_2 降低时,刺激颈动脉小球和主动脉小球外周化学感受器,反射性兴奋呼吸中枢,使呼吸加深、加快;缺氧对呼吸中枢又有抑制作用。根据缺氧的不同程度,作用也不同。轻度缺氧时,外周化学感受器反射性兴奋呼吸中枢作用大于对呼吸中枢的抑制作用,结果使呼吸加深、加快;重度缺氧时,对呼吸中枢的抑制作用大于外周化学感受器反射性兴奋呼吸中枢作用,使呼吸受到抑制。肺心脑病病人,CO_2 潴留,CO_2 的调节作用下降,此时依靠低氧维持呼吸,若给病人高流量纯氧吸入,呼吸将受抑制。因此,在给病人高流量吸氧同时,应给予呼吸兴奋剂配合治疗。

(2)肺牵张反射:由肺扩张或缩小引起的肺吸气抑制或兴奋的反射称肺牵张反射。吸气时,肺扩张,牵张感受器受刺激而兴奋,经迷走神经传入延髓,抑制吸气中枢,呼气中枢兴奋,因而吸气停止,转为呼气,避免过度吸气。呼气时肺缩小,牵张感受器不受刺激,传入的神经冲动减少,对吸气中枢的抑制解除,吸气又开始。

肺牵张反射的生理意义:使吸气及时向呼气转化,防止吸气过长、过深。

三、泌尿系统功能的调节

尿生成、排泄多少是根据体内水平衡的需要,经多方面的调节来实现的。

1. 尿生成的调节

(1)神经调节:肾受交感神经的支配。交感神经兴奋时,入球小动脉收缩,肾血流量减少,肾小球滤过率下降,尿量减少;刺激球旁细胞释放肾素,肾素转变为血管紧张素-醛固酮,醛固酮使肾小管对水、钠重吸收增加,尿量减少。

(2)体液调节:主要是血管升压素和醛固酮的调节。

1)血管升压素的调节:血管升压素由下丘脑视上核和室旁核合成,贮存于神经垂体,需要时释放。血管升压素使肾小管和集合管对水的通透性增加,对水的重吸收增加。

使血管升压素合成、释放增加的因素是:血浆晶体渗透压增高和循环血量减少。当呕吐、腹泻、大量出汗等脱水造成晶体渗透压升高时,下丘脑晶体渗透压感受器兴奋,反射性使血管升压素合成、释放增加,使肾对水的重吸收增多而尿量减少。当大量饮清水时,血浆被稀释,血浆晶体渗透压下降,血管升压素释放减少,肾对水重吸收减少,尿量增多,此现象称水利尿。当失血、失液致循环血量下降时,容量感受器受到的刺激减弱,迷走神经传入冲动减少,反射性使血管升压素合成、释放增多,水重吸收增多,尿量减少,使血容量恢复。反之,循环血量增多时,血管升压素释放下降,尿量增多。

2)醛固酮:保钠排钾,对水的重吸收增加,扩充血容量。

调节醛固酮分泌的因素:肾素-血管紧张素增加和血钠下降及血钾增高。当动脉血压下降,循环血量减少和交感神经兴奋时,肾素分泌增多;肾素使血浆中的血管紧张素原转变为血管紧张素Ⅰ;血管紧张素Ⅰ经转换酶作用降解为血管紧张素Ⅱ;血管紧张素Ⅱ刺激肾上腺皮质球状带合成、分泌醛固酮增多。当血 K^+ 浓度增高或血 Na^+ 浓度下降时,可直接刺激肾上腺皮质球带分泌醛固酮增加。

(3)自身调节:原尿中溶质的浓度是影响肾小管对水重吸收的主要因素。

增加肾小管、集合管的小管液中溶质颗粒的浓度,提高渗透压,阻碍肾小管和集合管对水的重吸收,使尿量增加,达到利尿消肿的目的,称渗透性利尿。

糖尿病病人多尿,就是因为该病人血糖大于肾糖阈,不被吸收的葡萄糖使小管液中渗透压提高了,阻碍水的重吸收而产生的,这就是渗透性利尿。临床上利用 20% 的甘露醇快速输入,提高血浆渗透压,吸出脑组织中的过多水分,流经肾小管时,又提高了原尿中渗透压,阻碍肾对水重吸收,使尿量增加,达到利尿消肿目的,治疗脑水肿。

2. 尿的贮存与排放　膀胱是贮存尿液的地方,一般成人膀胱容量为 400~500 ml。

(1)排尿反射:当膀胱内尿量达到 400~500 ml 时,压力迅速上升,膀胱壁牵张感受器受到刺激而兴奋,冲动经盆神经传入骶髓低级排尿中枢,同时上传至大脑皮质,产生尿意感。若环境允许,排尿中枢发放冲动经盆神经传出,引起膀胱逼尿肌收缩,尿道内括约肌舒张,阴部神经抑制使尿道外括约肌舒张,尿液排出体外。

(2)尿失禁:排尿反射存在,但失去了大脑意识控制的排尿称尿失禁。

(3)尿潴留:因某些原因,如骶髓损伤或尿道断裂等,使尿液停留在膀胱内而不能排出体外,称尿潴留。

四、生殖系统功能的调节

1. 睾丸功能的调节

(1)下丘脑-腺垂体对睾丸活动的调节:下丘脑的促性腺激素释放激素(GnRH)促进腺垂体分泌促性腺激素(精子生成素和间质细胞刺激素)作用于睾丸,精子生成素促进精子的生成,间质细胞刺激素刺激间质细胞分泌雄激素。

(2)睾丸对下丘脑-腺垂体的反馈抑制作用:血中雄激素对下丘脑-腺垂体有负反馈作用。当血中雄激素浓度升高时,反馈性抑制下丘脑-腺垂体的促性腺激素释放激素和间质细胞刺激素的分泌减少;当血中雄激素降低时,促性腺激素释放激素和间质细胞刺激素分泌增加,使血中雄激素维持在一定的水平。

2.月经周期的调节 人类的月经周期一般为28 d左右,行经期为3~5 d。月经周期分为增生期、分泌期和月经期。月经周期中子宫内膜受下丘脑-腺垂体-卵巢轴的调节而呈周期性的变化。

(1)下丘脑-腺垂体对卵巢活动的调节:下丘脑释放促性腺激素释放激素作用于腺垂体,促使腺垂体分泌卵泡刺激素和黄体生成素,并随血液循环到达卵巢。卵泡刺激素与少量黄体生成素促进卵泡发育成熟,卵泡发育过程中分泌雌激素;黄体生成素分泌量逐渐增加,使卵泡成熟排卵,并使排卵后的卵泡形成黄体。黄体能分泌雌、孕激素。

(2)卵巢对下丘脑-腺垂体的反馈作用:在月经周期前半个月,为正反馈。即发育中的卵泡分泌雌激素逐渐增多,反馈性使促性腺激素释放激素释放,使腺垂体分泌黄体生成素增加,使卵泡成熟并排卵。下半个月为负反馈。随着黄体分泌雌、孕激素增多,高浓度的孕、雌激素反馈性抑制下丘脑促性腺激素释放激素的释放和腺垂体卵泡刺激素、黄体生成素的分泌。血中黄体生成素降低,黄体失去黄体生成素的营养而萎缩变白体,孕、雌激素分泌停止,子宫内膜失去雌、孕激素的营养,变性、坏死、脱落、出血即月经来潮。雌、孕激素降低,对下丘脑-腺垂体的抑制解除,新的一个月经周期又开始了。

五、心血管活动的调节

机体通过神经调节和体液调节来改变心血管的活动,以适应器官和组织的需要。

1.神经调节

(1)心血管的中枢:位于延髓,分心迷走中枢(心抑制中枢)、心交感中枢(心加速中枢)和交感缩血管中枢。心加速中枢和心抑制中枢呈对立统一,既拮抗又协调。活动或白天心交感中枢略占优势,安静或晚上心迷走中枢略占优势。

(2)心血管的神经支配:

1)迷走神经心支:分布于窦房结、心房肌、房室结、房室束及其分支。迷走神经末梢释放乙酰胆碱,作用于心传导系统及心房肌,使心率减慢,心房肌收缩力减弱,心输出量减少。

2)交感神经心支:分布于窦房结、房室结、房室束、心房肌和心室肌。交感神经兴奋时,释放去甲肾上腺素和肾上腺素,作用于心传导系统和心房肌及心室肌,使心率加快,心肌收缩力增强,心输出量增多。

3)交感缩血管神经:支配全身血管平滑肌,交感缩血管神经兴奋,引起血管收缩,外周阻力增加,血压升高。

(3)心血管反射:

1)减压反射:当人在站立位突然下蹲,头脑发胀,或其他因素使血压升高时,通过减压反射进行调节。当血压升高时刺激颈动脉窦和主动脉弓压力感受器兴奋,冲动经舌咽神经和迷走神经传入延髓,使心迷走中枢(+),心交感中枢(-),缩血管中枢(-),心迷走神经传出冲动增加,心交感神经传出冲动减少,结果使心跳变慢,收缩力减弱,心输出量下降,血管舒张,外周阻力下降,血压降低。

2)加压反射一:人在下蹲位突然站起时会感到头晕眼花,因为血压下降造成一时性脑贫血和视网膜缺血之故。经加压反射进行调节。加压反射一即上述减压反射向反方向调节即可。

3)加压反射二:缺氧、PCO_2增高和H^+离子浓度增高时,可刺激颈动脉窦和主动脉弓化学感受器兴奋,冲动经舌咽神经和迷走神经传入延髓,兴奋呼吸中枢,使呼吸加深、加快的同时,也作用于心血管中枢,使心迷走中枢(一)、心交感中枢(十),缩血管中枢(十),结果使心跳加快,心输出量增多,外周阻力增加,血压升高。

意义:减压反射和加压反射能维持血压的相对稳定,防止血压过高或过低。但范围有限,收缩压在80~180 mmHg范围内能调节。

2.体液调节

(1)肾上腺素和去甲肾上腺素:

1)肾上腺素:作用于心传导系统和心肌的β受体,使心率加快,心肌收缩力增强,心输出量增多,动脉血压升高。作用于血管,α受体类血管收缩,β受体类血管舒张,两者作用相互抵消,总的外周阻力变化不大。故肾上腺素在临床上被称作"强心药"。

2)去甲肾上腺素:血液中的去甲肾上腺素对心脏作用不大,主要作用于血管。作用α受体类血管如皮肤、肾、胃肠道的血管收缩,使外周阻力增加,对β受体类血管作用弱,所以总外周阻力增加,使血压上升。临床上称它为"升压药"。

(2)肾素-血管紧张素-醛固酮系统:当肾缺血或流经远曲小管的钠离子减少时,刺激球旁细胞分泌肾素。肾素使血浆中的血管紧张素原转化为血管紧张素Ⅰ;血管紧张素Ⅰ经肺转换酶作用降解为血管紧张素Ⅱ;血管紧张素Ⅱ经氨基肽酶转化为血管紧张素Ⅲ。血管紧张素Ⅱ能使全身血管收缩,血压升高。血管紧张素能刺激肾上腺皮质分泌醛固酮。醛固酮能促进肾脏保钠、保水、排钾,使循环血量增多,血压升高。

(3)血管升压素:促进肾对水的重吸收,扩充血容量,使血压升高。

(4)局部性体液调节:即微循环内调节。

六、内脏活动的神经调节

1.自主神经系统的功能和意义

(1)自主神经的功能:自主神经的主要功能见表14-2。

表14-2 自主神经的主要功能

作用对象	交感神经	副交感神经
循环器官	心跳加快、加强,腹腔内脏血管、皮肤血管收缩,肌肉血管收缩(肾腺能)或舒张(胆碱能),血压升高	心跳减慢,收缩减弱,小部分血管(外生殖器)舒张,血压下降
呼吸器官	支气管平滑肌舒张	支气管平滑肌收缩
消化器官	抑制胃肠运动与胆囊活动,促进括约肌收缩	促进胃液的分泌和胃肠运动与胆囊收缩,使括约肌舒张
泌尿生殖器官	逼尿肌舒张,括约肌收缩,使怀孕子宫收缩,未怀孕子宫舒张	逼尿肌收缩,内括约肌舒张
眼	瞳孔扩大,睫状肌松弛	瞳孔缩小,睫状肌收缩,促进泪腺分泌
皮肤	立毛肌收缩,汗腺分泌	
代谢	促进糖原分解,促进肾上腺髓质分泌	促进胰岛素分泌

从上表中可以看出,在双重支配的器官上,交感神经和副交感神经的作用是对立又统一,既拮抗又协调,共同调节内脏活动,以适应生理需要。

(2)自主神经功能活动的意义:

1)交感神经活动的意义:增强机体"应急反应"能力。如剧烈运动、寒冷、惊恐、外伤、大失血、严重感染等情况发生时,交感-肾上腺髓质系统兴奋,分泌大量肾上腺素和去甲肾上腺素,使心跳加快,血压升高,血糖升高,呼吸加快以应付紧急情况。

2)副交感神经活动的意义:保护机体、促进消化、积蓄能量和加强排泄。

2. 自主神经系统的递质和受体

(1)递质:神经元合成由末梢释放在突触部传递信息的化学物质称神经递质。胆碱能纤维释放乙酰胆碱(Ach)。胆碱能纤维包括交感、副交感神经节前纤维、副交感神经节后纤维、小部分交感神经节后纤维(支配汗腺和骨骼肌纤维)、躯体运动神经末梢。肾腺能纤维释放去甲肾上腺素(NE)和少量肾上腺素(Ad)。大部分交感神经节后纤维属肾腺能纤维。

(2)受体:细胞膜或细胞膜内能与特殊化学物质发生特异性结合,并产生生物效应的特殊蛋白质称受体。凡能与乙酰胆碱相结合的受体称胆碱能受体,凡能与去甲肾上腺素和肾上腺素相结合的受体称为肾腺能受体。

1)胆碱能受体:分为毒蕈碱型受体(M受体)和烟碱型受体(N受体),后者又分为N_1、N_2两种受体。M受体存在于副交感神经节后纤维支配的效应器上,以及汗腺、骨骼肌血管壁上。乙酰胆碱与M受体结合后,产生M样作用:心活动抑制,支气管和胃肠道平滑肌收缩。出现瞳孔缩小、呼吸困难、心跳变慢、腹痛腹泻、大汗淋漓等症状(毒蕈碱中毒症状)。阿托品可阻断乙酰胆碱与M受体结合,消除毒蕈样症状(治疗有机磷农药中毒)。N受体分布于内脏神经节突触后膜以及骨骼肌运动终板后膜上。乙酰胆碱与N受体结合后,产生N样作用:表现为节后神经元和骨骼肌产生兴奋。筒箭毒是N受体的阻断剂。

2)肾腺能受体:分为α受体和β受体,后者又分为β_1、β_2两种受体。肾腺能受体分布于肾腺能纤维所支配的效应器上,效应器上可有1种受体,也可有2种受体。去甲肾上腺素与α受体结合作用强;肾上腺素与α受体和β受体都能结合,作用都强(两者作用的差异在心血管调节中已论述)。酚妥拉明是α受体的阻滞剂,可用于去甲肾上腺素静脉滴注外漏的局封。普萘洛尔(心得安)是β受体非选择性拮抗剂。

3. 各级中枢对内脏活动的调节　各级中枢对内脏活动都有调节作用。

(1)脊髓:是内脏活动的初级反射中枢,如排尿、排便反射。截瘫病人排尿、排便反射存在,但失去了大脑控制,称尿失禁、便失禁。

(2)脑干:脑干中存在许多反射中枢,如中脑有瞳孔对光反射中枢,脑桥有呼吸调整中枢,延髓有心跳血压管理中枢、吸气中枢和呼气中枢。如延髓损伤,则心跳、呼吸停止,故延髓又被称为"生命中枢"。

(3)下丘脑:是内脏较高级中枢,广泛调节着摄食、摄水、排尿、水平衡、体温和情绪反应等。

(4)大脑皮质:是高级中枢,其中也管理着内脏。

七、躯体运动的神经调节

1. 脊髓对躯体运动的调节

(1)脊休克:脊髓高位断离后,脊髓暂时丧失反射活动,进入无反应状态称脊休克。脊休克的恢复期,动物时间短,人类时间长,约需数月才能恢复。

（2）脊髓对姿势的调节：骨骼肌受外力牵拉发生反射性收缩称牵张反射。牵张反射又分腱反射和肌紧张。快速牵拉肌腱时发生的反射称腱反射。缓慢而持续地牵拉肌腱时的反射称肌紧张。

生理意义：腱反射减弱或消失提示反射弧遭破坏。肌紧张是维持人体姿势的基础。

2. 脑干对肌紧张的调节

（1）下行易化作用：脑干网状结构中有加强肌紧张和肌肉运动的区域，称易化区。当易化区兴奋时肌紧张及肌肉运动加强。

（2）下行抑制作用：脑干网状结构有抑制肌紧张和肌肉运动的区域，称抑制区，抑制区比易化区小。抑制区兴奋时肌张力降低、肌肉运动减弱。抑制区的始动作用来自大脑、小脑的抑制区。

正常的肌张力和肌肉运动的维持，有赖于抑制区和易化区的动态平衡。

去大脑僵直：实验动物中脑上、下丘之间横断脑干，动物立即出现全身肌张力明显增强，表现为头尾昂起、四肢伸直、脊柱挺硬的状态，称去大脑僵直。产生的原因：脑干的抑制区的始动作用来自高位中枢，现被切断，单凭脑干部的抑制区不能对抗易化区的作用，因此易化作用相对增强，导致伸肌反射亢进。

3. 小脑的运动调节功能　古小脑维持身体姿势平衡；旧小脑调节肌紧张；新小脑协调骨骼肌肌群随意运动。

4. 基底神经节　基底神经节与随意运动的稳定、肌紧张的控制、躯体运动的整合及本体感觉传入信息的处理有关。临床见到的帕金森病、舞蹈症等病是基底神经节病变所致。

5. 大脑皮质对躯体运动的调节

（1）大脑皮质运动区的功能特征：左、右交叉支配对侧肌肉；皮质代表区的大小与该部肌肉运动精细程度有关；中央前回及中央旁小叶前部运动区的定位：呈倒置人形，头面部正立。

（2）大脑皮质对躯体运动的调节：是通过锥体系统和锥体外系来实现的。锥体系的功能是支配骨骼肌随意运动和加强肌紧张；锥体外系的功能是调节肌紧张，以维持正常姿势，配合锥体系协调骨骼肌随意运动，完成复杂而精细的动作。

八、体温调节

1. 温度感受器　温度感受器有外周温度感受器和中枢温度感受器。

（1）外周温度感受器：分布于皮肤、黏膜和内脏器官。

（2）中枢温度感受器：分布于脊髓、脑干网状结构以及下丘脑。有热敏神经元和冷敏神经元2种。

2. 温度调节中枢　体温调节基本中枢位于下丘脑。视前区-下丘脑前部（PO/AH）是最重要的部位。

3. 调定点学说　正常人体调定点温度为37℃左右。视前区-下丘脑前部是中枢温度感受器，接收、整合外周温度感受器传入的信息，起调定点作用。当体温超过37℃时，可刺激热敏神经元兴奋，发放冲动，增加散热，减少产热，使产热和散热达到平衡，恢复体温正常。当低于37℃时，可刺激冷敏神经元兴奋，发放冲动，使机体产热增加，散热减少，使体温恢复正常。发高热病人，是致热原使调定点上移，如达到39℃，产热和散热经调节也达到平衡，使高热持续不退。退热药无效，只有消除致热原，使调定点恢复到37℃时，体温才能在正常调定点水平基础上调节，使体温正常。

九、内分泌系统的功能调节

1. 神经系统对内分泌腺活动的调节 内分泌腺直接或间接受神经系统控制。如肾上腺髓质受交感神经节前纤维支配，交感神经兴奋时，肾上腺髓质分泌肾上腺素和去甲肾上腺素。交感神经兴奋使胰高血糖素分泌，迷走神经兴奋使胰岛素分泌。

2. 下丘脑及靶腺对内分泌腺活动的调节

（1）下丘脑调节性多肽及其作用：下丘脑内分泌神经元合成分泌多种调节性多肽，沿垂体门脉运至腺垂体，促进或抑制腺垂体分泌活动。

（2）靶腺激素对下丘脑-腺垂体的反馈作用：腺垂体分泌的激素作用于靶腺，并形成了下丘脑有-腺垂体-靶腺轴。通过各自分泌的激素，下丘脑对腺垂体，腺垂体对靶腺有促进作用。靶腺分泌的激素反过来也影响下丘脑和腺垂体的活动，称反馈。

1）甲状腺激素对下丘脑-腺垂体的反馈作用：血中甲状腺激素浓度过高时，反馈性抑制下丘脑促甲状腺激素释放激素（TRH）的释放和腺垂体促甲状腺激素（TSH）的分泌，使甲状腺合成分泌甲状腺激素下降而恢复正常浓度。这是负反馈作用。当食物中长期缺碘，甲状腺激素合成减少时，甲状腺激素的负反馈作用减弱，下丘脑促甲状腺激素释放激素释放增加，腺垂体促甲状腺激素分泌增加，促使甲状腺组织增生，合成、分泌甲状腺激素增多。这就是缺碘造成地方性甲状腺肿大的原因。

2）肾上腺皮质激素对下丘脑-腺垂体的反馈作用：当血中糖皮质激素达到一定浓度时，反馈性抑制下丘脑促肾上腺皮质激素释放激素（CRH）释放，使腺垂体 ACTH 分泌减少，使肾上腺皮质分泌糖皮质激素下降，维持血中糖皮质激素的正常浓度。长期服用泼尼松，血中高浓度的糖皮质激素反馈性抑制下丘脑、腺垂体的功能，肾上腺皮质失去了 ACTH 的支持和营养，将发生废用性萎缩。如一旦突然停药，病人会出现肾上腺皮质功能不足的症状。正确的方法是逐渐减量停药，用药期间，每月给病人输入 ACTH 一针，以防止肾上腺皮质萎缩。

第十五章　人体胚胎学概要

第一节　生殖细胞的成熟、受精、卵裂、植入和蜕膜

【学习要求】

1. 掌握受精、卵裂植入的概念。

2. 掌握蜕膜的概念。

【重点、难点解析】

一、精子的成熟

从精曲小管形成的精子还不能活动或活动力弱，必须在附睾内继续发育、成熟。精子的染色体：1 个初级精母细胞最终形成 4 个精子，其中 2 个精子的染色体为 22＋X（23，X）；另 2 个精子为 22＋Y（23，Y）。

二、卵子的成熟

卵细胞产生于卵巢,自青春期开始,女性每 28 d 双侧卵巢交替排卵,一般一次只排一个卵。卵子的染色体:1 个初级卵母细胞最终形成 1 个次级卵母细胞,其染色体为 22＋X(23,X);另外还形成 3 个极体,其染色体均为 22＋X(23,X)。

三、受精和受精卵

受精为成熟、获能的精子与次级卵母细胞结合成一个合子(受精卵)的过程。受精地点在输卵管的壶腹部。2 个原核逐渐靠近,核膜消失,染色体混合,并且同源染色体配成 23 对,即形成受精卵。

受精的意义:产生了一个新个体;恢复了染色体;决定了性别。

四、卵裂

受精卵进行的细胞分裂称卵裂。

五、植入

胚泡埋入子宫内膜的过程称植入。始于受精后 6～7 d,至第 11～12 天完成。正常植入部位一般在子宫体上部或子宫底部。如植入在子宫腔以外的则称为宫外孕。

六、蜕膜

妊娠后的子宫内膜因分娩时脱落,称蜕膜。蜕膜根据与胚泡的关系可分为:基蜕膜、包蜕膜和壁蜕膜。

第二节　三胚层形成与分化、胎膜与胎盘

【学习要求】

1. 掌握胎盘的组成。

2. 了解胚泡的形成,三胚层的形成和早期分化。

3. 了解胎膜的组成及绒毛膜的形成。

4. 了解脐带及胎盘的结构。

5. 了解血液循环和胎盘屏障。

【重点、难点解析】

一、内、外胚层的形成

受精后第 2 周,随着胚泡的发育,内细胞群的细胞由于不断分裂、增生和分化,逐渐形成两层细胞,其中近胚泡腔的一层立方细胞称为内胚层;近极端滋养层的一层柱状细胞叫外胚层。接着,在外胚层的背侧出现一个腔,称羊膜腔。内胚层周缘的细胞向下生长逐渐围成另一个腔,称卵黄囊。

胚胎第 2 周,内、外胚层腹背相贴呈圆盘状,称为胚盘。胚胎第 3 周,胚盘由内、中、外 3 胚层组成,呈扁平梨形。胚盘是胚胎发育的基础。

1. 外胚层的分化　外胚层分化为表皮及其衍生物(毛发、指甲、皮脂腺及汗腺的上皮),神经系统和肾上腺髓质等。

2. 中胚层的分化　中胚层分化为真皮、骨骼、骨骼肌、泌尿生殖系统、心包腔、胸膜腔、腹膜腔、心血管系统和各处的结缔组织等。

3. 内胚层分化　内胚层分化为消化器官及消化腺的上皮,呼吸道及肺的上皮,阴道、膀胱

三角等处上皮。

二、胎膜

胎膜也由受精卵发育而来,是胚体以外的附属结构,对胚胎起保护作用和物质交换作用。当胎儿娩出后,胎膜也相继由母体排出。胎膜包括绒毛膜、卵黄囊、尿囊、羊膜和脐带。

1.绒毛膜　绒毛膜由滋养层和胚外中胚层组成,表面有许多树枝状的突起,称绒毛。绒毛膜分平滑绒毛膜和丛密绒毛膜。

2.羊膜和羊水　羊膜由一层羊膜上皮(扁平细胞)和少量胚外中胚层组成。羊水充满于羊膜腔,由羊膜上皮分泌的液体和胎儿的排泄物组成。羊水可被胎儿吞咽,经消化管吸收后,其中的代谢产物经胎血循环至胎盘,再经母体排出。羊水有 1 000~1 500 ml,有保护胎儿、缓冲外来冲击、防止胎儿肢体粘连等作用;在分娩时有扩大子宫口、冲洗及滑润产道等作用。

3.脐带　脐带是连于胎儿脐部与胎盘之间的圆索状物,是胎儿与胎盘之间的血管通道。足月胎儿的脐带长约 50 cm。若脐带过短,会影响胎儿的娩出;如脐带长过长,往往能缠绕胎儿颈部或肢体等,影响胎儿的发育,甚至使胎儿死亡。

三、胎盘

1.胎盘的结构　胎盘是由母体的基蜕膜和胎儿的丛密绒毛膜共同组成的圆盘状结构。胎盘的胎儿面光滑,中央附着脐带,可见脐血管经脐带分布于绒毛膜上。绒毛膜上每个绒毛的主干和子宫基蜕膜相连,而绒毛分支则浸于绒毛间隙的母体血液内。

2.胎盘的功能　胎盘的功能主要有 2 个方面:

(1)物质交换功能:胎盘是胎儿与母体之间进行气体(O_2、CO_2)交换和物质(营养物质、代谢产物)交换的场所,因而具有营养、呼吸和排泄等功能。

(2)内分泌功能:胎盘的合体滋养层细胞能分泌多种激素。

3.胎盘的血液循环　胎盘内有母体血和胎儿血两套血液循环,两者间隔以胎盘膜(胎盘屏障)。母体血由基蜕膜的螺旋动脉开口于绒毛间隙,经绒毛与胎儿血进行物质交换后,再由基蜕膜上的小静脉回流入母体。胎儿血由脐动脉经过胎盘的小动脉进入绒毛内的毛细血管,在此进行物质交换后,再由胎盘小静脉汇入脐静脉,流回胎儿体内。

4.胎盘屏障　胎盘屏障又称胎盘膜,由绒毛表面合体滋养层、细胞滋养层及基膜、绒毛内结缔组织、毛细血管的内皮基膜及内皮细胞组成。对胎儿有保护作用。

四、双胎、多胎

1.双胎　一次分娩产出 2 个胎儿者称为双胎(孪生)。双胎有一卵双胎和二卵双胎 2 种。

(1)一卵双胎:指由 1 个受精卵发育成 2 个胎儿,其性别相同,面貌相似,血型也相同。若一卵双胎的胚胎分离不完全,则可形成联胎。

(2)二卵双胎:指 1 次排出 2 个卵,并同时受精,同时发育成胎儿,2 个胎儿的性别不一定相同,外貌及生理特征的差异如同一般兄弟姐妹。

2.多胎　多胎是指一次分娩产出 3 个或 3 个以上的胎儿者,但极少见。

第二部分

同步练习和自测题

同步练习一

一、单项选择题

1. 构成人体结构和功能的基本单位是
   A. 组织   B. 器官   C. 细胞
   D. 系统   E. 脏器

2. 许多形态结构相似、功能相近的细胞和细胞间质构成的一个细胞群体称为
   A. 细胞   B. 器官   C. 组织
   D. 系统   E. 细胞器

3. 几种不同的组织构成具有一定形态、能完成一定功能的结构称
   A. 组织   B. 器官   C. 细胞
   D. 系统   E. 内脏

4. 不同的几个器官共同完成某一方面功能的结构称
   A. 细胞   B. 器官   C. 组织
   D. 系统   E. 细胞器

5. 近身体正中线者为
   A. 外侧   B. 内侧   C. 外
   D. 内   E. 内部

6. 属空腔器官,近腔者为
   A. 外侧   B. 内侧   C. 外
   D. 内   E. 内部

7. 内环境指
   A. 细胞内液   B. 细胞外液   C. 组织液
   D. 血浆   E. 房水

8. 呈前后方向的轴为
   A. 冠状轴   B. 矢状轴   C. 垂直轴
   D. 水平轴   E. 斜线轴

9. 将人体分为前后两部分的切面为
   A. 矢状面   B. 冠状面   C. 水平面
   D. 横切面   E. 斜切面

10. 生命活动的最基本特征为
    A. 新陈代谢   B. 兴奋性   C. 生殖
    D. 反应   E. 兴奋

11. 衡量组织兴奋性高低的指标是
    A. 阈电位   B. 膜电位   C. 动作电位

D. 阈值　　　　　　　　E. 刺激阈

12. 关于稳态的叙述,错误的是
    A. 内环境理化性质相对稳定
    B. 是细胞维持正常生理功能的必要条件
    C. 内环境理化性质绝对稳定
    D. 负反馈是维持稳态的重要途径
    E. 内环境稳态遭破坏可危及健康

13. 下列哪项刺激说明组织兴奋性高
    A. 阈上刺激　　　　　　B. 阈下刺激　　　　　　C. 阈值小的刺激
    D. 阈值大的刺激　　　　E. 阈刺激

14. 下列哪项不属于内环境
    A. 细胞内液　　　　　　B. 血浆　　　　　　　　C. 组织液
    D. 淋巴液　　　　　　　E. 脑脊液

15. 机体从环境中摄取营养物质,合成自身成分的过程,称为
    A. 新陈代谢　　　　　　B. 合成代谢　　　　　　C. 能量代谢
    D. 吸收　　　　　　　　E. 物质代谢

16. 四肢方位中,近躯干者为
    A. 近侧　　　　　　　　B. 远侧　　　　　　　　C. 上
    D. 下　　　　　　　　　E. 近端

二、多项选择题
1. 新陈代谢包括
    A. 同化作用　　　　　　B. 异化作用　　　　　　C. 合成作用
    D. 物质代谢　　　　　　E. 能量代谢

2. 反应的表现形式有
    A. 兴奋性　　　　　　　B. 兴奋　　　　　　　　C. 刺激
    D. 抑制　　　　　　　　E. 反射

3. 可兴奋组织包括
    A. 神经　　　　　　　　B. 骨　　　　　　　　　C. 腺体
    D. 肌肉　　　　　　　　E. 上皮

4. 内环境指
    A. 血浆　　　　　　　　B. 细胞内液　　　　　　C. 组织液
    D. 脑脊液　　　　　　　E. 淋巴液

5. 生命活动的基本特征包括
    A. 新陈代谢　　　　　　B. 兴奋　　　　　　　　C. 兴奋性
    D. 抑制　　　　　　　　E. 生殖

三、填空题
1. 内环境的各项_____、_____因素保持相对的稳定,称内环境稳态。
2. 内环境包括_____、_____、_____、_____等。
3. 生命基本特征包括_____、_____、_____。

4.引起机体反应的刺激因素有_____、_____、_____、_____。

5._____、_____、_____、_____系统的脏器称内脏。

6.可兴奋组织包括_____、_____、_____。

7.机体所感受到的环境变化称_____,由刺激引起机体活动的变化称_____。

四、判断题

1.具有兴奋性的机体或组织,其反应形式一定是兴奋。

2.内环境理化因素绝对恒定是保证细胞新陈代谢的必要条件。

3.机体生活的外环境包括自然环境和社会环境。

4.机体内的液体称体液,细胞外液约占其 2/3。

5.解剖学是医学基础课程的基础。

6.消化、呼吸、泌尿、生殖系统的器官位于体腔内,因此称内脏。

五、名词解释

1.新陈代谢

2.内环境

3.阈值

4.兴奋性

5.组织

六、简答题

1.人体有哪几大系统?

2.什么是组织? 有哪几种?

3.何谓内环境? 简述内环境稳态的生理意义。

同步练习二

一、单项选择题

1.被喻为细胞"能量工厂"的是

 A.中心体   B.线粒体   C.溶酶体

 D.高尔基复合体   E.内质网

2.被喻为细胞的"消化器官"的是

 A.内质网   B.线粒体   C.溶酶体

 D.高尔基复合体   E.核糖体

3.人体主要的化学成分正确的是

 A.C、H、O、Na   B.C、H、O、N   C.C、H、O、K

 D.C、H、O、Cl   E.C、H、O、Ca

4.细胞分裂的动力结构是

 A.中心体   B.线粒体   C.溶酶体

 D.内质网   E.微管

5. 与蛋白质合成无关的结构是

    A. 高尔基复合体   B. 滑面内质网   C. 核糖体

    D. 粗面内质网   E. 染色体

6. 不属于细胞器的是

    A. 线粒体   B. 溶酶体   C. 染色体

    D. 中心体   E. 内质网

二、多项选择题

1. 细胞的化学成分主要是

    A. C   B. H   C. O

    D. S   E. N

2. 细胞膜的成分主要是

    A. 蛋白质   B. 脂类   C. 核酸

    D. 多糖   E. 糖蛋白

3. 下列哪些结构是由单位膜构成的

    A. 线粒体   B. 溶酶体   C. 中心体

    D. 内质网   E. 高尔基复合体

4. 染色体的主要化学成分是

    A. DNA   B. RNA   C. 核酸

    D. 组蛋白   E. 多糖分子

三、判断题

1. 所有细胞都由细胞膜、细胞质和细胞核三部分组成。

2. 细胞是人体的形态结构和生理功能的基本单位。

3. 核糖核酸带有遗传基因,是遗传的物质基础。

4. 中心体受损,细胞将停止分裂。

5. 细胞具有一定的形态,说明细胞膜是固态的。

6. 染色质和染色体是细胞不同时期的两种表现,本质是相同的。

7. 脱氧核糖核酸和核糖核酸是不同阶段的名称,化学成分相同。

四、填空题

1. 细胞的化学成分中含量最多的是_____、_____、_____、_____ 4 种元素。

2. 细胞由 _____、_____、_____ 三部分构成。

3. 与蛋白质合成有关的细胞器有 _____、_____、_____。

4. 细胞器有 _____、_____、_____、_____、_____ 等。

五、名词解释

1. 染色质

2. 单位膜

六、简答题

1. 细胞质中的细胞器有哪几种?

2. 简述各细胞器的功能。

同步练习三

一、单项选择题

1. 消化酶的分泌属
   A. 主动转运　　　　　　B. 易化扩散　　　　　C. 出胞
   D. 入胞　　　　　　　　E. 单纯扩散

2. 氧气和二氧化碳的转运方式属于
   A. 主动转运　　　　　　B. 单纯扩散　　　　　C. 易化扩散
   D. 入胞和出胞　　　　　E. 被动转运

3. 不属于易化扩散的特性是
   A. 特异性　　　　　　　B. 饱和性　　　　　　C. 依赖性
   D. 竞争性抑制　　　　　E. 特异性和饱和性

4. 动作电位的上升支是哪种离子运动产生的
   A. Na^+ 内流　　　　　B. Na^+ 外流　　　　C. K^+ 内流
   D. Cl^- 内流　　　　　E. K^+ 外流

5. 静息电位的主要发生机制是
   A. K^+ 内流　　　　　　B. K^+ 外流　　　　　C. Na^+ 外流
   D. Na^+ 内流　　　　　E. Cl^- 内流

6. 动作电位上升支是
   A. Na^+ 内流的平衡电位　B. K^+ 内流的平衡电位　C. Na^+ 外流的平衡电位
   D. K^+ 外流的平衡电位　E. Cl^- 内流的平衡电位

7. 细胞膜内电位负值减少是
   A. 去极化　　　　　　　B. 超极化　　　　　　C. 复极化
   D. 极化　　　　　　　　E. 反极化

8. 静息电位的产生,主要是由于
   A. Na^+ 内流的平衡电位　B. K^+ 内流的平衡电位　C. Na^+ 外流的平衡电位
   D. K^+ 外流的平衡电位　E. Cl^- 内流的平衡电位

二、多项选择题

1. 主动转运的特点是
   A. 逆浓度差转运　　　　　　　　B. 顺浓度差转运
   C. 耗能、耗氧　　　　　　　　　D. 将细胞外的 Na^+ 转运至细胞内
   E. 只转运有机小分子物质

2. 受体的功能特点是
   A. 能感受适宜的刺激　　　　　　B. 能识别和结合特殊的化学信息
   C. 将刺激转换成电能　　　　　　D. 能转发化学信息,引起生理效应
   E. 受体由特殊蛋白质成分构成

3. 属于易化扩散的特性是

　　A. 特异性　　　　　　　B. 饱和性　　　　　　　C. 依赖性

　　D. 竞争性抑制　　　　　E. 逆浓度差扩散

4. 细胞生物电现象产生的前提有

　　A. 细胞对离子的通透性不同　　　　B. 细胞对离子通透性小

　　C. 细胞对离子通透性大　　　　　　D. 细胞内、外存在浓度差

　　E. 钠—钾泵做功使离子及时复位

三、判断题

1. 被动转运耗能、耗氧。

2. 动作电位上升支是 K^+ 内流所形成的电-化学平衡电位。

3. 膜内电位数值向负值加大的方向变化称去极化。

4. 膜内电位数值向负值变小的方向变化称去极化。

5. 受体是能与体液中特殊化学信息相结合的细胞膜蛋白。

四、填空题

1. 固体入胞称_____,液体入胞称_____,消化酶的分泌属_____。

2. 受体的功能是_____;_____。

3. 膜电位回复到原来的极化状态称_____。

4. 动作电位传导的特点:_____、_____、_____。

5. 膜电位向负值增大的方向变化称_____,膜电位向负值减少的方向变化称_____。

6. 动作电位上升支主要是_____内流形成的,下降支主要是_____外流形成的。

7. 使 Na^+ 通道迅速开放的膜电位称_____。

8. 影响单纯扩散的因素主要有_____,_____。经单纯扩散转运物质的有_____、_____。

9. 易化扩散的特点有_____、_____、_____。

五、名词解释

1. 受体

2. 动作电位

3. 静息电位

4. 去极化

5. 超极化

六、简答题

1. 细胞膜的物质转运方式有哪几种?每种分别转运哪些物质?

2. 简述易化扩散的特点。

同步练习四

一、单项选择题

1. 内皮分布于

A. 胸膜　　　　　　　　B. 心血管内表面　　　　C. 胃黏膜

D. 腹膜　　　　　　　　E. 心包膜

2. 细胞核排列高低不一的上皮是

A. 单层扁平上皮　　　　B. 单层立方上皮　　　　C. 单层柱状上皮

D. 假复层柱状纤毛上皮　E. 复层扁平上皮

3. 复层扁平上皮分布于

A. 胃　　　　　　　　　B. 食管　　　　　　　　C. 小肠

D. 血管　　　　　　　　E. 支气管

4. 能合成和分泌抗体的细胞是

A. T 淋巴细胞　　　　　B. B 淋巴细胞　　　　　C. 浆细胞

D. K 细胞　　　　　　　E. NK 细胞

5. 间皮分布于

A. 腹膜　　　　　　　　B. 心血管内表面　　　　C. 胃黏膜

D. 膀胱黏膜　　　　　　E. 关节囊内面

6. 与创伤愈合有密切关系的细胞是

A. 巨噬细胞　　　　　　B. 浆细胞　　　　　　　C. 肥大细胞

D. 成纤维细胞　　　　　E. 中性粒细胞

7. 分布于造血器官的组织是

A. 脂肪组织　　　　　　B. 网状组织　　　　　　C. 疏松结缔组织

D. 致密结缔组织　　　　E. 上皮组织

8. 胃肠道黏膜一般是下列哪种细胞分布

A. 单层扁平上皮　　　　B. 单层立方上皮　　　　C. 单层柱状上皮

D. 假复层柱状纤毛上皮　E. 复层扁平上皮

9. 与变态反应有关的细胞是

A. 巨噬细胞　　　　　　B. 浆细胞　　　　　　　C. 肥大细胞

D. 淋巴细胞　　　　　　E. T 淋巴细胞

10. 吞噬能力最强的细胞是

A. 巨噬细胞　　　　　　B. 浆细胞　　　　　　　C. 肥大细胞

D. 成纤维细胞　　　　　E. 中性粒细胞

11. 假复层柱状纤毛上皮分布于

A. 食管　　　　　　　　B. 气管、支气管　　　　C. 肛门

D. 膀胱　　　　　　　　E. 输尿管

二、多项选择题

1. 组织器官具有弹性和韧性,是因为组织器官内有

A. 胶原纤维　　　　　　B. 网状纤维　　　　　　C. 弹性纤维

D. 肌原纤维　　　　　　E. 肌纤维

2. 属于细胞外的纤维是

A. 弹性纤维　　　　　　B. 胶原纤维　　　　　　C. 肌原纤维

D. 神经元纤维　　　　　E. 网状纤维

三、判断题

1.所有的上皮细胞均附着于基膜进行物质交换。

2.复层扁平上皮分布于食管、肛门等处,具有耐摩擦、保护作用。

3.分泌物不经过导管排出,称无管腺或内分泌腺。

四、填空题

1.上皮侧面连接有_____、_____、_____和_____。

2.上皮的游离面的特殊结构有_____和_____。上皮细胞基底面向细胞内凹陷形成

_____。

3.软骨组织根据基质中所含纤维成分和数量不同分为_____、_____、_____。

4.疏松结缔组织中的细胞有_____、_____、_____、_____、_____

_____等。

5.疏松结缔组织的纤维有_____、_____、_____。

五、名词解释

1.腺上皮

2.肥大细胞

六、简答题

1.简述上皮组织的结构特点。

2.松结缔组织中有哪几种细胞?简述各种细胞的主要形态特点及主要功能。

同步练习五

一、单项选择题

1.肌节是指

 A. 两 Z 膜之间的一段肌原纤维 B. 两 M 膜之间的一段肌原纤维

 C. 两 Z 膜之间的一段肌丝 D. 两 M 膜之间的一段肌丝

 E. 两 Z 膜与 M 膜之间的一段肌原纤维

2.兴奋-收缩偶联的中介因子是

 A. Na^+ B. K^+ C. Ca^{2+}

 D. Mg^{2+} E. Cl^-

3.骨骼肌纤维的肌膜向内凹陷形成

 A. 小凹 B. 纵小管 C. 横小管

 D. 肌质网 E. 终池

4.三联体是指

 A. 横小管和一侧的终池 B. 纵小管和两侧的终池

 C. 纵小管和两侧的横小管 D. 终池和两侧的横小管

 E. 横小管和两侧的终池

5.关于肌原纤维超微结构的叙述,错误的是

A. 由粗、细 2 种肌丝组成　　　　　　B. 粗肌丝中央固定于 M 线上

C. H 带内只有粗肌丝　　　　　　　　D. 细肌丝中央固定于 Z 膜上

E. 细肌丝一端固定在 Z 膜上，一端插入粗肌丝之间

6. 电镜下骨骼肌纤维只有细肌丝的是

A. A 带　　　　　　　　　B. I 带　　　　　　　　C. H 带

D. A 带和 H 带　　　　　E. I 带和 H 带

7. 尼氏体在电镜下的结构是

A. 粗面内质网和高尔基复合体　　　　B. 粗面内质网和线粒体

C. 粗面内质网和游离核糖体　　　　　D. 粗面内质网的神经丝

E. 神经丝和线粒体

8. 突触是指

A. 神经元与神经元之间的接触点　　　　B. 神经元与肌细胞之间的接触点

C. 神经元与腺细胞之间的接触点　　　　D. 神经元与非神经细胞之间的接触点

E. 神经元之间及神经元与效应细胞之间的接触点

9. 中枢神经系统髓鞘形成的细胞是

A. 少突胶质细胞　　　　　　　　　　B. 小胶质细胞

C. 星形胶质细胞　　　　　　　　　　D. 神经膜细胞

E. 卫星细胞

10. 下列哪种细胞具有吞噬功能

A. 少突胶质细胞　　　　　　　　　　B. 小胶质细胞

C. 纤维型星形胶质细胞　　　　　　　D. 原浆型星形胶质细胞

E. 室管膜细胞

二、多项选择题

1. 有被囊的神经末梢有

A. 尼氏小体　　　　　　B. 环层小体　　　　　　C. 触觉小体

D. 运动终板　　　　　　E. 肌梭

2. 三联体由下列哪些结构构成

A. 纵小管　　　　　　　B. 横小管　　　　　　　C. 终池

D. 肌质网　　　　　　　E. 细胞膜

3. 化学突触由下列哪些结构构成

A. 突触小支　　　　　　B. 突触前膜　　　　　　C. 突触后膜

D. 突触间隙　　　　　　E. 细胞膜

4. 关于骨骼肌细胞的叙述，正确的是

A. 呈长圆柱状，无分支　　　　　　　B. 有几十至几百个细胞核位于肌膜下

C. 有明暗交替的横纹　　　　　　　　D. 肌质内有大量的肌原纤维

E. 有丰富的线粒体和肌质网

三、判断题

1. 神经末梢也可称感受器。

2. 神经胶质细胞对神经元起保护、绝缘、营养、修复等作用。

3.心肌仅有二联体,故贮钙离子少。

4.心肌细胞借闰盘连接成一整体,心脏如一个合体细胞。

四、填空题

1.合成神经递质的部位是_____,电镜下见实质是_____和_____。

2._____和其_____合称三联体。

3.神经元按功能分为_____、_____、_____3类;按形态结构分为_____、_____、_____3类。

4.中枢神经系统的胶质细胞有_____、_____、_____、_____。

5.神经元的突起:能接收信息的是_____、能发送信息的是_____。

6.感觉神经末梢又称_____,大概有_____、_____、_____、_____4种。

7.心肌细胞的特殊结构有_____和_____。

五、名词解释

1.肌节

2.闰盘

3.突触

4.兴奋-收缩偶联

六、简答题

1.比较3种肌肉组织结构特点(形态、细胞核、横纹、闰盘)。

2.神经元按功能可分为哪几类?按形态结构可为哪几类?

同步练习六

一、单项选择题

1.成人血量占体重

A.6%～7%　　　　B.7%～8%　　　　C.8%～9%

D.5%～6%　　　　E.8%～10%

2.血清和血浆的主要区别在于前者不含

A.清蛋白　　　　B.球蛋白　　　　C.纤溶酶原

D.纤维蛋白原　　E.纤溶酶

3.血浆晶体渗透压主要由下述哪项形成

A.氯化钾　　　　B.氯化钠　　　　C.葡萄糖

D.清蛋白　　　　E.尿素

4.影响血管内、外水分分布的主要是

A.血浆晶体渗透压　　B.血浆胶体渗透压　　C.组织胶体渗透压

D.组织静水压　　　　E.血管通透性

5.影响细胞内、外水分分布的主要是

A.血浆晶体渗透压　　B.血浆胶体渗透压　　C.组织胶体渗透压

D. 组织静水压   E. 血管通透性

6. 化脓性炎症时下列哪项白细胞的数量增多
     A. 嗜酸性粒细胞   B. 单核细胞   C. 中性粒细胞
     D. 淋巴细胞   E. 嗜碱性粒细胞

7. 过敏性疾病时下列哪项白细胞增多
     A. 嗜酸性粒细胞   B. 嗜碱性粒细胞   C. 中性粒细胞
     D. 淋巴细胞   E. 单核细胞

8. 细胞核呈肾形或马蹄形的白细胞是
     A. 嗜酸性粒细胞   B. 单核细胞   C. 中性粒细胞
     D. 淋巴细胞   E. 嗜碱性粒细胞

9. 细胞质内含大量橘红色颗粒的白细胞是
     A. 嗜酸性粒细胞   B. 嗜碱性粒细胞   C. 中性粒细胞
     D. 单核细胞   E. 淋巴细胞

10. 细胞质中含细小淡紫红色颗粒的是
     A. 嗜酸性粒细胞   B. 单核细胞   C. 中性粒细胞
     D. 嗜碱性粒细胞   E. 红细胞

11. 细胞核较大,细胞质少且呈天蓝色的是
     A. 嗜酸性粒细胞   B. 单核细胞   C. 中性粒细胞
     D. 淋巴细胞   E. 嗜碱性粒细胞

12. 维持红细胞正常形态和功能的主要因素是
     A. 正常的血浆晶体渗透压   B. 正常的血浆胶体渗透压
     C. 红细胞膜的脆性   D. 红细胞膜的通透性
     E. 血浆 pH 值

13. 红细胞悬浮稳定性差会导致
     A. 血液凝固   B. 溶血   C. 红细胞沉降率加快
     D. 血液凝集   E. 红细胞凝集

14. 巨幼红细胞性贫血是由于缺乏
     A. 蛋白质   B. 铁   C. 维生素 B_{12} 和叶酸
     D. 促红细胞生成素   E. 盐酸

15. 长期食物中缺乏 Fe^{2+} 时,会引起
     A. 再生障碍性贫血   B. 缺铁性贫血   C. 巨幼红细胞性贫血
     D. 溶血性贫血   E. 脾性贫血

16. 下列细胞中,体积最大的是
     A. 嗜酸性粒细胞   B. 单核细胞   C. 中性粒细胞
     D. 嗜碱性粒细胞   E. 淋巴细胞

17. 能产生肝素和组胺的细胞是
     A. 嗜酸性粒细胞   B. 肥大细胞   C. 中性粒细胞
     D. 嗜碱性粒细胞   E. 淋巴细胞

18. 中性粒细胞的功能主要是

　　A. 产生抗体　　　　　　B. 吞噬微生物　　　　　C. 参与变态反应

　　D. 产生慢反应物质　　　E. 防御

二、多项选择题

1. 红细胞的造血原料有

　　A. 铁　　　　　　　　　B. 蛋白质　　　　　　　C. 维生素 B_{12}

　　D. 叶酸　　　　　　　　E. 钙

2. 能做变形运动,并有吞噬能力的白细胞是

　　A. 嗜酸性粒细胞　　　　B. 单核细胞　　　　　　C. 中性粒细胞

　　D. 淋巴细胞　　　　　　E. 巨噬细胞

三、判断题

1. 红细胞膜对低渗溶液的抵抗力与红细胞的渗透脆性呈正比关系。

2. 循环血量＋贮存血量＝总血量。

3. 血液加抗凝剂经离心沉淀后上层淡黄色液体称血清。

4. 血浆渗透压的高低与溶质颗粒的大小成正比。

5. 清蛋白占血浆蛋白的多数,是参与形成血胶体渗透压的主要部分。

6. 红细胞在血浆中的悬浮稳定性下降使红细胞沉降率加速。

四、填空题

1. 血液是由_____和_____组成。

2. 正常人体内血液总量为体重的_____,若一个体重 60 kg 的人其血量为_____。

3. 红细胞生成的主要原料有_____、_____,促进红细胞成熟的因子有_____、_____。

4. 红细胞的正常值:男性_____,女性_____。血红蛋白的正常值:男性_____,女性_____。

5. 红细胞的生理功能:_____、_____。

6. 血小板的生理功能:_____、_____。

7. 中性粒细胞占白细胞总数的_____,嗜酸性粒细胞占_____。

8. 血浆的 pH 值为_____。

9. 构成晶体渗透压的主要成分是_____,构成胶体渗透压主要成分是_____。

10. 红细胞膜的渗透脆性是指红细胞膜对_____的抵抗力,其抵抗力越大者脆性越_____,抵抗力小者说明脆性_____。

11. 血浆蛋白包括_____、_____、_____等,其总量为_____g/L。

五、名词解释

1. 血细胞比容

2. 非蛋白氮

3. 等渗溶液

4. 贫血

5. 红细胞沉降率

六、简答题

1. 写出血细胞的正常值。

2. 常见哪几种贫血？各是由什么原因引起？

3. 血浆晶体渗透压、胶体渗透压主要由什么成分形成？各在什么部位发挥作用？有何生理功能？

同步练习七

一、单项选择题

1. 内源性凝血的启动因子是
   A. 第Ⅱ因子　　　　　　B. 第Ⅲ因子　　　　　　C. 第ⅩⅡ因子
   D. 第Ⅹ因子　　　　　　E. 第Ⅳ因子

2. 不属于蛋白质成分的凝血因子是
   A. 第Ⅱ因子　　　　　　B. 第Ⅲ因子　　　　　　C. 第Ⅳ因子
   D. 第Ⅹ因子　　　　　　E. 第ⅩⅡ因子

3. 子宫、甲状腺手术后，创口易渗血是因为这些器官内含较多的
   A. 纤溶抑制物　　　　　　B. 组织激活物　　　　　　C. 纤溶酶
   D. 抗凝血酶原　　　　　　E. 组织抑制物

4. ABO 血型的判断依据是
   A. 红细胞膜上的凝集原　　　　　　B. 红细胞膜上的凝集素
   C. 红细胞膜上的 D 抗原　　　　　　D. 血清中的凝集素
   E. 血清中的抗 D 抗体

5. A 型红细胞与 B 型血的血清相遇时可发生
   A. 凝固　　　　　　B. 凝集　　　　　　C. 叠连
   D. 聚集　　　　　　E. 串连

6. 某人的红细胞与 B 型血的血清发生凝集，血清与 B 型血的红细胞不凝集，其血型是
   A. B 型　　　　　　B. A 型　　　　　　C. AB 型
   D. O 型　　　　　　E. H 型

7. 某人的红细胞与 B 型血的血清发生凝集，血清与 B 型血的红细胞凝集，其血型是
   A. B 型　　　　　　B. A 型　　　　　　C. AB 型
   D. O 型　　　　　　E. H 型

8. 某人血清中无抗 A、抗 B 凝集素，红细胞膜无 D 抗原，其血型属于
   A. AB 型、Rh 阴性　　　　　　B. O 型、Rh 阳性　　　　　　C. AB 型、Rh 阳性
   D. O 型、Rh 阴性　　　　　　E. AB 型

9. Rh 因子阳性的判断依据是
   A. 红细胞膜上有 A 凝集原　　　　　　B. 红细胞膜上有 B 凝集原
   C. 红细胞膜上有 D 凝集原　　　　　　D. 血清中有抗 D 抗体
   E. 血清中有抗 Rh 抗体

10. 外源性凝血途径的启动因子是

    A. 第 Ⅱ 因子　　　　　　B. 第 Ⅲ 因子　　　　　　C. 第 Ⅻ 因子

    D. 第 Ⅹ 因子　　　　　　E. 第 Ⅳ 因子

二、多项选择题

1. 血浆中抗凝血物质有

    A. 肝素　　　　　　　　B. 凝血酶原 Ⅲ　　　　　C. 抗凝血酶 Ⅲ

    D. 柠檬酸钠　　　　　　E. 草酸钾

2. 可促进血液凝固的因素有

    A. 降温　　　　　　　　B. 加温　　　　　　　　C. 加维生素 K

    D. 纱布压迫　　　　　　E. 加入钙离子

3. Rh 因子阴性较高的民族是

    A. 苗族　　　　　　　　B. 布依族　　　　　　　C. 乌孜别克族

    D. 塔塔尔族　　　　　　E. 壮族

4. Rh 阴性妇女应避免

    A. 第二次输入 Rh 阳性血　　　　　　B. 第二次怀 Rh 阳性胎儿

    C. 第二次输入 Rh 阴性血　　　　　　D. 第二次怀 Rh 阴性胎儿

    E. 避免与 Rh 阳性者结婚

5. 血清中含抗 A 凝集素的血型有

    A. O 型　　　　　　　　B. A 型　　　　　　　　C. B 型

    D. AB 型　　　　　　　E. Rh 型

三、判断题

1. 凝血因子都需激活才能发挥作用。

2. 手术中给病人输入维生素 K 能促进止血。

3. 内源性和外源性凝血异途同归,结果是一样的。

4. 光滑器皿和冷藏能延缓血液凝固。

5. Rh 因子无天然抗体,第一次输入 Rh 阳性血后即能产生抗 D 抗体。

6. 血型鉴定原理是用已知的抗体去测定未知的抗原。

7. 为保证病人安全,即使是同型重复输血,也必须做交叉配血试验。

四、填空题

1. 外源性凝血的启动因子是_____,它存在于_____中。

2. _____、_____、_____、_____因子在肝内合成需维生素 K 参与。

3. 抗凝血酶Ⅲ能使_____、_____、_____、_____因子失活。

4. 血清中含抗 B 凝集素的有_____型和_____型。

5. O 型血可输给_____、_____、_____和_____病人。

6. AB 血型的人能接受_____、_____、_____、_____人的血。

7. 血液凝固的 3 个基本步骤:_____、_____、_____。

五、名词解释

1. 交叉配血试验

2. 血液凝固

六、简答题

1. 简述凝血基本过程的 3 个步骤。
2. 简述正常人血管内的血液不会发生凝固的原因。
3. 简述输血原则。

同步练习八

一、单项选择题

1. 下述哪项不是长骨
   A. 肱骨　　　　　　　　　B. 趾骨　　　　　　　　　C. 肋骨
   D. 掌骨　　　　　　　　　E. 指骨

2. 椎弓和椎体围成
   A. 椎间孔　　　　　　　　B. 椎孔　　　　　　　　　C. 椎管
   D. 横突孔　　　　　　　　E. 骶管裂孔

3. 下列关于骨髓的描述,正确的是
   A. 全部位于长骨的骨髓腔内　　　　B. 胎儿和幼儿无黄骨髓,只有红骨髓
   C. 老年人的骺内存在黄骨髓　　　　D. 红骨髓不会变成黄骨髓
   E. 黄骨髓终身造血

4. 胸骨
   A. 分为胸骨柄和胸骨体两部分　　　B. 与肋软骨都以关节相连
   C. 上缘有一颈动脉切迹　　　　　　D. 成人胸骨内含黄骨髓
   E. 柄和体连接处微前凸,形成胸骨角

5. 躯干骨不包括
   A. 肩胛骨　　　　　　　　B. 椎骨　　　　　　　　　C. 尾骨
   D. 肋骨　　　　　　　　　E. 骶骨

6. 胸椎的主要特征是
   A. 棘突斜而长　　　　　　B. 椎体上有肋凹　　　　　C. 椎体较小
   D. 棘突分叉　　　　　　　E. 上、下有关节突

7. 椎弓根的上、下切迹共同围成
   A. 椎管　　　　　　　　　B. 椎孔　　　　　　　　　C. 椎间孔
   D. 椎间盘　　　　　　　　E. 骶裂孔

8. 颈椎的主要形态结构特征是
   A. 椎体较小　　　　　　　B. 有横突孔　　　　　　　C. 棘突分叉
   D. 有齿突　　　　　　　　E. 棘突长

9. 椎间盘连于两个相邻的什么之间
   A. 椎弓板　　　　　　　　B. 椎弓根　　　　　　　　C. 椎体
   D. 椎弓　　　　　　　　　E. 椎骨

10. 腰穿时穿刺针首先碰到的是什么韧带
    A. 黄韧带　　　　　　　B. 棘间韧带　　　　　　C. 棘上韧带
    D. 后纵韧带　　　　　　E. 前纵韧带
11. 胸骨角平对
    A. 第一肋　　　　　　　B. 第二肋　　　　　　　C. 第三肋
    D. 第四肋　　　　　　　E. 第五肋
12. 无椎体的椎骨是
    A. 枢椎　　　　　　　　B. 环椎　　　　　　　　C. 胸椎
    D. 腰椎　　　　　　　　E. 颈椎

二、多项选择题

1. 关节的基本结构是
   A. 关节面　　　　　　　B. 关节囊　　　　　　　C. 关节腔
   D. 关节盘　　　　　　　E. 半月板
2. 骨的基本结构的是
   A. 骨膜　　　　　　　　B. 骨骺　　　　　　　　C. 骨髓
   D. 骨质　　　　　　　　E. 红骨髓
3. 颈椎的形态结构特征有
   A. 椎体较小　　　　　　B. 有横突孔　　　　　　C. 棘突分叉
   D. 有齿突　　　　　　　E. 棘突特别长
4. 脊柱侧面观有 4 个生理性弯曲，向前凸的有
   A. 颈曲　　　　　　　　B. 胸曲　　　　　　　　C. 腰曲
   D. 骶曲　　　　　　　　E. 会阴曲
5. 椎间盘
   A. 位于相邻两椎体之间　　　　　　B. 位于上、下椎板之间
   C. 由髓核和纤维环构成　　　　　　D. 由髓核和关节唇构成
   E. 位于上、下椎弓之间
6. 连结椎体的结构有
   A. 前纵韧带　　　　　　B. 后纵韧带　　　　　　C. 黄韧带
   D. 棘间韧带　　　　　　E. 椎间盘

三、判断题

1. 运动系统具有支持、运动、保护、造血等功能。
2. 身体内较长的骨称为长骨。
3. 红骨髓终生能造血。
4. 第七颈椎棘突是计数椎骨序数的标志。
5. 胸骨角是计数所有肋骨的骨性标志。
6. 所有的关节都有关节囊、关节面和关节腔。

四、填空题

1. 骨由_____、_____、_____三部分组成。
2. 骨按不同形态可分为_____、_____、_____、_____4 类。

3.骨的化学成分由_____和_____组成,前者主要是_____,后者主要是_____。

4.关节由_____、_____、_____3个基本结构构成,辅助结构尚有_____、_____等。

5.相邻两椎骨的上、下切迹共同围成_____,内有_____和_____通过。

6.颈椎结构主要特征有_____;胸椎结构主要特征是_____;腰椎结构主要特征是_____。

7.胸骨柄和胸骨体连结处形成向前微凸称_____,它正好平对两侧第_____肋骨。

五、名词解释

1.胸骨角

2.椎间盘

3.椎间孔

4.肋弓

六、简答题

1.简述骨的理化特性和年龄关系。

2.把椎骨连结成脊柱有几条韧带?各在何处?

3.简述脊柱生理性弯曲的生理意义。

4.简述计数肋和椎骨序数的骨性标志。

同步练习九

一、单项选择题

1.前囟闭合时间是

    A. 出生后不久   B. 6 个月   C. 1～2 岁

    D. 2～3 岁   E. 3～4 岁

2.最大的鼻旁窦是

    A. 额窦   B. 蝶窦   C. 上颌窦

    D. 筛窦前群   E. 筛窦后群

3.参与构成翼点的是

    A. 额骨、蝶骨、颞骨、枕骨   B. 额骨、蝶骨、颞骨、顶骨

    C. 额骨、筛骨、颞骨、枕骨   D. 左、右顶骨和额骨

    E. 额骨、蝶骨、颞骨、下颌骨

4.肩关节描述中错误的是

    A. 关节头大而圆   B. 关节盂小而浅   C. 关节囊薄而松弛

    D. 脱位时易脱向上方   E. 脱位时易脱向下方

5.参与组成膝关节的是

    A. 腓骨   B. 髌骨   C. 胫骨下端

    D. 股骨上端   E. 骶骨

6. 颅底最大的孔是

    A. 下颌孔   B. 筛孔   C. 颈静脉孔

    D. 枕骨大孔   E. 茎乳孔

7. 肩胛下角平对

    A. 第八肋   B. 第七肋   C. 第六肋

    D. 第五肋   E. 第二肋

8. 在体表不易摸到的骨性标志是

    A. 髂前上棘   B. 髂嵴   C. 大转子

    D. 坐骨棘   E. 坐骨结节

9. 两髂嵴最高点连线平

    A. 第一腰椎棘突   B. 第二腰椎棘突   C. 第三腰椎棘突

    D. 第四腰椎棘突   E. 第五腰椎棘突

10. 肱骨易发生骨折的部位是

    A. 肱骨头   B. 肱骨颈   C. 外科颈

    D. 肱骨体上部   E. 肱骨体

11. 不参与腕关节组成的是

    A. 桡骨   B. 尺骨   C. 腕骨

    D. 掌骨   E. 手舟骨

二、多项选择题

1. 易在体表摸到的骨性标志是

    A. 髂前上棘   B. 髂嵴   C. 大转子

    D. 坐骨棘   E. 坐骨结节

2. 膝关节

    A. 由股骨下端和胫、腓骨上端构成

    B. 半月板有利于关节的稳固性

    C. 由股骨下端和胫骨上端及髌骨构成

    D. 前、后交叉韧带可阻止胫骨向前、后移位

    E. 膝关节仅可作伸屈运动

3. 髋关节

    A. 由髋臼和股骨头组成   B. 髋臼深而股骨头大

    C. 关节囊厚而坚韧   D. 股骨颈完全被包裹在关节囊内

    E. 股骨头上有韧带

4. 肘关节包括

    A. 肱尺关节   B. 肱桡关节

    C. 桡尺骨远侧关节   D. 桡尺骨近侧关节

    E. 肘尺关节

三、判断题

1. 两侧髂前上棘连线平对第四腰椎棘突。

2.伸肘关节时,肱骨内、外上髁和尺骨鹰嘴三点成一等腰三角。

3.女性骨盆腔呈圆桶形,耻骨下角小于直角。

4.膝关节腔内有韧带、半月板等,所以是最复杂的关节。

5.肩关节关节囊无韧带加强,故是最灵活的关节。

四、填空题

1.翼点是_____、_____、_____、_____4骨汇合处。

2.鼻旁窦有_____、_____、_____、_____4对,最大的是_____。

3.肘关节包括_____、_____、_____3个关节。

4.骨盆的界线由_____、_____、_____、_____连接而成。

5.髋骨由_____、_____和_____融合而成。

6.骨盆由_____、_____和左、右_____连结而成。以_____划分为上部的_____和下部的_____。

五、名词解释

1.颅囟

2.鼻旁窦

3.足弓

4.翼点

六、简答题

1.比较男、女性骨盆形态。

2.比较肩关节和髋关节的组成及结构特点。

3.简述膝关节的组成和辅助结构。

同步练习十

一、单项选择题

1.背阔肌收缩

  A.使臂外展   B.使臂内收   C.使肱骨前屈

  D.使肱骨旋外   E.使肘关节屈曲

2.最重要的呼吸肌是

  A.胸大肌   B.膈肌   C.肋间外肌

  D.肋间内肌   E.胸小肌

3.关于膈肌的描述,错误的是

  A.膈肌肌质在周围,中央为腱膜   B.膈上有3个裂孔

  C.腔静脉孔位于中心腱上   D.膈收缩时膈顶下降,助吸气

  E.膈肌收缩时膈顶上升,助吸气

4.使髋关节后伸的主要肌是

  A.臀大肌   B.臀中肌   C.臀小肌

    D. 髂腰肌　　　　　　　　　　E. 股四头肌

5. 能使肩关节外展的主要肌是

    A. 斜方肌　　　　　　　B. 胸大肌　　　　　　　C. 三角肌

    D. 胸锁乳突肌　　　　　E. 背阔肌

6. 构成腹股沟韧带的肌是

    A. 腹直肌　　　　　　　B. 腹外斜肌　　　　　　C. 腹内斜肌

    D. 腹横肌　　　　　　　E. 髂肌

7. 构成腹股沟管浅环是下列哪肌的腱膜

    A. 腹直肌　　　　　　　B. 腹外斜肌　　　　　　C. 腹内斜肌

    D. 腹横肌　　　　　　　E. 髂腰肌

二、多项选择题

1. 重要的呼吸肌是

    A. 肋间外肌　　　　　　B. 膈肌　　　　　　　　C. 肋间内肌

    D. 胸大肌　　　　　　　E. 胸锁乳突肌

2. 咀嚼肌主要有

    A. 翼内肌　　　　　　　B. 翼外肌　　　　　　　C. 颞肌

    D. 咬肌　　　　　　　　E. 颊肌

3. 使足外翻的肌有

    A. 腓骨长肌　　　　　　B. 腓骨短肌　　　　　　C. 胫骨前肌

    D. 胫骨后肌　　　　　　E. 腓肠肌

4. 常用肌内注射的肌是

    A. 肱二头肌　　　　　　B. 三角肌　　　　　　　C. 臀大肌

    D. 臀中肌　　　　　　　E. 臀小肌

5. 胸锁乳突肌

    A. 两侧收缩时头前屈　　　　　　　　B. 两侧收缩时头后仰

    C. 一侧收缩使头向同侧倾斜　　　　　D. 一侧收缩时面部转向同侧

    E. 一侧收缩时面部转向对侧

6. 关于股四头肌的描述,正确的是

    A. 4个头形成1个肌腱　　　　　　　　B. 跨越髋关节和膝关节

    C. 能屈髋伸膝　　　　　　　　　　　D. 肌腱包绕髌骨下延为髌韧带

    E. 髌韧带止于胫骨粗隆

三、判断题

1. 腹股沟管位于腹股沟韧带内侧份稍上方。

2. 膈肌收缩时膈顶上升助吸气。

3. 胸大肌收缩时可使臂内收和旋内。

4. 腹直肌鞘由腹外、腹内斜肌腱膜一起构成。

5. 股四头肌有屈髋伸膝的作用。

四、填空题

1. 膈上有_____、_____、_____3个裂孔,分别有_____、_____、_____

通过。

　　2.腹前外侧壁由浅入深,分别有_____、_____、_____3肌。

　　3.腹股沟管内容,男性有_____通过,女性有_____通过。

　　4.股三角内由内向外依次排列有_____、_____、_____。

五、名词解释

　　1.腹股沟管

　　2.股三角

六、简答题

　　1.简述膈的结构特点及功能。

　　2.臀大肌和三角肌各位于何处? 有何作用?

同步练习十一

一、单项选择题

　　1.不属于上消化道的器官是

　　　　A.食管　　　　　　　　B.空肠　　　　　　　　C.胃

　　　　D.十二指肠　　　　　　E.口腔

　　2.关于上消化道的描述,正确的是

　　　　A.从咽到十二指肠　　　B.从口腔到小肠　　　　C.从食管到胃

　　　　D.从口腔到十二指肠　　E.从口腔到空肠

　　3.异物易潴留在

　　　　A.咽隐窝　　　　　　　B.梨状隐窝　　　　　　C.咽峡

　　　　D.肝肾隐窝　　　　　　E.口腔前庭

　　4.十二指肠大乳头开口于十二指肠

　　　　A.上部　　　　　　　　B.降部　　　　　　　　C.水平部

　　　　D.升部　　　　　　　　E.下部

　　5.下列哪项不参与咽峡的组成

　　　　A.腭垂　　　　　　　　B.舌根　　　　　　　　C.腭咽弓

　　　　D.腭舌弓　　　　　　　E.悬雍垂

　　6.右上第2磨牙可表示为

　　　　A.⊥　　　　　　　　　B.⊤　　　　　　　　　C.5⊥

　　　　D.⊥　　　　　　　　　E.⊤

　　7.左下第1乳磨牙可表示为

　　　　A.⊣Ⅰ　　　　　　　　B.⊣Ⅳ　　　　　　　　C.⊣Ⅳ

　　　　D.⊣Ⅱ　　　　　　　　E.⊣Ⅰ

　　8.胃在卧位和中等充盈时位于

　　　　A.右季肋区和腹上区　　　　　　　　B.腹上区和脐区和左季肋区

D. 左季肋区和腹上区　　　　　　　　　　E. 左季肋区

9. 主细胞存在于

　　A. 十二指肠腺　　　　　　B. 贲门腺　　　　　　C. 胃底腺

　　D. 幽门腺　　　　　　　　E. 胃腺

10. 长期大量使用肠道抗菌药可导致缺乏的维生素是

　　A. B 族维生素和维生素 A　　　　B. B 族维生素和维生素 C

　　C. B 族维生素和维生素 D　　　　D. B 族维生素和维生素 K

　　E. 维生素 C 和维生素 K

11. 分泌胃蛋白酶原的细胞是

　　A. 主细胞　　　　　　　　B. 杯状细胞　　　　　　C. 壁细胞

　　D. 潘氏细胞　　　　　　　E. 胃上皮细胞

12. 分泌盐酸的细胞是

　　A. 胃酶细胞　　　　　　　B. 壁细胞　　　　　　　C. 柱状细胞

　　D. 潘氏细胞　　　　　　　E. 黏膜上皮细胞

13. 判断空肠起点的主要标志是

　　A. 小肠系膜　　　　　　　　　　　B. 空肠较粗，血供丰富

　　C. 十二指肠悬韧带　　　　　　　　D. 为腹膜内位器官

　　E. 十二指肠空肠曲

14. 阑尾手术时寻找阑尾的标志是

　　A. 麦氏点　　　　　　　　B. 结肠带　　　　　　　C. 阑尾系膜

　　D. 阑尾动脉　　　　　　　E. 肠系膜

15. 胃特有的活动形式是

　　A. 紧张性收缩　　　　　　B. 蠕动　　　　　　　　C. 容受性舒张

　　D. 分节运动　　　　　　　E. 集团蠕动

16. 小肠特有的活动形式是

　　A. 紧张性收缩　　　　　　B. 蠕动　　　　　　　　C. 容受性舒张

　　D. 集团蠕动　　　　　　　E. 分节运动

17. 有关胃蛋白酶的叙述，正确的是

　　A. 由壁细胞分泌

　　B. 初分泌时就有活性

　　C. 适宜在碱性环境中发挥作用

　　D. 能水解蛋白质为氨基酸

　　E. 只有在适宜的酸性环境中才能发挥作用

18. 胃液成分中与红细胞生成有关的物质是

　　A. HCl　　　　　　　　　　B. 内因子　　　　　　　C. 无机盐

　　D. 胃蛋白酶　　　　　　　E. 黏液

19. 下列食物在胃中排空的速度由快到慢依次是

　　A. 糖、脂肪、蛋白质　　　　　　　　B. 脂肪、糖、蛋白质

　　C. 糖、蛋白质、脂肪　　　　　　　　D. 蛋白质、脂肪、糖

E. 蛋白质、糖、脂肪

二、多项选择题

1. 牙周组织包括
   A. 牙周膜　　　　　　　B. 牙釉质　　　　　　　C. 牙龈
   D. 牙骨质　　　　　　　E. 牙槽骨

2. 十二指肠分为
   A. 上部　　　　　　　　B. 下部　　　　　　　　C. 水平部
   D. 升部　　　　　　　　E. 降部

3. 下列哪些舌乳头含味觉感受器
   A. 菌状乳头　　　　　　B. 丝状乳头　　　　　　C. 轮廓乳头
   D. 叶状乳头　　　　　　E. 舌乳头

4. 参与咽峡的组成有
   A. 腭垂　　　　　　　　B. 舌根　　　　　　　　C. 腭咽弓
   D. 腭舌弓　　　　　　　E. 腭扁桃体

5. 鼻咽部侧壁上有
   A. 腭扁桃体　　　　　　B. 咽隐窝　　　　　　　C. 梨状隐窝
   D. 咽鼓管咽口　　　　　E. 咽扁桃体

6. 具有复层扁平上皮的消化道器官是
   A. 食管　　　　　　　　B. 口腔　　　　　　　　C. 胃
   D. 肛门　　　　　　　　E. 咽

7. 胃和小肠共有的活动形式有
   A. 紧张性收缩　　　　　B. 蠕动　　　　　　　　C. 容受性舒张
   D. 分节运动　　　　　　E. 集团蠕动

8. 直肠的弯曲有
   A. 耻骨前弯　　　　　　B. 会阴曲　　　　　　　C. 盆曲
   D. 骶曲　　　　　　　　E. 耻骨下弯

9. 胃底腺壁细胞分泌
   A. 盐酸　　　　　　　　B. 胃蛋白酶原　　　　　C. 内因子
   D. 黏液　　　　　　　　E. 钾离子

10. 胃液中含有的成分是
    A. 黏液　　　　　　　　B. 盐酸　　　　　　　　C. 内因子
    D. 胃蛋白酶原　　　　　E. 淀粉酶

三、判断题

1. 消化系统由消化管和消化腺两部分组成。
2. 临床上常把从口腔到空肠的这一段称为上消化道。
3. 混合食物由胃完全排空需 3 h。
4. 蠕动是消化管的基本运动形式。
5. 胃酸是由胃底腺的主细胞所分泌的。
6. 壁细胞分泌盐酸和内因子。

7. 小肠黏膜环状皱襞、绒毛、微绒毛和纤毛扩大了消化吸收的表面积。

8. 胆总管和胰管共同开口于十二指肠大乳头。

9. 胃大部分位于右季肋区,小部分位于左季肋区。

10. 胃蛋白酶原的激活物主要是盐酸。

四、填空题

1. 消化系统由_____和_____组成。

2. 消化管包括_____、_____、_____、_____、_____、_____。消化腺包括_____、_____、_____和_____。临床上把_____的消化管称为上消化道,_____的消化管称为下消化道。

3. 牙分_____、_____和_____3部分。

4. 乳牙的牙位用_____表示,恒牙的牙位用_____表示。㿟表示_____,十表示_____。

5. 咽分为3部分,即_____、_____和_____。咽是_____和_____的共用通道。

6. 胃内的食物由胃排入十二指肠的过程称_____。

7. 扩大小肠黏膜表面积,有利于吸收的结构有_____、_____、_____。

8. 主细胞分泌_____;壁细胞分泌_____和_____。

9. 三大营养物质在胃排空的速度,由快到慢分别是_____、_____、_____。

10. 大肠内的细菌可利用简单营养物质合成_____和_____。

11. 消化管共有的活动形式是_____、_____。小肠特有的活动形式是_____,胃特有的运动形式是_____,大肠特有运动形式是_____。

12. 直肠有_____和_____2个弯曲。

13. 肛门内括约肌由_____组成,肛门外括约肌由_____组成。

14. 胃的上口称_____,连接_____,下口称_____,通_____。

五、名词解释

1. 咽峡

2. 麦氏点

3. 齿状线

4. 胃排空

六、简答题

1. 小孩误吞玻璃弹子,第2天从便中排出,请问玻璃弹子从口腔开始经哪些部位从肛门排出?

2. 食管有3个生理狭窄,各位于何处?距中切牙多少厘米?有何临床意义?

3. 简述胃液的主要成分及生理功能。

同步练习十二

一、单项选择题

1. 唾液中与消化有关的成分是
   A. 黏蛋白　　　　　　　　B. 溶菌酶　　　　　　　　C. 淀粉酶
   D. 无机盐　　　　　　　　E. 脂肪酶

2. 唾液的消化作用主要表现在
   A. 湿润食物、便于吞咽　　　　　　B. 溶解食物、产生味觉
   C. 分解部分淀粉为葡萄糖　　　　　D. 清洁和保护牙齿
   E. 分解部分淀粉为麦芽糖

3. 关于胆囊的叙述,错误的是
   A. 能分泌胆汁
   B. 可分为胆囊底、胆囊体、胆囊颈和胆囊管 4 部分
   C. 为腹膜间位器官
   D. 胆囊管与肝总管共同合成胆总管
   E. 贮存、浓缩、排泄胆汁

4. 肝细胞分泌胆汁进入
   A. 肝血窦　　　　　　　　B. 窦周隙　　　　　　　　C. 胆小管
   D. 小叶间胆管　　　　　　E. 中央静脉

5. 关于胰液的描述,错误的是
   A. 胰液中含消化酶种类最多　　　　B. 含胰蛋白酶原和糜蛋白酶原
   C. 含碳酸氢盐　　　　　　　　　　D. 含肠激酶
   E. 含胰脂肪酶、胰淀粉酶

6. 参与脂肪消化的消化液为
   A. 唾液和胃液　　　　　　B. 胃液和胰液　　　　　　C. 胰液和胆汁
   D. 胆汁和小肠液　　　　　E. 胆汁和胃液

7. 胆盐的主要作用是
   A. 中和胃酸　　　　　　　B. 激活胰蛋白酶原　　　　C. 杀菌
   D. 促进脂肪的消化和吸收　E. 促进铁和钙的吸收

8. 关于脂肪消化吸收的描述,正确的是
   A. 胆盐使脂肪分解成甘油和脂肪酸　　B. 小肠内的脂肪小滴就是乳糜微粒
   C. 大部分胆盐在十二指肠内重吸收　　D. 脂肪分解产物大部分经淋巴道转运
   E. 脂肪分解的产物大部分经血道转运

9. 腮腺导管开口于
   A. 平对上颌第二磨牙颊黏膜　　　　B. 舌下阜
   C. 平对上颌第一磨牙颊黏膜　　　　D. 舌下襞

E. 平对下颌第二磨牙颊黏膜

10. 下列物质中,属主动吸收的是
    A. 氨基酸　　　　　　B. 水　　　　　　　C. 脂溶性维生素
    D. 水溶性维生素　　　E. 氨基酸和葡萄糖

11. 不属于腹膜内位器官的是
    A. 小肠　　　　　　　B. 胃　　　　　　　C. 肝
    D. 阑尾　　　　　　　E. 横结肠

12. 不属于肝门的结构是
    A. 肝固有动脉　　　　B. 肝管　　　　　　C. 肝门静脉
    D. 肝静脉　　　　　　E. 神经和淋巴管

13. 关于肝的描述,错误的是
    A. 是最大的消化腺　　　　　　　B. 肝脏面 H 形的横沟是肝门
    C. 为腹膜间位器官　　　　　　　D. 下界在剑突下可达 3～5 cm
    E. 肋弓下摸到肝脏均是病理性肿大

14. 关于肝小叶组织结构的描述,错误的是
    A. 肝索　　　　　　　B. 肝血窦　　　　　C. 胆小管
    D. 小叶间静脉　　　　E. 中央静脉

15. 不含消化酶的消化液是
    A. 唾液　　　　　　　B. 胃液　　　　　　C. 胆汁
    D. 胰液　　　　　　　E. 小肠液

16. 下列营养物质吸收过程中不能直接经血道转运的是
    A. 葡萄糖　　　　　　B. 氨基酸　　　　　C. 甘油
    D. 脂肪酸　　　　　　E. 矿物质

17. 不由腹膜构成的韧带是
    A. 肝冠状韧带　　　　B. 肝镰状韧带　　　C. 胃脾韧带
    D. 肝圆韧带　　　　　E. 肝胃韧带

二、多项选择题

1. 下列属于胆汁成分的有
   A. 胆盐　　　　　　　B. 胆色素　　　　　C. 脂肪酶
   D. 卵磷脂　　　　　　E. 胆固醇

2. 下列那些物质可被小肠黏膜吸收入血液
   A. 葡萄糖　　　　　　B. 氨基酸　　　　　C. 麦芽糖
   D. 三酰甘油(甘油三酯)　E. 甘油

3. 脂肪的消化需要下列哪些消化液
   A. 唾液　　　　　　　B. 胃液　　　　　　C. 胰液
   D. 胆汁　　　　　　　E. 小肠液

4. 下列哪些韧带主要由腹膜参与构成
   A. 肝冠状韧带　　　　B. 肝镰状韧带　　　C. 胃脾韧带
   D. 十二指肠悬韧带　　E. 肝胃韧带

5. 下列哪些结构是由腹膜构成的

    A. 系膜   B. 网膜   C. 韧带

    D. 穹隆   E. 陷凹

6. 关于腹膜陷凹的描述,正确的是

    A. 女性有直肠子宫陷凹

    B. 男性有膀胱直肠陷凹

    C. 女性有直肠膀胱陷凹

    D. 站立位腹膜腔的最低部位是直肠子宫陷凹

    E. 站立位腹膜腔的最低部位是膀胱直肠陷凹

7. 腹膜间位器官是

    A. 子宫   B. 乙状结肠   C. 肝

    D. 升结肠   E. 膀胱

8. 腹膜内位器官是

    A. 胃   B. 小肠   C. 肝

    D. 升结肠   E. 脾

三、填空题

1. 营养物质包括_____、_____、_____、_____、_____、_____。其中_____、_____、_____必须经消化分解后,才能被吸收利用。

2. 含消化酶种类多,消化力最强的消化液是_____。无消化酶的消化液是_____。

3. 糖类、蛋白质、脂肪在消化管内经_____消化和_____消化,最终分别被分解成_____、_____和_____才能被吸收。

4. 胆汁由_____分泌,在_____中贮存、浓缩。主要成分是_____,具有以下作用:①_____;②_____;③_____;④_____。

5. 最大的消化腺是_____,最大的唾液腺是_____。

6. 与脂肪消化、吸收有关的最重要的消化液是_____。

7. 小网膜由_____和_____合成。

8. 头高足低位时,腹膜腔的最低部位:男性在_____,女性在_____。

9. 由腹膜形成的结构有_____、_____、_____、_____。

四、判断题

1. 主要吸收水和矿物质的部位是大肠。

2. 吸收乙醇和少量水的部位是小肠。

3. 胰液中消化酶种类最多,故是最重要的消化液。

4. 消化管内的物质透过消化管黏膜进入血液和淋巴的过程称消化。

5. 不含消化酶的消化液是胆汁。

6. 肝大部分位于右季肋区和腹上区,小部分位于左季肋区。

7. 淀粉分解起始于胃。

8. 胃是消化食物和吸收营养物质的主要场所。

9. 胆囊具有贮存、浓缩、分泌、排泄胆汁的作用。

10. 营养物质均需消化才能被吸收。

五、名词解释

1. 消化
2. 吸收
3. 肝门
4. 腹膜腔

六、简答题

1. 简述肝的形态和位置。
2. 简述胆汁的排泄途径。
3. 简述胆盐的生理作用。
4. 简述三大营养物质的消化与吸收。

同步练习十三

一、单项选择题

1. 鼻腔疖肿的好发部位位于
   A. 鼻前庭　　　　　B. 固有鼻腔　　　　C. 鼻翼
   D. 呼吸区　　　　　E. 嗅区

2. 易出血区位于鼻中隔的
   A. 前部　　　　　　B. 后下部　　　　　C. 上部
   D. 中部　　　　　　E. 前下部

3. 鼻旁窦中,慢性炎症最常见的是
   A. 上颌窦　　　　　B. 额窦　　　　　　C. 筛窦前、中群
   D. 蝶窦　　　　　　E. 筛窦后群

4. 鼻咽癌的好发部位是
   A. 咽隐窝　　　　　B. 咽鼓管　　　　　C. 咽峡
   D. 腭咽弓　　　　　E. 蝶筛隐窝

5. 呼吸道惟一完整的软骨环是
   A. 甲状软骨　　　　B. 环状软骨　　　　C. 会厌软骨
   D. 杓状软骨　　　　E. 气管软骨

6. 喉腔最狭窄的部位位于
   A. 声门裂　　　　　B. 声襞　　　　　　C. 前庭裂
   D. 前庭襞　　　　　E. 喉中间腔

7. 喉黏膜结构疏松,炎症时易发生水肿,导致呼吸困难的部位位于
   A. 喉前庭　　　　　B. 喉中间腔　　　　C. 声门下腔
   D. 喉室　　　　　　E. 声门裂

8. 关于左肺形态结构特点的描述,错误的是
   A. 较狭长　　　　　B. 有心切迹　　　　C. 有斜裂

D. 有水平裂　　　　　　E. 分 2 叶

9. 关于右肺形态结构特点的描述,错误的是
　　A. 较粗短　　　　　　B. 有心切迹　　　　　　C. 有斜裂
　　D. 分为叶　　　　　　E. 有水平裂

10. 两肺下缘在腋中线处与第几肋相交
　　A. 六　　　　　　　　B. 八　　　　　　　　　C. 十
　　D. 十一　　　　　　　E. 十二

11. 开口于上鼻道的鼻旁窦是
　　A. 额窦　　　　　　　B. 蝶窦　　　　　　　　C. 上颌窦
　　D. 后筛窦　　　　　　E. 前、中筛窦

12. 肺尖高出锁骨
　　A. 内侧 1/3 上方 1～2 cm　　　　B. 内侧 1/3 上方 2～3 cm
　　C. 外侧 1/3 上方 1～2 cm　　　　D. 外侧 1/3 上方 2～3 cm
　　E. 中 1/3　上方 2～3 cm

13. 胸膜顶高出锁骨
　　A. 内侧 1/3 上方 1～2 cm　　　　B. 内侧 1/3 上方 2～3 cm
　　C. 外侧 1/3 上方 1～2 cm　　　　D. 外侧 1/3 上方 2～3 cm
　　E. 中 1/3　上方 2～3 cm

14. 参与构成肺小叶的支气管是
　　A. 小支气管　　　　　B. 细支气管　　　　　　C. 终末细支气管
　　D. 呼吸性细支气管　　E. 肺泡管

二、多项选择题

1. 开口于中鼻道的鼻旁窦是
　　A. 额窦　　　　　　　B. 上颌窦　　　　　　　C. 前、中筛窦
　　D. 后筛窦　　　　　　E. 蝶窦

2. 关于鼻黏膜嗅区的描述,正确的是
　　A. 上鼻甲黏膜　　　　B. 中鼻甲黏膜
　　C. 下鼻甲黏膜　　　　D. 鼻中隔上部的黏膜
　　E. 呈淡黄色的黏膜

3. 肺泡隔中含
　　A. 平滑肌细胞　　　　B. 尘细胞　　　　　　　C. Ⅰ型、Ⅱ型肺泡细胞
　　D. 丰富的毛细血管　　E. 弹性纤维

4. 关于胸膜腔的描述,正确的是
　　A. 脏、壁胸膜在肺根处移行,围成一个潜在的密闭腔隙
　　B. 左、右胸膜腔经肺相交通　　　C. 胸膜腔内含有肺
　　D. 胸膜腔内有少量的浆液　　　　E. 胸膜腔内为负压

5. 关于胸膜腔内压的叙述,正确的是
　　A. 一般情况下胸膜腔内压是负压　　B. 吸气时负压减小
　　C. 胸膜腔负压＝－肺回缩力　　　　D. 呼气时负压增大

    E. 吸气末负压最大

  6.壁胸膜可分为

    A. 肋胸膜   B. 膈胸膜   C. 纵隔胸膜

    D. 壁胸膜   E. 胸膜顶

三、填空题

  1.临床上常将_____、_____和_____称为上呼吸道,将_____和_____称为下呼吸道。

  2.气管切开部位常选在_____。

  3._____既是气体的通道,又是嗅觉器官;喉既是气体通道,又是_____。

  4.开口于中鼻道的鼻旁窦有_____、_____、_____、_____。

  5.喉上续于_____,下接_____。

  6.气管在_____平面分叉为左、右主支气管。

  7._____是胸膜腔最低的部位,是_____和_____转折处构成的一个半环形深隙,胸膜腔积液时,常首先存积于此。

  8.喉腔分_____、_____、_____3部分,最狭窄处位于_____。

  9.壁胸膜可分为_____、_____、_____、_____4部分。

  10.惟一完整的呼吸道软骨是_____,成对的喉软骨是_____。

  11.气—血屏障由_____、_____、_____组成。

  12.Ⅱ型肺泡细胞能分泌_____,降低_____。

  13.纵隔以_____平面分为上、下纵隔,纵隔内最大器官是_____。

四、判断题

  1.上鼻甲以下部分含丰富血管和腺体,为嗅区。

  2.上鼻甲以上部分和鼻中隔上部,黏膜呈淡黄色,为呼吸区。

  3.喉上续于咽,下接食管。

  4.两肺下缘在锁骨中线与第八肋相交。

  5.肺尖相当于第七颈椎棘突的高度。

  6.肺位于胸膜腔内,纵隔胸膜的两侧,分左肺和右肺。

  7.成人肺呈淡红色。

  8.肺呈半圆锥形,右肺粗短,左肺狭长。

  9.肺内侧面近中央处有一椭圆形凹陷,称肺门。

  10.经气管坠入的异物易进入左侧主支气管。

五、名词解释

  1.肋膈隐窝

  2.肺门

  3.纵隔

  4.胸膜腔

  5.肺小叶

六、简答题

  1.异物易进入哪侧主支气管,为什么?

2. 简述肺下缘和胸膜下界的体表投影。

3. 简述胸膜腔负压的形成原理及其生理意义。

同步练习十四

一、单项选择题

1. 肺通气的原动力是

    A. 肺本身的舒缩活动　　　　B. 气体的分压差　　　　C. 肺内压的变化

    D. 呼吸肌的舒缩活动　　　　E. 胸内压的变化

2. 肺的回缩力主要来自

    A. 肺泡表面张力　　　　B. 肺的弹性回缩　　　　C. 呼吸膜的收缩力

    D. 肺泡表面活性物质　　　　E. 胸廓的弹性阻力

3. 肺胞表面活性物质减少,可能产生

    A. 肺膨胀　　　　B. 肺回缩而塌陷　　　　C. 肺胞表面张力减小

    D. 肺顺应性增大　　　　E. 表面张力增大

4. 正常成人安静时呼吸频率为每分钟

    A. 8～10 次　　　　B. 10～13 次　　　　C. 12～18 次

    D. 18～25 次　　　　E. 40 次

5. 若某人的潮气量为 500 ml,呼吸频率每分钟 14 次,他每分钟的肺泡通气量约为

    A. 3 000 ml　　　　B. 4 000 ml　　　　C. 5 000 ml

    D. 6 000 ml　　　　E. 7 000 ml

6. 平静呼气末,呼吸肌完全处于舒张状态时的肺容量,称为

    A. 肺总容量　　　　B. 肺活量　　　　C. 残气量

    D. 功能残气量　　　　E. 余气量

7. 肺的有效通气量是指

    A. 肺活量　　　　B. 每分通气量　　　　C. 每分肺泡通气量

    D. 潮气量　　　　E. 最大通气量

8. 肺换气是指气体通过

    A. 支气管　　　　B. 呼吸道　　　　C. 肺泡壁

    D. 呼吸膜　　　　E. 肺泡隔

9. 肺通气的阻力主要来自

    A. 气道阻力　　　　B. 非弹性阻力　　　　C. 弹性阻力

    D. 呼气肌的收缩力　　　　E. 胸壁

10. 影响气道阻力的主要因素是气道口径,因为阻力与气道口径的关系是

    A. 2 次方成反比　　　　B. 2 次方成正比　　　　C. 4 次方成正比

    D. 4 次方成反比　　　　E. 呈反比关系

11. 流经肺的血液经过肺泡气体交换后

A. 静脉血中的 CO_2 含量增高   B. 静脉血中的 O_2 含量减少

C. 静脉血变成动脉血   D. 动脉血变成静脉血

E. 静脉血中的 CO_2 含量减少

12. 当血液流经组织时,在红细胞内,下述哪项减少

     A. HHb   B. HbO_2 C. $HbCO_2$

     D. K^+ E. KHb

13. 反映肺通气潜力的指标是

     A. 用力呼气量   B. 最大通气量   C. 肺泡通气量

     D. 深吸气量   E. 深呼气量

14. 决定肺泡气体交换方向的主要因素是

     A. 气体溶解度   B. 气体分子量   C. 气体分压差

     D. 呼吸膜的厚度   E. 呼吸频率

15. 肺通气的直接动力是

     A. 肺本身的舒缩活动   B. 气体的分压差

     C. 胸内压与大气压之差   D. 肺内压与大气压之差

     E. 呼吸肌的舒缩活动

16. 与 Hb 亲和力最大的是

     A. O_2 B. CO_2 C. CO

     D. N_2 E. CO_3

二、多项选择题

1. 关于平静呼吸的叙述,正确的是

     A. 正常为 12～18 次/分   B. 吸气为主动过程

     C. 呼气为主动过程   D. 基本中枢位于脊髓

     E. 基本呼吸中枢在延髓

2. 肺通气血流比值是指何之比

     A. 肺泡通气量   B. 心输出量   C. 肺通气量

     D. 搏出量   E. 气体分压

3. 关于肺总量的描述,正确的是

     A. 潮气量＋补吸气量＋补呼气量＋残气量

     B. 深吸气量＋补呼气量＋残气量

     C. 深吸气量＋功能残气量

     D. 肺活量＋功能残气量

     E. 肺活量＋残气量

三、填空题

1. 肺通气的直接动力是_____,原动力来自_____。

2. 在吸气过程中,肺内压_____大气压,胸膜腔内压_____大气压;在呼气末,肺内压_____大气压,胸膜腔内压_____大气压。

3. 当肺泡表面活性物质减少时,肺泡表面张力_____,肺回缩力_____,肺顺应性_____。

4. 功能残气量是_____和_____之和,深吸气量是_____和_____之和,肺活量是_____、_____与_____之和。

5. 在血液中 CO_2 的主要运输方式是形成_____, O_2 的主要运输方式是形成_____。

6. 人体的呼吸过程由_____、_____、_____、_____ 4 个环节来完成,其中_____和_____合称为外呼吸。

7. 每次呼吸时吸入或呼出气量称_____,约_____ml。

8. 肺活量:男性约_____L 女性约_____L。

四、判断题

1. 平静呼气末肺内存留的气体量,称为残气量。

2. 潮气量、补吸气量加补呼气量等于肺活量。

3. 肺泡与外界的气体交换称为肺换气。

4. 组织细胞与毛细血管血液之间的气体交换称为组织换气。

5. 体内氧分压最高处是肺泡气。

6. 体内 CO_2 分压最高处是在组织细胞内。

7. 呼吸膜的面积、厚度与肺通气无关。

8. 肺泡隔的结构不是呼吸膜的成分。

9. 胸膜腔负压的生理意义之一是维持正常肺通气的必要条件。

10. 吸入气中 CO_2 浓度越高,肺通气量越大。

11. 肺顺应性与弹性阻力成反变关系。

12. 病人出现发绀表示缺氧,无发绀表示不缺氧。

五、名词解释

1. 肺泡通气量

2. 肺活量

3. 呼吸

4. 潮气量

六、简答题

1. 简述 O_2 和 CO_2 在血液中运输形式。

2. 肺泡表面活性物质减少对肺通气有何影响,为什么?

同步练习十五

一、单项选择题

1. 肾的位置

　　A. 位于腹膜腔内　　　　　　　　　B. 是腹膜间位器官

　　C. 肾门约平对第一腰椎椎体　　　　D. 左肾比右肾高半个椎体

　　E. 肾门约平对第二腰椎椎体

2. 分泌肾素的细胞是

A. 致密斑　　　　　　B. 近血管球细胞　　　　C. 足细胞

D. 入球动脉内皮细胞　　E. 出球动脉内皮细胞

3. 关于女性尿道的描述,错误的是

A. 全长 3～5 cm　　　　　　　　　　B. 宽、短、直

C. 不易发生逆行感染　　　　　　　　D. 尿道外口开口于阴道前庭

E. 易发生逆行性感染

4. 关于肾的描述,正确的是

A. 是中空的囊性脏器　　　　　　　　B. 能产生和贮存尿液

C. 肾的被膜对肾起固定作用　　　　　D. 肾的位置不固定,易滑动移位

E. 肾门位于肋膈角内

5. 关于输尿管的描述,正确的是

A. 位于腹膜后方　　　　　　　　　　B. 连于肾门与膀胱之间

C. 在腹腔沿腰方肌前面下行　　　　　D. 长 10～15 cm

E. 全长有 2 个狭窄

6. 关于膀胱的形态位置的描述,正确的是

A. 分为底、体、颈三部分　　　　　　B. 女性位于子宫和直肠之间

C. 空虚时全部位于盆腔内　　　　　　D. 呈圆形,容积为 1 000～1 500 ml

E. 膀胱底下面有前列腺

7. 人体最重要的排泄器官是

A. 小肠　　　　　　　B. 肺　　　　　　　　　C. 大肠

D. 肾　　　　　　　　E. 皮肤

8. 不属于肾门的结构是

A. 肾动脉　　　　　　B. 肾静脉　　　　　　　C. 肾盂

D. 输尿管　　　　　　E. 淋巴管

9. 肾门凹向肾内的腔隙称

A. 肾蒂　　　　　　　B. 肾窦　　　　　　　　C. 肾盂

D. 肾大盏　　　　　　E. 肾区

10. 肾皮质伸入肾髓质的结构是

A. 肾锥体　　　　　　B. 肾大盏　　　　　　　C. 肾乳头

D. 肾柱　　　　　　　E. 肾窦

11. 膀胱三角位于

A. 膀胱尖　　　　　　B. 膀胱体　　　　　　　C. 膀胱底

D. 膀胱颈　　　　　　E. 底和颈交界处

12. 输尿管的第 2 个狭窄在

A. 肾门　　　　　　　B. 输尿管起始处　　　　C. 跨越髂血管处

D. 穿膀胱壁处　　　　E. 小骨盆下口处

13. 关于肾单位的组成的描述,正确的是

A. 肾小体＋肾小囊　　B. 肾小体＋肾小管　　　C. 肾小管＋肾小囊

D. 肾小球＋肾小管　　E. 肾小球＋肾小囊

二、多项选择题

1. 肾的位置
   A. 位于腹膜腔内、脊柱的两侧　　　　　B. 位于腹膜后,属外位器官
   C. 右肾比左肾低半个椎体　　　　　　　D. 成人肾门平对第一腰椎体
   E. 位于腹腔内、脊柱的两侧

2. 泌尿系统
   A. 由肾、输尿管、膀胱和尿道组成　　　B. 肾通过泌尿排泄代谢产物
   C. 尿液经输尿管直接排出体外　　　　　D. 参与调节体内液体平衡
   E. 参与调节酸碱平衡

3. 关于肾单位的描述,正确的是
   A. 由肾小体和集合管构成　　　　　　　B. 肾小体由血管球和肾小囊构成
   C. 由肾小体和肾小管组成　　　　　　　D. 肾单位是肾结构和功能的基本单位
   E. 集合管不属于肾单位

4. 膀胱的位置
   A. 位于耻骨联合后方
   B. 女性膀胱后方与直肠相邻
   C. 属腹膜外位器官
   D. 男性与精囊腺、输精管末端和直肠相邻
   E. 是腹膜间位器官

5. 女性尿道的特点有
   A. 长 3～5 cm　　　　B. 位于阴道口后方　　　　C. 较短且弯曲
   D. 易引起逆行感染　　　E. 位于阴道前庭

三、填空题

1. 泌尿系统由_____、_____、_____和_____组成。

2. 肾的表面有 3 层被膜,由内向外依次为_____、_____和_____。

3. 肾小管根据形态、结构和功能由近侧端向远侧端依次分为_____、_____和_____ 3 部分。

4. 肾小球连有 2 条微动脉,较粗短的叫_____,较细长的称_____。

5. 滤过膜由_____、_____和_____ 3 部分组成。

6. 输尿管的 3 处狭窄,分别位于输尿管的_____、_____和_____。

7. 膀胱底的内面,两_____和_____之间的三角形区域,称_____,其黏膜_____,是肿瘤和结核的好发部位。

8. 女性的尿道与_____相邻,且_____,易于引起逆行性泌尿系统感染。

9. 球旁细胞能分泌_____和_____。

10. 肾结构和功能的基本单位称肾单位,它由_____和_____组成。

11. 肾门向肾实质内凹陷形成一个较大腔隙称_____。

12. 肾的冠状切面上见肾皮质伸入肾髓质内的那部分肾组织称_____。

四、判断题

1. 肾是成对的实质性脏器,属于腹膜内位器官。

2.肾的位置女性略低于男性,儿童低于成人。

3.肾单位是肾的结构与功能单位,集合管包括在肾单位内。

4.肾小球和肾小囊构成肾单位。

5.滤过膜由有孔内皮细胞、基膜和裂孔膜3层结构构成。

6.肾血液供应有2次毛细血管网。

7.肾动脉直接来自腹主动脉,所以肾血供丰富。

8.膀胱壁黏膜的上皮是复层扁平上皮。

9.输尿管的第二狭窄处跨小骨盆上口。

10.致密斑具有分泌肾素和促红细胞生成素的作用。

五、名词解释

1.肾门

2.肾单位

3.膀胱三角

六、简答题

1.输尿管分几部分? 3个生理狭窄各在何处? 有何生理意义?

2.膀胱可分为哪几部?

3.何为膀胱三角? 其临床意义如何?

同步练习十六

一、单项选择题

1.在肾的功能中,生理意义最大的是

A.排泄代谢产物　　　　B.调节水盐平衡　　　　C.维持酸碱平衡

D.维持内环境相对稳态　　E.分泌生物活性物质

2.尿中有机成分含量最多的是

A.尿素　　　　　　　B.尿酸　　　　　　C.肌酐

D.肌酸　　　　　　　E.氨基酸

3.在正常情况下,影响肾小球滤过率的主要因素是

A.肾小球血浆流量　　　B.血浆胶体渗透压　　　C.肾小球毛细血管血压

D.肾小囊内压　　　　　E.血浆晶体渗透压

4.肾小球滤过率是指

A.每分钟通过肾小球的血流量　　　B.两侧肾每分钟生成的原尿量

C.每侧肾每分钟生成的原尿量　　　D.每侧肾每分钟生成的终尿量

E.每分钟通过肾小球的血浆量

5.肾小球滤过作用的动力是

A.肾小球毛细血管血压　　B.血浆胶体渗透压　　C.囊内压

D.有效滤过压　　　　　　E.血浆晶体渗透压

6. 在近端小管中,属于被动重吸收的物质是

A. Na^+ B. K^+ C. 水

D. 葡萄糖   E. 氨基酸

7. 重吸收水量最大的部位是

A. 近端小管   B. 髓襻降支细段   C. 髓襻降支粗段

D. 远端小管   E. 集合管

8. 肾糖阈数值为

A. $6\sim7$ mmol/L   B. $7\sim8$ mmol/L   C. $8.88\sim9.99$ mmol/L

D. $10\sim11$ mmol/L   E. $5.6\sim6.1$ mmol/L

9. 酸中毒时,下列哪项是错误的

A. H^+ 分泌增多   B. H^+-Na^+ 交换增强

C. K^+-Na^+ 交换增强   D. K^+-Na^+ 交换受抑制

E. 尿呈酸性

二、多项选择题

1. 近端小管主动重吸收的物质是

A. Na^+ B. 葡萄糖   C. 水

D. 尿素   E. 氨基酸

2. 肾小管和集合管的分泌功能体现在

A. 泌 H^+ B. 泌 K^+ C. 泌 Na^+

D. 泌 Cl^- E. 泌 NH_3

3. 原尿的形成与哪些结构有关

A. 滤过膜   B. 近端小管   C. 远端小管

D. 血管球   E. 肾小囊

4. 关于肾小管重吸收作用的叙述,正确的是

A. 重吸收的方式有主动和被动方式

B. 近端小管的重吸收能力最强

C. Cl^- 的重吸收都是被动的

D. Na^+ 在肾小管某些段不能被重吸收

E. Cl^- 在髓襻升支粗段是主动重吸收的

5. 需要钠泵帮助而重吸收的物质是

A. Na^+ B. 葡萄糖   C. 水

D. 维生素   E. 氨基酸

三、填空题

1. 正常成人 24 h 尿量长期保持在_____ml 以上为多尿,在_____ml 范围内为少尿,少于_____ml 为无尿。

2. 机体的排泄器官包括_____、_____、_____和_____,其中以_____为主。

3. 肾小球滤过率主要取决于_____、_____和_____3 个因素。

4. 血浆流经肾小球,被滤入肾小囊腔的液体称_____,促使滤液生成的动力是_____。

5. 肾小管重吸收的主要部位是_____,在该处被完全重吸收的物质主要有_____和

_____。

6.肾小管和集合管的重吸收的方式有_____和_____2种。对葡萄糖、氨基酸、Na^+的重吸收属于_____重吸收,对 Cl^- 的重吸收除髓襻升支粗段外,一般属_____重吸收。

7.尿生成包括_____、_____、_____3个基本环节。

8.有效滤过压＝_____－(_____＋_____)。

四、判断题

1.正常成人的肾小球滤过率是 125 ml/min。

2.泌 NH_3 的部位主要是近端小管。

3.肾小管对 Na^+、K^+、Cl^-、水的重吸收是大部分重吸收。

4.对水调节性重吸收部位是远端小管和集合管。

5.急性肾小球肾炎会引起滤过膜通透性增大。

6.大量输入生理盐水时会引起血浆胶体渗透压降低。

7.输尿管结石时囊内压增高会使有效滤过压增高。

8.能被肾小管重吸收,又能被肾小管分泌的物质是 K^+。

9.肾小管对葡萄糖、氨基酸的重吸收是大部分重吸收。

10.对无机离子重吸收量最多的部位是远端小管和集合管。

五、名词解释

1.排泄

2.有效滤过压

3.肾糖阈

六、简答题

1.简述尿的生成过程。

2.简述影响有效滤过压的因素。

3.简述几种重要物质的吸收部位、吸收方式和吸收量。

同步练习十七

一、单项选择题

1.男性的生殖腺是

A. 睾丸　　　　　B. 附睾　　　　　C. 前列腺

D. 精囊腺　　　　E. 尿道球腺

2.分泌雄性激素的是

A. 支持细胞　　　B. 精原细胞　　　C. 间质细胞

D. 生精细胞　　　E. 睾丸细胞

3.输精管结扎常选部位在输精管的

A. 睾丸部　　　　B. 精索部　　　　C. 腹股沟管部

D. 盆部   E. 峡部

4.不属于精索内的结构是

A. 输精管   B. 射精管   C. 睾丸动脉

D. 蔓状静脉丛   E. 淋巴管

二、多项选择题

1.后尿道包括尿道

A. 前列腺部   B. 膜部   C. 海绵体部

D. 膀胱部   E. 球部

2.男性附属腺包括

A. 前列腺   B. 附睾   C. 精囊腺

D. 尿道球腺   E. 肾上腺

3.精液的组成有

A. 附睾液   B. 精子   C. 前列腺液

D. 尿道球腺液   E. 精囊腺液

4.男性尿道的狭窄有

A. 膜部   B. 尿道内口   C. 前列腺部

D. 尿道外口   E. 海绵体部

三、判断题

1.男性的阴茎是性腺。

2.导尿时只要提起阴茎,耻骨下弯可消失。

3.睾丸能产生精子和分泌雄性激素。

4.阴囊皮肤能随气温变化舒缩而调节阴囊内的温度,营造精子生存的适宜环境。

5.男性尿道既是排尿通道,又是排精的通道。

四、填空题

1.男性的生殖腺是_____,附属腺有_____、_____、_____。

2.精子头部的前 2/3 有_____覆盖,内含_____。

3.精子产生于_____,成熟于_____。

4.男性尿道恒定不变弯曲称_____,位于_____;提起阴茎,弯曲可消失称_____,位于_____。

5.雄性激素由_____细胞分泌,营养、支持精子生长发育的细胞是_____。

6.射精管由_____和_____组成,开口于_____。

五、名词解释

1.精索

2.附睾

六、简答题

1.简述男性尿道的结构特点(分部、弯曲、狭窄、前后尿道划分)。

2.男性的附属腺包括哪些?

同步练习十八

一、单项选择题

1. 成熟卵泡排出的卵是
   A. 初级卵母细胞　　　　B. 次级卵母细胞　　　　C. 成熟卵细胞
   D. 原始卵细胞　　　　　E. 卵细胞

2. 输卵管结扎常选部位在
   A. 输卵管子宫部　　　　B. 输卵管峡　　　　　　C. 输卵管壶腹
   D. 输卵管伞　　　　　　E. 输卵管近端

3. 手术中识别输卵管的标志是
   A. 输卵管子宫部　　　　B. 输卵管峡　　　　　　C. 输卵管壶腹
   D. 输卵管伞　　　　　　E. 输卵管漏斗

4. 防止子宫下垂的是
   A. 子宫阔韧带　　　　　B. 骶子宫韧带　　　　　C. 子宫圆韧带
   D. 子宫主韧带　　　　　E. 子宫固有韧带

5. 维持子宫前倾的是
   A. 子宫阔韧带　　　　　B. 子宫固有韧带　　　　C. 子宫圆韧带
   D. 骶子宫韧带　　　　　E. 子宫主韧带

6. 分泌期营养子宫内膜的激素是
   A. 雌激素　　　　　　　B. 孕激素　　　　　　　C. 雌、孕激素
   D. 黄体生成素　　　　　E. 卵泡刺激素

7. 有孕激素作用才形成的期是
   A. 增生期　　　　　　　B. 分泌期　　　　　　　C. 行经期
   D. 月经期　　　　　　　E. 月经周期

8. 子宫内膜脱落出血,月经来潮是因为下述哪项激素骤降引起
   A. 雌激素　　　　　　　B. 孕激素　　　　　　　C. 雌、孕激素
   D. 黄体生成素　　　　　E. 卵泡刺激素

9. 关于子宫的描述,错误的是
   A. 为中空的肌性器官　　B. 呈倒置梨形　　　　　C. 未产妇宫口为圆形
   D. 分底、体、峡、颈 4 部　E. 子宫内腔分为子宫腔和子宫颈管

二、多项选择题

1. 维持子宫正常位置的韧带有
   A. 子宫阔韧带　　　　　B. 子宫主韧带　　　　　C. 子宫圆韧带
   D. 骶子宫韧带　　　　　E. 子宫固有韧带

2. 卵巢上可见到
   A. 原始卵泡　　　　　　B. 生长卵泡　　　　　　C. 闭锁卵泡
   D. 成熟卵泡　　　　　　E. 初级卵泡

3.关于乳房的描述,正确的是

    A.青春期女性乳房呈半球形

    B.由 15～20 个乳腺小叶组成

    C.乳房悬韧带有固定乳房作用

    D.皮肤见橘皮样变,是乳腺癌的早期症状

    E.位于胸大肌前方

4.输卵管分为

    A.输卵管子宫部   B.输卵管峡   C.输卵管壶腹部

    D.输卵管漏斗   E.输卵管伞

5.子宫内膜随月经周期变化而分

    A.增生期   B.分泌期   C.排卵期

    D.月经期   E.月经周期

三、判断题

1.雌激素能促进蛋白质合成,并能促进红细胞生成。

2.黄体是一个临时性的内分泌细胞团。

3.子宫内膜在促性腺激素的调节下呈周期性变化。

4.乳腺叶的输乳管以乳头为中心呈放射状排列,故乳房脓肿时也要做放射状切口。

5.子宫内膜和阴道黏膜随月经周期呈周期性变化。

四、填空题

1.卵巢是女性的_____,根据发育阶段不同可见到_____、_____、_____。卵巢位于_____。

2.卵巢能产生_____,分泌_____和_____。

3.子宫位于_____和_____之间,呈_____位。

4.子宫正常位置的维持需_____、_____、_____、_____。

5.输卵管结扎常选_____,手术中识别标志是_____。

6.子宫内膜浅层称_____,深层称_____。

7.子宫内膜随月经周期的变化可分_____期、_____期、_____期。

五、名词解释

1.会阴

2.排卵

3.阴道穹

4.月经周期

六、简答题

1.简述子宫的正常位置。

2.简述维持子宫正常位置的韧带及其作用。

同步练习十九

一、单项选择题

1. 脉管系统包括
   A. 心、动脉、静脉、淋巴管　　　　　B. 心、动脉、静脉
   C. 心血管系统和淋巴系统　　　　　D. 心血管系统和淋巴器官
   E. 心和淋巴管

2. 下列关于心的描述，正确的是
   A. 心位于胸腔的上纵隔内
   B. 心约 2/3 在正中线的右侧，1/3 在正中线的左侧
   C. 长轴与身体中轴一致
   D. 心约 2/3 在正中线的左侧，1/3 在正中线的右侧
   E. 心后方与气管及胸主动脉相邻

3. 心尖搏动点位于左第五肋间隙与左锁骨中线交点
   A. 内侧 1～2 cm　　　B. 内侧 3～4 cm　　　C. 外侧 1～2 cm
   D. 外侧 3～4 cm　　　E. 外侧 4～5 cm

4. 心的正常起搏点是
   A. 窦房结　　　　　　B. 房室结　　　　　　C. 房室束
   D. 浦肯野纤维　　　　E. 冠状窦

5. 右房室口附有
   A. 右房室瓣（三尖瓣）　　B. 左房室瓣（二尖瓣）　　C. 主动脉瓣
   D. 肺动脉瓣　　　　　　E. 静脉瓣

6. 左房室口附有
   A. 右房室瓣　　　　　　B. 左房室瓣　　　　　　C. 主动脉瓣
   D. 肺动脉瓣　　　　　　E. 静脉瓣

7. 卵圆窝位于
   A. 左心房房间隔的下部　　　　　B. 左心室室间隔的下部
   C. 右心室室间隔的上部　　　　　D. 右心房房间隔的上部
   E. 右心房房间隔的下部

8. 形成心的右缘是由
   A. 左心房　　　　　　B. 右心房　　　　　　C. 左心室
   D. 右心室　　　　　　E. 左、右心室

9. 心的静脉血注入
   A. 左心房　　　　　　B. 右心房　　　　　　C. 左心室
   D. 右心室　　　　　　E. 上腔静脉

二、多项选择题

1. 脉管系统的生理功能有

A. 进行物质运输

B. 完成机体的新陈代谢

C. 运输激素,实现体液调节

D. 维护内环境的稳定

E. 通过血液循环,实现血液的防御功能

2. 下列关于心的描述,正确的是

A. 位于胸腔的中纵隔内

B. 心约 2/3 在正中线的右侧,1/3 在正中线的左侧

C. 是一个中空的肌性器官

D. 心约 2/3 在正中线的左侧,1/3 在正中线的右侧

E. 心后方与食管及胸主动脉相邻

3. 心的传导系统包括

A. 窦房结　　　　　　B. 房室束及分支　　　　C. 房室结

D. 浦肯野纤维　　　　E. 冠状窦

4. 右心房的入口包括

A. 上腔静脉口　　　　B. 下腔静脉口　　　　C. 冠状窦口

D. 肺动脉口　　　　　E. 主动脉口

5. 形成心的下缘主要是由

A. 左心室　　　　　　B. 左心房　　　　　　C. 右心室

D. 右心房　　　　　　E. 左、右心房

三、判断题

1. 心大部分直接与胸壁相贴。

2. 房室结是心脏的正常起搏点。

3. 室间隔中部有一区域无心肌,称膜部。

4. 心包的脏层即心外膜。

5. 纤维心包的脏层和壁层共同形成心包腔。

6. 心房肌和心室肌不相连续,故可独立收缩。

7. 心房的出口即心室的入口。

8. 心的左缘主要由左心房形成。

9. 左心和右心可以直接相通。

10. 心的静脉最终注入左心房。

11. 心外膜折叠形成心的瓣膜。

四、填空题

1. 心房与心室的表面分界标志是_____,左、右心室的表面分界标志是_____和_____。

2. 左房室口附有_____瓣膜,右房室口附有_____瓣膜。

3. 血液在心腔流动时,_____、_____和_____形成功能上的整体。

4. 心包腔由_____的_____和_____在血管根部反折形成。

5. 营养心壁的动脉有_____、_____,两者均起自于_____。

6. 心的传导系统有_____、_____、_____、_____。

7. 右心室收缩时，_____开放，_____关闭，阻止左心室血逆流的结构是_____。

8. 心尖搏动点位于_____。

9. 右心房的入口有_____、_____和_____。

10. 心的静脉在_____汇合成_____，经_____注入_____。

五、名词解释

1. 卵圆窝

2. 窦房结

3. 心包

4. 室间隔膜部

5. 心包腔

六、简答题

1. 简述心腔的进出口名称及瓣膜。

2. 简述心传导系统的组成与功能。

同步练习二十

一、单项选择题

1. 关于心率生理变异的说法，错误的是

　　A. 成人安静时 60～100 次/分　　　　　B. 运动员平时心率较慢

　　C. 新生儿可达 130 次/分以上　　　　　D. 成年男性略快于女性

　　E. 正常成人心率平均值为 75 次/分

2. 心动周期是指

　　A. 心脏机械活动周期　　　　　　　　B. 心脏生物电活动周期

　　C. 心音活动周期　　　　　　　　　　D. 心率变化周期

　　E. 室内压变化周期

3. 关于心动周期的描述，正确的是

　　A. 心率越快，心动周期越长　　　　　B. 心室舒张期长于收缩期

　　C. 心房收缩期长于心室收缩期　　　　D. 心室收缩期长于舒张期

　　E. 心率与心动周期成正比关系

4. 在心动周期中，左心室内压升高速率最快的时期在

　　A. 心房收缩期　　　　B. 等容收缩期　　　　C. 快速射血期

　　D. 减慢射血期　　　　E. 快速充盈期

5. 心动周期中，左心室内压最低的时期

　　A. 等容收缩期　　　　B. 射血期　　　　　　C. 减慢充盈期

　　D. 快速充盈期　　　　E. 等容舒张期

6. 在心动周期中，心室血液充盈主要是由于

A. 血液的重力作用 　　　　　　　B. 心房收缩的挤压作用

C. 胸膜腔内负压 　　　　　　　　D. 心室舒张的抽吸

E. 骨骼肌的挤压

7. 关于心室射血期的描述,正确的是

　　A. 房内压<室内压<动脉压 　　　B. 房内压>室内压>动脉压

　　C. 房内压<室内压>动脉压 　　　D. 房内压>室内压<动脉压

　　E. 室内压>房内压>动脉压

8. 心室射血期的瓣膜状态是

　　A. 房室瓣开、半月瓣开 　　　　B. 房室瓣关、半月瓣关

　　C. 房室瓣关、半月瓣开 　　　　D. 房室瓣开、半月瓣关

　　E. 静脉瓣开、半月瓣关

9. 下列哪一心音可作为心室舒张期开始的标志

　　A. 第一心音 　　　　B. 第二心音 　　　　C. 第三心音

　　D. 第四心音 　　　　E. 左房室瓣关闭音

10. 下列哪一心音可作为心室收缩期开始的标志

　　A. 第一心音 　　　　B. 第二心音 　　　　C. 第三心音

　　D. 第四心音 　　　　E. 主动脉瓣关闭音

11. 反映心脏健康程度的指标是

　　A. 心输出量 　　　　B. 心指数 　　　　C. 射血分数

　　D. 心脏做功量 　　　E. 心力贮备

12. 衡量心脏泵血功能的基本指标是

　　A. 心输出量 　　　　B. 心率 　　　　　C. 中心静脉压

　　D. 动脉血压 　　　　E. 心动周期

13. 心室肌的前负荷是指

　　A. 动脉血压 　　　　　　　　　B. 心室舒张末期容积

　　C. 静脉回心血量 　　　　　　　D. 等容舒张期血量

　　E. 射血后心室剩余血量

14. 心室肌的后负荷是指

　　A. 心室舒张末期容积 　　　　　B. 等容收缩期室内压

　　C. 快速射血期室内压 　　　　　D. 动脉血压

　　E. 静脉回心血量

15. 动脉血压升高可引起

　　A. 心室收缩期延长 　　　　　　B. 等容收缩期延长

　　C. 心室射血期延长 　　　　　　D. 心室舒张期延长

　　E. 等容收缩期缩短

16. 正常人心率>180 次/分时,哪一时期缩短导致心输出量减少

　　A. 舒张期 　　　　　B. 收缩期 　　　　C. 等容收缩期

　　D. 减慢射血期 　　　E. 快速射血期

17. 自律细胞与非自律细胞的区别是根据

A. 0 期去极化的快慢　　　　　　B. 1 期复极化的快慢

C. 2 期自动去极化的有无　　　　D. 3 期复极化的快慢

E. 4 期是否发生自动去极化

18. 心室肌细胞不具有下列哪一生理特性

　　A. 兴奋性　　　　　　B. 自律性　　　　　　C. 传导性

　　D. 收缩性　　　　　　E. 有效不应期长

19. 浦肯野纤维不具有下列哪一生理特性

　　A. 兴奋性　　　　　　B. 自律性　　　　　　C. 传导性

　　D. 收缩性　　　　　　E. 有效不应期长

20. 窦房结能成为心脏正常起搏点的原因是

　　A. 阈电位高　　　　　B. 阈电位低　　　　　C. 0 期去极速度慢

　　D. 无平台期　　　　　E. 4 期自动去极化速度快

21. 心脏正常起搏点位于

　　A. 窦房结　　　　　　B. 房室束　　　　　　C. 房室结

　　D. 浦肯野纤维　　　　E. 左心室肌

22. 下列哪种心肌细胞 4 期自动去极速度最大

　　A. 窦房结细胞　　　　B. 心房肌细胞　　　　C. 房室交界细胞

　　D. 浦肯野纤维　　　　E. 心室肌细胞

23. 房室延搁发生的部位是

　　A. 窦房结　　　　　　B. 房室结　　　　　　C. 房室束

　　D. 浦肯野纤维　　　　E. 心室壁

24. 下列关于心肌生理特性的描述,错误的是

　　A. 窦房结自律性最高　　　　　B. 房室交界传导最慢

　　C. 心室肌有效不应期长　　　　D. 心室肌可发生强直收缩

　　E. 浦肯野纤维去极化速度最慢

25. 心肌工作细胞动作电位平台期的形成原因是

　　A. Na^+ 内流与 Ca^{2+} 内流　　　　B. Na^+ 内流与 K^+ 外流

　　C. Ca^{2+} 内流与 K^+ 外流　　　　D. Ca^{2+} 内流与 Cl^- 内流

　　E. K^+ 外流与 Cl^- 内流

26. 心室肌细胞动作电位持续时间较长的主要原因是

　　A. 0 期去极时间长　　　　　　B. 1 期复极时间长

　　C. 2 期复极时间长　　　　　　D. 3 期复极时间长

　　E. 4 期静息期时间长

27. 心室肌细胞不发生完全强直收缩的原因是

　　A. 有效不应期特别长　　　　　B. 相对不应期特别长

　　C. 超常期特别长　　　　　　　D. 静息期特别长

　　E. 出现自动去极化

28. 心室肌细胞不发生完全强直收缩的原因是心肌

　　A. 为功能合胞体　　　　　　　B. 有效不应期长

C. 有自律性　　　　　　　　　　　　D. 呈"全或无"收缩

E. 肌质网不发达,储 Ca^{2+} 少

29. 在正常心电图中,反映左、右心室复极化过程的是

A. P 波　　　　　　　B. QRS 波群　　　　　C. T 波

D. P-R 间期　　　　　E. ST 段

30. 心脏内兴奋传导速度最慢的部位是

A. 心房肌　　　　　　B. 浦肯野纤维　　　　C. 房室结

D. 房室束　　　　　　E. 心室肌

31. 心室肌细胞动作电位的最主要特点

A. 去极化速度快　　　　　　　　　　B. 复极化速度快

C. 形成 2 期平台期　　　　　　　　　D. 4 期膜内电位稳定

E. 4 期出现自动去极化

32. 心肌细胞在兴奋过程中,其兴奋性变化的特点是

A. 不产生强直性收缩

B. 相对不应期长

C. 超常期长　　　　　　　　　　　　D. 有效不应期特别长

E. 相对不应期的兴奋性已完全恢复正常

33. 当细胞外 Ca^{2+} 浓度降低时主要引起心肌

A. 收缩力降低　　　　　B. 传导增快　　　　　C. 收缩力增强

D. 舒张期缩短　　　　　E. 舒张期延长

34. 对心肌收缩性影响最大的离子是

A. Na^+　　　　　　　B. K^+　　　　　　　C. Ca^{2+}

D. Cl^-　　　　　　　E. Mg^{2+}

35. 房室交界区传导减慢可致

A. P 波增宽　　　　　　B. QRS 波群增宽　　　C. T 波增宽

D. P-R 间期延长　　　　E. ST 段延长

36. 在正常心电图中,反映左、右心室去极化过程的是

A. P 波　　　　　　　B. QRS 波群　　　　　C. T 波

D. P-R 间期　　　　　E. ST 段

37. 在正常心电图中,反映左、右心房去极化过程的是

A. P 波　　　　　　　B. QRS 波群　　　　　C. T 波

D. P-R 间期　　　　　E. ST 段

二、多项选择题

1. 在心动周期中,房室瓣和半月瓣同时处于关闭状态是哪期

A. 射血期　　　　　　B. 等容收缩期　　　　C. 心房收缩期

D. 等容舒张期　　　　E. 充盈期

2. 关于心脏泵血的叙述,正确的是

A. 心室的舒张起主要作用　　　　　B. 左、右心室同步收缩

C. 心房与心室同步舒缩　　　　　　D. 左心的搏出量大于右心

E. 心房的收缩起主要作用

3. 影响心输出量的因素有

    A. 心搏出量   B. 心肌的前负荷   C. 心肌的后负荷

    D. 心肌收缩力   E. 心率

4. 心室肌细胞的生理特性有

    A. 兴奋性   B. 自动节律性   C. 传导性

    D. 容受性舒张   E. 收缩性

5. 窦房结细胞的生理特性有

    A. 兴奋性   B. 自动节律性   C. 传导性

    D. 容受性舒张   E. 收缩性

6. 心肌工作细胞动作电位的平台期发生机制是

    A. 少量 K^+ 外流   B. 少量 K^+ 内流   C. 缓慢 Ca^{2+} 外流

    D. 少量 Na^+ 内流   E. 缓慢 Ca^{2+} 内流

7. 关于房室延搁的说法，错误的是

    A. 使房室收缩不重叠   B. 是房室传导阻滞的结果

    C. 发生部位在房室交界处   D. 发生部位在房室束

    E. 可保障心各部有次序收缩

8. 心室肌收缩性的特点有

    A. 对 Ca^{2+} 依赖性大   B. 对 Na^+ 依赖性大

    C. 左、右心房同步收缩   D. 不发生强直收缩

    E. 心房与心室同步收缩

9. 血钾升高时对心肌的影响有

    A. 自律性升高   B. 自律性降低   C. 收缩性下降

    D. 收缩性升高   E. 传导性下降

10. 引起心肌收缩力减弱的因素有

    A. 碱中毒   B. 血 Ca^{2+} 降低   C. 血 K^+ 升高

    D. 血 K^+ 降低   E. 酸中毒

三、判断题

1. 心动周期与心率成反比关系。

2. 舒张期进入心室的血液主要靠心室舒张、室内压降低的抽吸作用。

3. 在一定范围内增加心肌前负荷能增强心肌收缩力，增加心输出量。

4. 心率越快，心输出量增加越多。

5. 在正常情况下，心脏的起搏点为窦房结，不存在其他潜在起搏点。

6. 平台期是心室肌细胞动作电位的主要特征，是不发生强直性收缩的基础。

7. 4 期自动去极化是所有心肌细胞的共同特点。

8. 房室结自律性最高，故能控制心律。

9. 房室延搁不利于心室血液的充盈。

10. 在正常情况下，心房和心室不同时收缩，但能同时处于舒张状态。

11. T 波与 R 波方向一致，是反映左、右心室去极化过程的电位变化。

12. 在正常心电图中,反映左、右心房去极过程的是 QRS 波。

四、填空题

1. 影响心输出量的因素有_____、_____、_____、_____。

2. 在其他条件不变时,心室的后负荷增大,等容收缩期将_____,射血期_____,射血速度_____,搏出量_____。

3. 第一心音的特点:音调_____,持续时间_____,它标志着_____的开始。

4. 第二心音的特点:音调_____,持续时间_____,它标志着_____的开始。

5. 正常心律称_____,由_____控制。

6. 心肌细胞的生理特性有_____、_____、_____、_____。

7. 心脏正常起搏部位是_____,心脏内兴奋传导最慢的部位是_____。

五、名词解释

1. 心动周期

2. 等容收缩期

3. 等容舒张期

4. 心音

5. 心搏出量

6. 心输出量

7. 心肌的前负荷

8. 心肌的后负荷

9. 心力贮备

10. 房室延搁

11. 平台期

12. 有效不应期

13. 超常期

14. 自动节律性

15. 期前收缩(早搏)

16. 代偿性间歇

六、简答题

1. 简述心输出量的影响因素。

2. 简述血钾浓度的高低对心脏的影响和临床应用的注意点。

3. 请说出心动周期中各心腔内压力、瓣膜、血流、容积的变化。

同步练习二十一

一、单项选择题

1. 肺循环起于

　　A. 左心房　　　　　　　　B. 右心房　　　　　　　　C. 左心室

D. 右心室　　　　　　　　E. 肺动脉

2. 肺循环终于

　　A. 左心房　　　　　　　B. 右心房　　　　　　　C. 左心室

　　D. 右心室　　　　　　　E. 肺静脉

3. 体循环起于

　　A. 左心房　　　　　　　B. 右心房　　　　　　　C. 左心室

　　D. 右心室　　　　　　　E. 主动脉

4. 体循环终于

　　A. 左心房　　　　　　　B. 右心房　　　　　　　C. 左心室

　　D. 右心室　　　　　　　E. 上腔静脉

5. 体循环经过的结构有

　　A. 左心房　　　　　　　B. 右心室　　　　　　　C. 肾动脉

　　D. 肺动脉　　　　　　　E. 肺静脉

6. 关于体循环动脉的描述，错误的是

　　A. 常对称分布

　　B. 动脉内面有向心开放的动脉瓣，防止血液逆流

　　C. 动脉口径与器官功能一致

　　D. 主干是主动脉

　　E. 常走行于安全部位

7. 关于主动脉的描述，错误的是

　　A. 是体循环的动脉主干　　　　　　　B. 起于左心室

　　C. 起于右心室　　　　　　　　　　　D. 经膈的主动脉裂孔入腹腔

　　E. 在第四腰椎水平分成左、右髂总动脉

8. 翼点骨折时损伤的动脉血管是

　　A. 上颌动脉　　　　　　　B. 脑膜中动脉　　　　　　C. 面动脉

　　D. 椎动脉　　　　　　　　E. 颞浅动脉

9. 盆部的动脉主干是

　　A. 降主动脉　　　　　　　B. 髂外动脉　　　　　　　C. 股动脉

　　D. 髂内动脉　　　　　　　E. 髂总动脉

10. 关于体循环静脉的描述，错误的是

　　A. 数量多，管壁薄　　　　　　　　　B. 静脉吻合丰富

　　C. 多数静脉内面有静脉瓣　　　　　　D. 可分为浅静脉和深静脉

　　E. 浅静脉通常与同名动脉伴行

11. 大隐静脉的走行途径经过

　　A. 内踝前方　　　　　　　B. 外踝前方　　　　　　　C. 内踝后方

　　D. 外踝后方　　　　　　　E. 内踝下方

12. 小隐静脉的走行途径经过

　　A. 内踝前方　　　　　　　B. 外踝前方　　　　　　　C. 内踝后方

　　D. 外踝后方　　　　　　　E. 内踝下方

二、多项选择题

1. 血管吻合的功能有
   A. 缩短循环　　　　　　B. 增加局部血流量　　　C. 调节体温
   D. 维持内环境稳定　　　E. 减少局部血流量

2. 主动脉弓分支有
   A. 左颈总动脉　　　　　B. 右颈总动脉　　　　　C. 左锁骨下动脉
   D. 右锁骨下动脉　　　　E. 头臂干

3. 关于主动脉的描述,正确的是
   A. 是体循环的动脉主干
   B. 起于左心室
   C. 起于右心室
   D. 经膈的主动脉裂孔入腹腔
   E. 在第五腰椎水平分成左、右髂总动脉

4. 压力感受器包括
   A. 主动脉弓　　　　　　B. 主动脉小球　　　　　C. 颈动脉窦
   D. 颈动脉小球　　　　　E. 牵张感受器

5. 腹主动脉脏支的分支有
   A. 腹腔干　　　　　　　B. 肠系膜上、下动脉　　C. 肾动脉
   D. 睾丸动脉　　　　　　E. 卵巢动脉

6. 腹腔干的分支有
   A. 胃左动脉　　　　　　B. 肝总动脉　　　　　　C. 脾动脉
   D. 胃右动脉　　　　　　E. 子宫动脉

7. 关于体循环静脉的描述,正确的是
   A. 数量多,管壁薄　　　　　　　B. 静脉吻合丰富
   C. 静脉内面有静脉瓣　　　　　　D. 可分为浅静脉和深静脉
   E. 浅静脉通常与同名动脉伴行

8. 参与组成静脉角的静脉是
   A. 颈外静脉　　　　　　B. 颈内静脉　　　　　　C. 锁骨上静脉
   D. 锁骨下静脉　　　　　E. 头臂静脉

三、判断题

1. 左、右半心借大小循环相互构通。
2. 毛细血管是分布最广泛、管腔最细的血管。
3. 体循环的途径比较长,血液由静脉血变成动脉血。
4. 椎动脉的走行途径中经过 7 个颈椎横突孔。
5. 静脉血管内都含有静脉瓣,从而可以防止血液逆流。
6. 下腔静脉在第四腰椎平面由左、右髂总静脉汇合而成。
7. 肝门静脉收集腹腔内成单脏器的静脉血。

四、填空题

1. 血管分为＿＿＿＿＿、＿＿＿＿＿、＿＿＿＿＿ 3 类。

2.管径_____的动脉称为小动脉,管径_____的静脉称为小静脉。

3.主动脉弓凸侧从右向左发出的分支有_____、_____、_____;腹主动脉成单的动脉分支有_____、_____、_____。

4.肝门静脉与体循环之间有_____、_____、_____3处吻合。

5.左静脉角有_____注入;右静脉角有_____注入。

6.压力感受器包括_____、_____;化学感受器包括_____、_____。

7.体循环静脉按注入右心房的途径分为_____、_____和_____。

8.血管走行:膈的主动脉裂孔有_____,腔静脉裂孔有_____经过;脑膜中动脉经_____入颅;肱动脉沿肱二头肌_____下行。

五、名词解释

1.侧支吻合

2.阻力血管

3.体循环

4.肺循环

5.动脉韧带

6.静脉角

7.危险三角

六、简答题

1.简述体循环、肺循环的途径及生理意义。

2.简述临床常用的穿刺输液的浅静脉。

3.请阐述肝门静脉的走行、特点、功能、主要属支与体循环间的吻合及临床意义。

同步练习二十二

一、单项选择题

1.在体循环中,血流阻力最大,血压降落最为显著的区段是

    A.主动脉段   B.大动脉段   C.微动脉段

    D.毛细血管段   E.微静脉段

2.下列血管中血压最低的是

    A.主动脉   B.股动脉   C.腹主动脉

    D.真毛细血管   E.右心房

3.一般情况下,收缩压的高低主要反映

    A.心率   B.外周阻力   C.循环血量

    D.搏出量   E.主动脉管壁弹性

4.舒张压的高低主要反映

    A.搏出量   B.心率   C.大动脉管壁弹性

    D.外周阻力   E.循环血量

5. 动脉血压形成的前提是
    A. 足够的循环血量　　　B. 心室射血　　　　　C. 外周阻力
    D. 大动脉管壁弹性　　　E. 心率

6. 下列关于血压的描述,错误的是
    A. 指血液对血管壁的压强　　　　　B. 一般指动脉血压
    C. 心动周期中血压稳定不变　　　　D. 书写:收缩压/舒张压(mmHg)
    E. 可产生周期性生理波动

7. 主要反映心室射血能力强弱的是
    A. 平均动脉压　　　　　B. 收缩压　　　　　　C. 中心静脉压
    D. 脉压　　　　　　　　E. 舒张压

8. 在正常情况下,影响外周阻力的主要因素是
    A. 血管的长度　　　　　　　　　B. 小动脉和微动脉的口径
    C. 心率的快慢　　　　　　　　　D. 动脉管壁的弹性
    E. 小静脉和微静脉的口径

9. 引起外周阻力增加的因素是
    A. 小静脉和微静脉强烈收缩　　　B. 心输出量增加
    C. 动脉血压升高　　　　　　　　D. 小动脉和微动脉强烈收缩
    E. 心率加快

10. 药物过敏或细菌毒素的作用引起血压下降的最初原因是
    A. 心输出量减小　　　B. 外周阻力降低　　　C. 血管容积增大
    D. 循环血量减少　　　E. 心率加快

11. 老年人动脉管壁硬化,大动脉的弹性储器作用减弱,所以
    A. 收缩压降低　　　　B. 舒张压降低　　　　C. 脉压增大
    D. 舒张压升高　　　　E. 收缩压、舒张压都升高

12. 下列能使脉压增加的因素有
    A. 搏出量减小　　　　B. 心率加快　　　　　C. 外周阻力增加
    D. 大动脉弹性减弱　　E. 前负荷降低

13. 在心动周期中,动脉血压最低的时期是
    A. 减慢充盈期末　　　B. 等容收缩期末　　　C. 快速射血期末
    D. 减慢射血期末　　　E. 快速充盈期末

14. 在微循环中,进行物质交换的主要部位是
    A. 微动脉　　　　　　B. 真毛细血管　　　　C. 通血毛细血管
    D. 动—静脉短路　　　E. 微静脉

15. 动—静脉短路的主要生理功能是
    A. 参与维持循环血量　　　　　B. 影响血管内、外体液分布
    C. 实现物质交换　　　　　　　D. 调节体温
    E. 增加静脉回心血量

16. 从毛细血管动脉端滤出生成的组织液,再经静脉端重吸收入血的约占
    A. 10%　　　　　　　　B. 30%　　　　　　　C. 50%

D. 70%　　　　　　　　E. 90%

17. 肾病综合征时,导致组织水肿的原因是
A. 毛细血管血压升高　　　　　B. 血浆胶体渗透压降低
C. 淋巴回流受阻　　　　　　　D. 组织液胶体渗透压升高
E. 毛细血管壁通透性增加

18. 组织液的生成与回流主要取决于
A. 毛细血管血压　　　　　　　B. 血浆胶体渗透压
C. 组织液胶体渗透压　　　　　D. 有效滤过压
E. 血钾晶体渗透压

19. 右心衰竭下肢水肿的直接因素是
A. 淋巴回流受阻　　　　　　　B. 中心静脉压升高
C. 组织液静水压降低　　　　　D. 毛细血管血压升高
E. 血浆胶体渗透压降低

20. 造成营养不良性水肿的因素是
A. 毛细血管压升高　　　　　　B. 血浆胶体渗透压降低
C. 组织液静水压升高　　　　　D. 毛细血管通透性增高
E. 淋巴回流受阻

21. 心肌收缩力增强,引起导致静脉回心血量增加的原因是
A. 动脉血压升高　　　　　　　B. 血流速度快
C. 收缩期室内压较低　　　　　D. 舒张期室内压较低
E. 静脉血流阻力下降

22. 中心静脉压的高低取决于下列哪项关系
A. 血管容量和血量　　　　　　B. 动脉血压和静脉血压
C. 心脏射血能力和静脉回心血量　　D. 心脏射血能力和外周阻力
E. 外周静脉压和静脉血流阻力

23. 下列哪项引起静脉回心血量减少
A. 呼气过程　　　　　　　　　B. 心脏收缩力量增强
C. 平卧体位　　　　　　　　　D. 骨骼肌节律舒缩
E. 呼气过程

24. 有关中心静脉压的叙述,错误的是
A. 指腔静脉和右心房内的血压
B. 可作为临床控制补液量和补液速度的观察指标
C. 正常值为 4～12 cmH$_2$O
D. 可反映心室射血能力和静脉回心血量
E. 正常值为 4～12 kPa

二、多项选择题

1. 形成动脉血压的根本因素
A. 外周阻力　　　　　B. 足够的循环血量　　　C. 大动脉的弹性
D. 心室射血能力　　　E. 心率

2. 促进组织液生成的力量是

    A. 血浆胶体渗透压　　　　B. 组织液胶体渗透压　　C. 毛细血管血压

    D. 组织液静水压　　　　　E. 血浆晶体渗透压

3. 引起组织液生成减少的因素有

    A. 毛细血管血压下降　　　　　　　　B. 血浆胶体渗透压下降

    C. 血浆胶体渗透压升高　　　　　　　D. 淋巴回流受阻

    E. 毛细血管通透性下降

4. 一定范围内静脉回心血量增加可使

    A. 心肌前负荷增加　　　　B. 心肌收缩力增强　　　C. 搏出量增多

    D. 心肌前负荷减小　　　　E. 搏出量减少

5. 有关中心静脉压的叙述,正确的是

    A. 指腔静脉和右心房内的血压

    B. 可作为临床控制补液量和补液速度的观察指标

    C. 正常值为 $4\sim12$ cmH$_2$O

    D. 可反映心室射血能力和静脉回心血量

    E. 正常值为 $4\sim12$ kPa

三、判断题

1. 平均动脉压等于收缩压+1/3 脉压。

2. 心室收缩时,心室内压力达到最高值称收缩压。

3. 心室舒张时,动脉血压的最低值称收缩压。

4. 收缩压的高低可反映外周阻力的高低。

5. 影响人体动脉血压的主要因素是心输出量和外周阻力。

6. 老年人动脉硬化使主动脉弹性下降,引起舒张压升高,脉压降低。

7. 直捷通路经常开放,而且是物质交换的主要场所。

8. 血浆胶体渗透压升高时组织液的生成大于回流。

9. 中心静脉压是临床控制输液速度和量的重要指标。

10. 影响静脉血回流的主要因素是心肌收缩力。

四、填空题

1. 形成动脉血压的前提是_____,根本因素是_____和_____;大动脉弹性可以缓冲_____,维持_____。

2. 成人动脉血压的正常值:_____/_____mmHg。

3. 影响组织液生成的因素有_____、_____、_____。

4. 有效滤过压=(_____+_____)-(_____+_____)。

5. 影响静脉血流的因素有_____、_____、_____。

6. 微循环有_____、_____、_____3 条通路。

7. 中心静脉压是指_____的血压,正常值为_____cmH$_2$O。

五、名词解释

1. 血压

2. 收缩压

3. 舒张压

4. 外周阻力

5. 微循环

6. 有效滤过压

7. 中心静脉压

六、简答题

1. 简述动脉血压的形成。

2. 何谓微循环? 简述微循环所形成的 3 条通路及临床意义。

3. 简述组织液的生成与回流的影响因素。

4. 何谓中心静脉压? 影响静脉血回流的因素有哪些? 各有什么影响?

5. 简述动脉血压的影响因素。

同步练习二十三

一、单项选择题

1. 胸导管不收集哪部的淋巴
   - A. 左上半身
   - B. 右上半身
   - C. 右下半身
   - D. 左下半身
   - E. 下半身

2. 成单的淋巴干有
   - A. 锁骨下干
   - B. 支气管纵隔干
   - C. 肠干
   - D. 颈干
   - E. 腰干

3. 淋巴来源于
   - A. 胃液
   - B. 消化液
   - C. 组织液
   - D. 细胞内液
   - E. 脑脊液

4. 右淋巴导管收集范围
   - A. 左上半身
   - B. 右上半身
   - C. 右下半身
   - D. 左下半身
   - E. 下半身

5. 关于淋巴回流的生理意义的描述,下列哪项是错误的
   - A. 回收蛋白质
   - B. 运输吸收的脂肪
   - C. 回收部分组织液
   - D. 清除细菌
   - E. 调节血管内、外的水分交换

6. 下列不含有 B 淋巴细胞的是
   - A. 淋巴小结
   - B. 淋巴结的髓索
   - C. 脾的红髓
   - D. 脾的动脉周围淋巴鞘
   - E. 脾小结

7. 下列含有 T 淋巴细胞的是
   - A. 淋巴小结
   - B. 淋巴结的髓索
   - C. 脾的红髓
   - D. 脾的动脉周围淋巴鞘

E. 脾小结

8. 影响冠状动脉血流量的主要因素是

    A. 脉压大小　　　　　　　　　　B. 平均动脉压高低

    C. 心脏搏出量多少　　　　　　　　D. 舒张压的高低和心舒期的长短

    E. 收缩压的高低和心舒期的长短

9. 在安静状态下,动脉血和静脉血的含氧量差值最大的器官是

    A. 心脏　　　　　　　　B. 脑　　　　　　　　C. 肝脏

    D. 肾脏　　　　　　　　E. 脾脏

10. 脑血管可通过自身调节,维持脑血流量稳定的平均动脉压范围是

    A. 60～140 mmHg　　　B. 80～180 mmHg　　　C. 50～140 mmHg

    D. 50～180 mmHg　　　E. 80～150 mmHg

11. 淋巴循环最重要的生理意义是

    A. 回收体液用于血液循环　　　　　B. 回收蛋白质

    C. 运输脂肪　　　　　　　　　　D. 参与机体的防御功能

    E. 运输脂溶性维生素

二、多项选择题

1. 下述能使心肌获得较多血液的因素有

    A. 心舒期延长　　　　B. 心舒期缩短　　　　C. 舒张压升高

    D. 舒张压降低　　　　E. 收缩压升高

2. 下列结构中主要由 B 淋巴细胞构成的是

    A. 淋巴小结　　　　　　　　　　B. 淋巴结的副皮质区

    C. 脾小结　　　　　　　　　　　D. 脾的动脉周围淋巴鞘

    E. 胸导管

3. 下列结构中主要由 T 淋巴细胞构成的是

    A. 淋巴小结　　　　　　　　　　B. 淋巴结的副皮质区

    C. 脾小结　　　　　　　　　　　D. 脾的动脉周围淋巴鞘

    E. 脾的红髓

4. 下列结构中含有 B 淋巴细胞的是

    A. 淋巴小结　　　　　　　　　　B. 淋巴结的髓索

    C. 脾小结　　　　　　　　　　　D. 脾的动脉周围淋巴鞘

    E. 脾的红髓

5. 胸导管接纳的淋巴干有

    A. 左、右腰干　　　　　　　　　B. 肠干

    C. 左、右颈干　　　　　　　　　D. 左、右支气管纵隔干

    E. 左、右锁骨下干

6. 右淋巴导管接纳的淋巴干有

    A. 左、右腰干　　　　B. 肠干　　　　　　C. 右颈干

    D. 右支气管纵隔干　　E. 右锁骨下干

7. 淋巴结的功能有

    A. 产生淋巴细胞　　　　B. 清除异物和细菌　　　C. 参与免疫反应

    D. 造血功能　　　　　　E. 储血功能

三、判断题

1. 淋巴系统是心血管系统的辅助部分。

2. 毛细淋巴管通透性大，利于蛋白质、癌细胞等进入。

3. 淋巴结和脾是免疫器官，均能培育 B、T 淋巴细胞。

4. 脾和肝类似，都易受暴力打击而破裂。

5. 胃癌、食管癌常转移到左锁骨上淋巴结。

6. 冠状动脉循环血流量主要取决于舒张压的高低和心舒期的长短。

7. 脑血管有自身调节功能，无论平均动脉压如何变化，都可维持脑血流量。

四、填空题

1. 淋巴系统由_____、_____和_____组成。

2. 淋巴管道从细到粗的名称为_____、_____、_____、_____。

3. 脾的功能有_____、_____、_____和_____。

4. 冠状动脉循环的血流特点是_____和_____。

5. 肺循环的血流特点是_____和_____。

6. 脑循环的血流特点是_____，_____，以及_____。

五、名词解释

1. 乳糜池

2. 动脉周围淋巴鞘

六、简答题

1. 简述淋巴循环的生理意义。

2. 简述肺循环、脑循环的血流特点。

同步练习二十四

一、单项选择题

1. 属于眼球纤维膜的结构是

    A. 虹膜　　　　　　　　B. 脉络膜　　　　　　　C. 巩膜

    D. 视网膜　　　　　　　E. 睫状体

2. 角膜

    A. 占外膜前 1/3　　　　B. 占外膜前 2/3　　　　C. 富含血管

    D. 富含神经末梢　　　　E. 可调节入眼光线

3. 血管膜的结构是

    A. 角膜　　　　　　　　B. 巩膜　　　　　　　　C. 睫状体

    D. 视网膜　　　　　　　E. 晶状体

4. 虹膜

A. 位于睫状体的后方   B. 属于眼球外膜

C. 产生房水   D. 中央有一圆形的瞳孔

E. 调节晶状体的曲度

5. 具有感受强光和辨色能力的是

   A. 视锥细胞   B. 视杆细胞   C. 双极细胞

   D. 节细胞   E. 视细胞

6. 看近物时,使晶状体变厚的主要原因是

   A. 睫状小带紧张   B. 睫状肌收缩   C. 晶状体具有弹性

   D. 瞳孔括约肌收缩   E. 以上都不正确

7. 关于房水的描述,错误的是

   A. 由睫状体产生   B. 由眼前房经瞳孔到眼后房

   C. 经虹膜角膜角渗入巩膜静脉窦   D. 可营养眼球维持眼压

   E. 具有折光作用

8. 泪器

   A. 泪腺位于泪囊窝内   B. 泪小管由泪腺发出

   C. 鼻泪管开口于下鼻道   D. 泪小管开口于结膜上穹

   E. 泪点向内通往鼻泪管

9. 上直肌收缩时,瞳孔转向

   A. 上内   B. 下内   C. 上外

   D. 下外   E. 上方

10. 构成眼球壁的是

   A. 纤维膜、角膜、血管膜和视网膜   B. 角膜、脉络膜和视网膜

   C. 角膜、巩膜、脉络膜   D. 纤维膜、角膜、巩膜

   E. 纤维膜、血管膜、视网膜

11. 眼的调节力大小主要决定于

   A. 瞳孔的直径   B. 晶状体的弹性   C. 房水的折光

   D. 玻璃体的折光   E. 睫状肌的收缩力

12. 视网膜

   A. 含有丰富的血管及色素上皮   B. 全层都有感光能力

   C. 由视细胞、双极细胞和锥细胞构成   D. 后部偏鼻侧处有视神经盘

   E. 以上均不是

13. 黄斑

   A. 位于视神经盘颞侧约 4 mm 处   B. 有视网膜中央动脉穿过

   C. 由双极细胞汇集而成   D. 感光作用强,但无辨色能力

   E. 含视锥细胞和视杆细胞

14. 睫状体

   A. 睫状肌收缩可使晶状体曲度变小   B. 开大瞳孔

   C. 是眼球内膜最肥厚的部分   D. 与房水生成有关

   E. 不透明,呈乳白色

15. 关于眼球内容物的描述,错误的是

    A. 睫状肌舒张,晶状体变厚,曲度变大　B. 房水渗入巩膜静脉窦

    C. 眼房内充满房水　　　　　　　　D. 前房经瞳孔与后房相通

    E. 玻璃体为无色透明的胶状物

16. 玻璃体

    A. 为无色透明液体　　　B. 有折光作用　　　C. 充满于眼球内

    D. 与维持眼压有关　　　E. 有营养视网膜的功能

17. 结膜

    A. 构成眼球壁的外膜

    B. 薄而透明,富有血管,覆盖于眼睑

    C. 睑结膜内有睑板腺

    D. 上、下睑结膜与眼球间形成结膜上、下穹

    E. 当眼睑闭合时,结膜围成结膜囊

18. 房水

    A. 由虹膜分泌

    B. 由眼前房经瞳孔入眼后房,再渗入巩膜静脉

    C. 具折光作用

    D. 调节入眼光线

    E. 以上都不对

19. 视杆细胞

    A. 对光的敏感性较差　　B. 只能感受强光　　　C. 产生色觉

    D. 在暗光下起作用　　　E. 含有维生素 A

20. 眼球外肌

    A. 共 7 块,为运动眼球的肌肉　　　　B. 作用是上提眼睑与运动眼球

    C. 上斜肌使眼球转向上外　　　　　　D. 下斜肌使眼球转向上内

    E. 以上都不对

二、多项选择题

1. 眼的折光装置包括

    A. 角膜　　　　　　　B. 瞳孔　　　　　　C. 房水

    D. 玻璃体　　　　　　E. 晶状体

2. 参与运动眼球的肌有

    A. 外直肌　　　　　　B. 上睑提肌　　　　C. 下斜肌

    D. 上斜肌　　　　　　E. 内直肌

三、判断题

1. 感受内、外环境各种刺激的组织结构称感觉器。

2. 角膜无色透明,无血管和神经末梢。

3. 感光物质是视紫红质,在感光过程中消耗部分,需维生素 A 补充。

4. 老花眼需配戴凸透镜来进行矫正。

5. 晶状体化学成分是蛋白质,蛋白质变性而混浊称白内障。

四、填空题

1. 眼球壁由外到内分_____、_____、_____3层。
2. 折光系统包括_____、_____、_____、_____4部分。
3. 视杆细胞分布于_____,对光的敏感度_____,感受_____光;视锥细胞分布于_____,对光敏感度_____,感受_____光,并能_____。
4. 视觉最敏锐部是_____,生理性盲点在_____。
5. 近视眼由于_____、_____原因造成,应配戴_____镜进行矫正。
6. 眼调节包括_____、_____、_____3部分,最重要的调节是_____。
7. 缺乏维生素A暗视觉障碍称_____。
8. 不能辨别颜色者称_____,最常见的是_____。
9. 房水由_____产生,房水回流障碍使眼压升高称_____。

五、名词解释

1. 巩膜静脉窦
2. 黄斑
3. 近视
4. 视力
5. 视野

六、简答题

1. 简述房水产生及循环途径。
2. 光线到达视网膜的视细胞要经过哪些结构?
3. 视近物时,眼是如何调节的?

同步练习二十五

一、单项选择题

1. 下列对外耳道的描述,何者错误
   A. 外2/3为软骨部,内1/3为骨部
   B. 检查鼓膜时应将耳郭拉向后上方
   C. 外耳道皮下组织少,炎性疖肿时疼痛剧烈
   D. 是自外耳门至鼓膜的弯曲管道
   E. 传导声波

2. 鼓膜
   A. 位于内耳和外耳之间　　　　　B. 中心部向内凹陷为鼓膜脐
   C. 松弛部在下方　　　　　　　　D. 前上方有反射光锥
   E. 紧张部呈粉红色

3. 小儿咽鼓管的特点是
   A. 较细短　　　　　　　B. 较细长　　　　　　　C. 较粗短

D. 较粗长　　　　　　　　　E. 粗短且水平位

4. 膜迷路

    A. 位于骨迷路内　　　　　　　　　　　B. 内含外淋巴

    C. 内含神经纤维

    E. 由膜半规管、椭圆囊、球囊三部分构成

    E. 以上都不对

5. 不属于膜迷路的是

    A. 椭圆囊　　　　　　　　B. 膜半规管　　　　　　　　C. 蜗管

    D. 前庭　　　　　　　　　E. 球囊

6. 听觉感受器是

    A. 壶股嵴　　　　　　　　B. 螺旋器　　　　　　　　C. 球囊斑

    D. 椭圆囊斑　　　　　　　E. 毛细胞

7. 鼓室

    A. 内藏于颅骨之中　　　　　　　　　　B. 经前庭窗通内耳

    C. 借内耳门通颅腔　　　　　　　　　　D. 鼓室壁有黏膜覆盖

    E. 内侧壁是耳蜗

8. 听小骨

    A. 是骨传导的途径　　　　　　　　　　B. 镫骨居 3 块听小骨中央

    C. 锤骨附着于鼓膜内面　　　　　　　　D. 砧骨处于最内侧

    E. 连接蜗窗

9. 咽鼓管

    A. 是内耳与咽相通的管道　　　　　　　B. 呈负压状态

    C. 在小儿,此管近似垂直　　　　　　　D. 作用是维持鼓室内、外气压平衡

    E. 增强声波的传导

10. 声音从外耳道传到内耳,其经过顺序为

    A. 鼓膜,锤骨,镫骨,砧骨,耳蜗　　　　B. 鼓膜,锤骨,砧骨,耳蜗

    C. 鼓膜,镫骨,锤骨,砧骨,耳蜗　　　　D. 鼓膜,锤骨,砧骨,镫骨,前庭窗,耳蜗

    E. 鼓膜,锤骨,砧骨,镫骨,半规管,耳蜗

11. 不属于皮肤附属结构的是

    A. 指(趾)甲　　　　　　　B. 汗腺　　　　　　　　C. 皮脂腺

    D. 环层小体　　　　　　　E. 毛发

12. 听骨链传导声波的作用是使振波

    A. 幅度增大,强度增大　　　　　　　　B. 幅度增大,强度减少

    C. 幅度减小,强度增大　　　　　　　　D. 幅度增大

    E. 强度增大

13. 飞机上升或下降时,作吞咽动作的生理意义在于

    A. 平衡中耳和内耳之间的压力　　　　　B. 平衡基底膜两侧的压力

    C. 平衡鼓膜两侧的压力　　　　　　　　D. 平衡前庭膜两侧的压力

    E. 平衡内耳的压力

二、多项选择题

1. 中耳包括
   A. 咽鼓管　　　　　　　B. 鼓室　　　　　　　C. 乳突小房
   D. 鼓膜　　　　　　　　E. 乳突窦

2. 用肉眼观察活体的视器,可见到的结构有
   A. 角膜　　　　　　　　B. 泪点　　　　　　　C. 虹膜
   D. 瞳孔　　　　　　　　E. 结膜

3. 与鼓室相交通的结构有
   A. 乳突小房　　　　　　B. 内耳道　　　　　　C. 咽腔鼻部
   D. 外耳道　　　　　　　E. 蜗管

4. 位觉感受器包括
   A. 球囊斑　　　　　　　B. 螺旋器　　　　　　C. 椭圆囊斑
   D. 壶腹嵴　　　　　　　E. 半规管

三、判断题

1. 声波传导主要是经过听骨链的气传导。
2. 能观察到光锥说明鼓膜结构和位置正常。

四、填空题

1. 鼓膜位于_____与_____之间,呈_____状。
2. 咽鼓管是_____与_____相通的管道,此管可以使_____与外界的气压保持平衡。
3. 内耳又叫_____,分为_____和_____。
4. 骨迷路分_____、_____和_____3部分。
5. 皮肤由_____和_____两部分构成,借_____与深部组织相连。

五、名词解释

1. 听骨链
2. 壶腹嵴
3. 螺旋器

六、简答题

1. 简述泪液的产生及流经途径。
2. 试用箭头表示声波传至螺旋器的途径。
3. 简述膜迷路的分布及主要功能。
4. 简述皮肤的结构。
5. 简述临床上皮内注射、皮下注射的组织层次结构。

同步练习二十六

一、单项选择题

1. 由形态和功能相似的神经元的胞体聚集而成的结构是

    A. 纤维束   B. 网状结构   C. 神经核

    D. 白质   E. 神经

2. 在中枢神经系统内,起止和功能基本相同的神经纤维集聚而成的结构是

    A. 神经核   B. 网状结构   C. 灰质

    D. 纤维束   E. 神经节

3. 脊髓前角主要含

    A. 联络神经元   B. 感觉神经元   C. 交感神经元

    D. 副交感神经元   E. 运动神经元

4. 脊髓内传导躯体运动冲动的传导束是

    A. 脊髓丘脑束   B. 薄束   C. 楔束

    D. 皮质脊髓束   E. 以上均不是

5. 关于脊髓的描述,正确的是

    A. 上连于间脑   B. 成人下端平第三腰椎下缘

    C. 下端有脊髓圆锥   D. 前有前正中沟

    E. 白质位于脊髓中央

6. 脑干

    A. 上续于端脑   B. 背连间脑

    C. 脑神经根大都连于背侧   D. 灰质多分散成团块状,称神经核

    E. 位于小脑背侧

7. 延髓椎体的构成

    A. 薄束   B. 楔束   C. 椎体束

    D. 皮质脊髓束   E. 皮质核束

8. 小脑

    A. 位于颅内窝内   B. 中部为小脑半球

    C. 位于中脑和脑桥的后方 D. 上面与大脑相连

    E. 小脑蚓部的下方有小脑扁桃体

9. 网状结构存在于

    A. 脑干   B. 间脑   C. 小脑

    D. 大脑   E. 以上均不是

10. 不参与围成第四脑室的结构是

    A. 脑桥   B. 延髓   C. 小脑

    D. 中脑   E. 菱形窝

11. 小脑扁桃体的前方有

    A. 延髓   B. 中脑   C. 脑桥

    D. 间脑   E. 脊髓

12. 属于旧纹状体的是

    A. 苍白球   B. 尾状核   C. 壳

    D. 背侧丘脑   E. 下丘脑

13. 听觉中枢位于

    A. 中央后回   B. 颞横回   C. 角回

    D. 缘上回   E. 距状沟两侧皮质

14. 语言视觉区位于

    A. 额中回后部   B. 额下回后部   C. 缘上回

    D. 角回   E. 距状沟两侧皮质

15. 不正确的端脑分叶是

    A. 额叶   B. 顶叶   C. 蝶叶

    D. 枕叶   E. 岛叶

16. 关于内囊

    A. 位于背侧丘脑与下丘脑之间

    B. 有内囊前、后两肢

    C. 是上、下行投射纤维集中通过的地方

    D. 内囊出血引起的瘫痪均表现在同一侧

    E. 以上都对

17. 经过内囊膝的纤维是

    A. 皮质核束   B. 皮质脊髓束   C. 丘脑皮质束

    D. 听辐射   E. 视辐射

二、多项选择题

1. 脊髓的内部结构

    A. 由灰质和白质构成   B. 灰质分前角、侧角、后角

    C. 白质分前索、外侧索、后索   D. 灰质中有运动和感觉传导束

    E. 后角有 2 种运动神经元

2. 基底核

    A. 位于大脑半球的基底部

    B. 包括背侧丘脑、豆状核、尾状核

    C. 豆状核与尾状核合称为纹状体

    D. 是躯体感觉传导的中继站

    E. 尾状核又可分为壳和苍白球两部分

3. 运动性皮质中枢包含有

    A. 躯体运动区   B. 躯体感觉区   C. 语言运动区

    D. 语言书写区   E. 视区

4. 躯体运动区的位置在

    A. 额中回后部   B. 额下回的后部   C. 中央前回

    D. 中央旁小叶的前部   E. 中央旁小叶的后部

5. 胼胝体

    A. 由投射纤维组成   B. 属连合纤维

    C. 联系同侧大脑半球的各叶、回   D. 属联络纤维

    E. 联系两侧大脑半球

三、判断题

1.神经系统分为脑、脊髓两部分。

2.位于中枢神经系统内，形态和功能相似的神经元聚集成团块状，称神经节。

3.第三脑室借中脑水管与第四脑室相通。

4.听觉中枢位于颞横回。

5.端脑分为额叶、颞叶、顶叶、枕叶4部分。

四、填空题

1.突触包括_____、_____、_____3部分结构。

2._____内含神经介质。激发突触前膜动作电位是_____离子通道开放。

3.脊髓位于_____内，成人脊髓下端平_____，新生儿脊髓下端平_____。

五、名词解释

1.神经核

2.白质

3.网状结构

4.脊髓圆锥

5.小脑扁桃体

6.纹状体

7.内囊

8.锥体交叉

六、简答题

1.简述脊髓的外形与内部结构。

2.端脑共有哪些分叶？简述各叶上重要的脑回。

3.脑内共有哪些脑室？简述它们的具体位置。

4.简述间脑、小脑、延髓、脑桥、中脑之间的位置关系。

同步练习二十七

一、单项选择题

1.有关硬脑膜的叙述，错误的是

  A.与颅脑内面的骨膜共同构成   B.两层之间紧密相贴

  C.硬脑膜外无硬膜外隙   D.其双层构成含血腔隙，称硬脑膜窦

  E.与蛛网膜之间有腔隙，内含脑脊液

2.蛛网膜下隙是指

  A.蛛网膜与硬脑膜之间的腔隙   B.蛛网膜与硬脊膜之间的腔隙

  C.蛛网膜与软脑膜之间的腔隙   D.蛛网膜与软脊膜之间的腔隙

  E.蛛网膜与软膜之间的腔隙

3.有关脑的动脉叙述，错误的是

A. 来自颈内动脉和椎动脉

B. 颈内动脉与椎动脉的分支共同形成大脑动脉环

C. 大脑中动脉的中央支供应内囊

D. 颈内动脉供应大脑半球后 1/3 和间脑

E. 脑干和小脑由椎动脉供应

4. 不参与构成大脑动脉环的动脉是

A. 大脑前动脉　　　　B. 大脑中动脉　　　　C. 大脑后动脉

D. 颈内动脉　　　　　E. 后交通动脉

二、多项选择题

1. 脑脊液存在于

A. 脑室　　　　　　　B. 中脑水管　　　　　C. 蛛网膜下隙

D. 硬膜外隙　　　　　E. 终池

2. 以下叙述正确的是

A. 脑和脊髓被膜均有硬膜、蛛网膜、软膜 3 层

B. 脑和脊髓的硬膜外有腔隙，称硬膜外隙

C. 脑和脊髓的蛛网膜与软膜之间均有蛛网膜下隙

D. 各个脑室均有脉络丛

E. 脑脊液最终被脉络丛吸收转运至血液

三、判断题

1. 脑和脊髓的硬膜外均有硬膜外隙。

2. 脑脊液由蛛网膜粒产生。

3. 硬脑膜静脉窦是一种静脉血管。

四、填空题

1. 脑脊液分别产生于_____、_____和_____的脉络丛，最后经_____回流入上矢状窦。

2. 在进行硬脊膜外麻醉时，穿刺针经皮肤等结构，最后到达_____，再注入麻醉药物。

3. 脑和脊髓的被膜由外向内依次是_____、_____和_____。其中_____是薄而透明的薄膜，而_____富含大量血管。

五、名词解释

1. 硬膜外隙

2. 蛛网膜下隙

3. 脉络膜

4. 蛛网膜粒

5. 大脑动脉环

6. 终池

六、简答题

1. 构成大脑动脉环的血管有哪些？

2. 简述脑脊液的产生部位及循环途径。

同步练习二十八

一、单项选择题

1. 不含有感觉和运动 2 种纤维的结构是
   - A. 前支
   - B. 脊神经干
   - C. 后支
   - D. 前根
   - E. 神经丛

2. 膈神经是
   - A. 运动神经
   - B. 感觉神经
   - C. 混合性神经
   - D. 内脏神经
   - E. 以上均不是

3. 三角肌麻痹主要是损伤了
   - A. 腋神经
   - B. 桡神经
   - C. 尺神经
   - D. 正中神经
   - E. 肌皮神经

4. 经坐骨结节与股骨大转子连线中点下行的神经是
   - A. 股神经
   - B. 坐骨神经
   - C. 胫神经
   - D. 腓总神经
   - E. 闭孔神经

5. 位剑突平面的皮肤是由以下哪支胸神经前支分布的
   - A. 胸二神经
   - B. 胸四神经
   - C. 胸六神经
   - D. 胸八神经
   - E. 胸十神经

6. 支配瞳孔括约肌的脑神经是
   - A. 视神经
   - B. 动眼神经
   - C. 三叉神经的眼神经
   - D. 面神经
   - E. 迷走神经

7. 支配咀嚼肌的脑神经是
   - A. 三叉神经的上颌神经
   - B. 三叉神经的下颌神经
   - C. 面神经
   - D. 舌咽神经
   - E. 舌下神经

8. 肱骨中段骨折，最易受伤的神经是
   - A. 腋神经
   - B. 桡神经
   - C. 尺神经
   - D. 正中神经
   - E. 肌皮神经

9. 面神经不支配
   - A. 口轮匝肌
   - B. 眼轮匝肌
   - C. 额肌
   - D. 笑肌
   - E. 颞肌

10. 分布于胃的脑神经是
    - A. 第 V 对
    - B. 第 VII 对
    - C. 第 IX 对
    - D. 第 X 对
    - E. 第 XI 对

二、多项选择题

1. 脊神经前支组成以下神经丛
   - A. 颈丛
   - B. 臂丛
   - C. 胸丛

    D. 腰丛   E. 骶丛

2. 关于桡神经的描述,正确的是

    A. 是臂丛的分支   B. 途经肱骨中部的桡神经沟

    C. 肱骨体骨折易被伤及   D. 分布于上臂和前臂伸侧的肌肉

    E. 损伤后呈"垂腕"状态

3. 坐骨神经

    A. 是全身最粗大的神经

    B. 经犁状肌的上方出骨盆

    C. 体表投影是坐骨结节与股骨大转子连线的中点

    D. 在腘窝上方分为胫神经和腓总神经

    E. 沿途发出肌支支配大腿后群肌

4. 迷走神经

    A. 是分布最广的脑神经   B. 是分布到内脏的最主要的交感神经

    C. 含有 4 种纤维成分   D. 其躯体运动神经纤维支配喉肌

    E. 内脏运动神经纤维为副交感神经

三、判断题

1. 脊神经前根含感觉神经纤维,又称感觉根。

2. 脊神经前根和后根合并为脊神经干的部位位于椎间孔处。

3. 副交感神经使瞳孔开大,交感神经使瞳孔缩小。

4. 滑车神经是惟一连在脑干背侧的脑神经。

四、填空题

1. 脊神经共有_____对。出椎间孔后分为_____和_____。

2. 脑神经共有_____对。按所含纤维成分可分为_____、_____和_____ 3 类。

3. 迷走神经有 2 支重要分支,称_____和_____,均分布到喉部。

4. 颈丛分支主要有_____;腰丛分支主要有_____;骶丛分支主要有_____。

5. 腕不能伸是_____损伤,拇指不能对掌是_____损伤。

6. 交感神经的低级中枢位于_____。副交感神经的低级中枢分别位于_____和_____。

五、名词解释

1. 脊神经节

2. 脊神经根

六、简答题

1. 脊神经共有多少对? 各部脊神经分别是多少对?

2. 脊神经丛共有哪些? 各神经丛的主要分支有什么神经?

3. 简述 12 对脑神经的名称。

4. 交感神经与副交感神经的主要区别有哪些?

同步练习二十九

一、单项选择题

1. 与躯体和四肢本体觉传导无关的结构是
   A. 脊神经节   B. 脊髓灰质后角   C. 内侧丘系
   D. 薄束和楔束   E. 背侧丘脑腹后核

2. 不属于浅、深感觉传导的共同特点是
   A. 第一级神经元在脊神经节内   B. 第二级神经元在脊髓灰质后角
   C. 第三级神经元在背侧丘脑腹后核   D. 传导路途经内囊
   E. 某一侧均要分叉至对侧

3. 以下叙述正确的是
   A. 锥体束包括皮质脊髓束和皮质核束
   B. 皮质脊髓束大部分不分叉
   C. 皮质核束支配同侧、对侧所有的脑神经运动核
   D. 锥体系是重要的感觉传导路
   E. 锥体系属于非特异性投射系统

二、多项选择题

1. 关于内脏感觉的描述正确的是
   A. 定位不准确   B. 对切割、烧灼不敏感
   C. 疼痛来得快，去得也快   D. 对刺激的分辨力差
   E. 常伴有牵涉痛

2. 与躯体和四肢本体觉传导相关的结构是
   A. 脊神经节   B. 脊髓灰质后角   C. 内侧丘系
   D. 薄束和楔束   E. 背侧丘脑腹后核

三、判断题

1. 内侧丘系属于深感觉传导路。
2. 感觉传导路的终点都在同侧的大脑皮质。
3. 内脏对牵涉、膨胀、炎症的刺激特别敏感。
4. 非特异性投射系统是特异性投射系统的补充，功能上并不重要。
5. 条件反射是在非条件反射基础上建立起来的。

四、填空题

1. 躯体和四肢的痛、温、触觉传导路的第一级神经元位于_____，第二级神经元位于_____，第三级神经元位于_____。
2. 浅感觉传导路的交叉部位在_____；深感觉传导路的交叉部位在_____。

五、名词解释

1. 特异性投射系统
2. 非特异性投射系统

3.痛觉

4.锥体系

六、简答题

1.简述躯体和四肢的本体觉、精细触觉传导通路。

2.简述浅感觉传导路、深感觉传导路的交叉部位。

同步练习三十

一、单项选择题

1.蛋白质的基本组成单位是

   A.核苷酸   B.葡萄糖   C.脂肪

   D.氨基酸   E.胆固醇

2.组成核酸的基本单位是

   A.核苷酸   B.葡萄糖   C.脂肪

   D.氨基酸   E.胆固醇

3.蛋白质分子中的主键是

   A.肽键   B.氢键   C.二硫键

   D.磷酸二酯键   E.盐键

4.核酸分子中的主键是

   A.肽键   B.氢键   C.二硫键

   D.磷酸二酯键   E.盐键

5.属于蛋白质的基本结构的是

   A.一级结构   B.二级结构   C.三级结构

   D.四级结构   E.以上均不是

6.以下哪项不属于组成 RNA 的碱基

   A.A   B.G   C.C

   D.U   E.T

7.测得某样品含氮量为 0.2 g,则样品中含蛋白质的量约为

   A.6.25 g   B.3.4 g   C.1.7 g

   D.1.25 g   E.0.34 g

8.蛋白质中氮元素的含量约占

   A.6.25%   B.8%   C.12.5%

   D.16%   E.25%

9.一磷酸腺苷的符号是

   A.AMP   B.GMP   C.CMP

   D.UMP   E.TMP

10.酶的化学本质是

A. B 族维生素　　　　　　B. 多糖　　　　　　　C. 脂类
D. 蛋白质　　　　　　　　E. 核苷酸

11. 酶发挥其催化作用的关键部位是
　　A. 全酶　　　　　　　　　B. 酶蛋白　　　　　　C. 必需基团
　　D. 辅酶　　　　　　　　　E. 活性中心

12. 具有催化活性的物质是
　　A. 酶蛋白　　　　　　　　B. 辅酶　　　　　　　C. 全酶
　　D. Mg^{2+}　　　　　　　　E. 维生素

13. 坏血病是缺少下列何种物质引起的
　　A. 维生素 B_1　　　　　　B. 维生素 A　　　　　C. 维生素 C
　　D. 维生素 E　　　　　　　E. Fe^{2+}

14. 下列何种维生素缺少可引起夜盲症
　　A. 叶酸　　　　　　　　　B. 泛酸　　　　　　　C. 生物素
　　D. 维生素 C　　　　　　　E. 维生素 A

15. 可引起心肌兴奋性下降的物质是
　　A. K^+　　　　　　　　　B. Na^+　　　　　　C. Fe^{2+}
　　D. Ca^{2+}　　　　　　　E. OH^-

16. 下列何种物质不能氧化供能
　　A. 维生素　　　　　　　　B. 蛋白质　　　　　　C. 糖原
　　D. 葡萄糖　　　　　　　　E. 脂肪

二、多项选择题

1. 属于蛋白质二级结构的是
　　A. 双螺旋结构　　　　　　B. α 螺旋结构　　　　C. β-片层结构
　　D. 三叶草型结构　　　　　E. 倒 L 型结构

2. RNA 中含有的碱基是
　　A. T　　　　　　　　　　B. C　　　　　　　　C. A
　　D. U　　　　　　　　　　E. G

3. 蛋白质分子中的主键是
　　A. 酯键　　　　　　　　　B. 肽键　　　　　　　C. 盐键
　　D. 酰胺键　　　　　　　　E. 氢键

4. 可引起巨幼红细胞性贫血的维生素是
　　A. 维生素 A　　　　　　　B. 维生素 B_1　　　　C. 维生素 B_{12}
　　D. 叶酸　　　　　　　　　E. 维生素 C

5. 到目前为止,已明确可引起维生素缺乏症的有
　　A. 维生素 A　　　　　　　B. 维生素 B_1　　　　C. 维生素 B_2
　　D. 维生素 B_6　　　　　　E. 维生素 C

6. 影响酶促反应的因素有
　　A. 底物浓度　　　　　　　B. 抑制剂浓度　　　　C. 酶浓度
　　D. 温度　　　　　　　　　E. pH 值

7. 可使神经肌肉兴奋性增高的有

    A. Na^+ B. K^+ C. Ca^{2+}

    D. Mg^{2+} E. H^+

8. 可使心肌兴奋性增高的有

    A. Na^+ B. K^+ C. Ca^{2+}

    D. Mg^{2+} E. H^+

9. 可使酶促反应加快的因素有

    A. 增加底物浓度   B. 增加酶浓度

    C. 升高温度   D. 升高溶液的 pH 值

    E. 加入激活剂

10. 属于脂溶性维生素的有

    A. 维生素 A   B. 维生素 B_1 C. 维生素 C

    D. 维生素 D   E. 维生素 E

三、判断题

1. Mg^{2+} 可使心肌兴奋性增高。

2. 蛋白质分子都含有三级结构。

3. 在酶促反应中,生成的物质被称为底物。

4. 所有的酶都具有相似的最适 pH 值。

5. 脂溶性维生素的吸收与脂类的吸收相关。

6. 维生素 E 属于脂溶性维生素。

7. 缺少维生素 B_1 可引起癞皮病。

8. 缺少维生素 B_6 可引起脚气病。

9. Ca^{2+} 浓度升高,可使神经肌肉兴奋性增加。

10. 血 K^+ 浓度升高,可使心肌兴奋性下降。

四、填空题

1. 组成蛋白质的基本单位是_____,蛋白质分子中的主键是_____。

2. 核酸的基本组成成分是_____、_____、_____。

3. 组成核酸的基本单位是_____,核酸分子中的主键是_____。

4. 影响酶作用的因素有_____、_____、_____、_____、_____、_____。

5. 人体内大多数酶的最适温度为_____。

五、名词解释

1. 蛋白质的一级结构

2. 蛋白质变性

3. 核酸的一级结构

4. 酶

5. 活性中心

6. 酶的必需基团

7. 维生素

8. 酶原

六、简答题

1. DNA 双螺旋的结构要点是什么？
2. 酶作用的特点有哪些？
3. 试比较酶的竞争性抑制与非竞争性抑制的特点。
4. 简述各种维生素的缺乏症。
5. 简述磺胺类药物的作用机制。
6. 水在体内有何生理功能？
7. 简述矿物质的生理功能。
8. 试述血钾浓度变化对人体的影响。

同步练习三十一

一、单项选择题

1. 糖酵解的终产物是
   A. CO_2 B. H_2O C. 乳酸
   D. 丙酮酸   E. 丙酮

2. 1 分子葡萄糖经糖酵解净生成几分子 ATP
   A. 1   B. 2   C. 4
   D. 12   E. 38

3. 成熟红细胞最主要的获能途径是
   A. 糖酵解   B. 糖的有氧氧化   C. 磷酸戊糖途径
   D. 脂肪酸氧化   E. 酮体的利用

4. 正常人清晨空腹血糖浓度是多少 mmol/L
   A. 3.3～3.9   B. 3.9～6.1   C. 6.1～7.2
   D. 7.2～7.6   E. 8.9～10.0

5. 脂类在血浆中的运输形式是
   A. 胆固醇   B. 甘油   C. 脂肪酸
   D. 脂肪   E. 脂蛋白

6. 人体的必需氨基酸有几种
   A. 2   B. 8   C. 10
   D. 12   E. 20

7. 1 分子葡萄糖通过有氧氧化净生成几分子 ATP
   A. 2   B. 4   C. 12
   D. 38   E. 40

8. 在极度饥饿时,脑组织主要利用何种物质氧化供能
   A. 葡萄糖   B. 脂肪   C. 脂肪酸
   D. 氨基酸   E. 酮体

9. 不能异生为糖的物质是

    A. 乳酸　　　　　　　　　B. 甘油　　　　　　　　C. 丙酮酸

    D. 乙酰辅酶 A　　　　　　E. 生糖氨基酸

10. 供给人体能量的主要物质是

    A. 脂肪　　　　　　　　　B. 糖　　　　　　　　　C. 蛋白质

    D. 核酸　　　　　　　　　E. 甘油

11. 酮体是由什么经代谢转化生成的

    A. 糖类　　　　　　　　　B. 蛋白质　　　　　　　C. 脂肪酸

    D. 甘油　　　　　　　　　E. 乳酸

12. 食物中的含氮物质主要是

    A. 葡萄糖　　　　　　　　B. 脂肪　　　　　　　　C. 类脂

    D. 核酸　　　　　　　　　E. 蛋白质

13. 体内氨的主要去路是

    A. 合成尿素　　　　　　　B. 合成谷氨酰胺　　　　C. 合成非必需氨基酸

    D. 合成嘌呤　　　　　　　E. 以铵盐形式排出

14. 翻译的产物是

    A. tRNA　　　　　　　　　B. mRNA　　　　　　　C. rRNA

    D. DNA　　　　　　　　　E. 蛋白质

15. 只能在肝脏中进行的反应是

    A. 糖的无氧酵解　　　　　B. 糖的有氧氧化　　　　C. 合成尿素

    D. 合成脂肪　　　　　　　E. 合成胆固醇

16. 下列何种物质不能氧化供能

    A. 糖类　　　　　　　　　B. 脂肪　　　　　　　　C. 氨基酸

    D. 胆固醇　　　　　　　　E. 酮体

二、多项选择题

1. 能在细胞质中进行的反应有

    A. 糖酵解　　　　　　　　B. 糖的有氧氧化　　　　C. 磷酸戊糖途径

    D. 酮体的合成　　　　　　E. 酮体的利用

2. 属于酸性物质的有

    A. 葡萄糖　　　　　　　　B. 乳酸　　　　　　　　C. 乙酰乙酸

    D. β-羟丁酸　　　　　　　E. 丙酮

3. 空腹时血糖的直接来源有

    A. 食物糖类的消化吸收　　B. 肝糖原的分解　　　　C. 肌糖原的分解

    D. 脑糖原的分解　　　　　E. 糖异生

4. 体内葡萄糖的去路有

    A. 合成糖原　　　　　　　B. 糖酵解　　　　　　　C. 糖的有氧氧化

    D. 转变成脂肪　　　　　　E. 转变成非必需氨基酸

5. 正氮平衡见于

    A. 健康成年人　　　　　　B. 儿童　　　　　　　　C. 孕妇

D. 康复期病人　　　　　　E. 营养不良的人

6. 转录的产物是

A. DNA　　　　　　B. RNA　　　　　　C. mRNA

D. tRNA　　　　　　E. rRNA

7. 血浆中哪几种脂蛋白增高的人易发生动脉粥样硬化性心脏病

A. CM　　　　　　B. HDL　　　　　　C. VLDL

D. LDL　　　　　　E. β-脂蛋白

8. 胆固醇可转变为

A. 胆汁酸　　　　　　B. 雌激素　　　　　　C. 雄激素

D. 孕激素　　　　　　E. 维生素 D_3

9. 属于必需氨基酸的是

A. 蛋氨酸　　　　　　B. 赖氨酸　　　　　　C. 苏氨酸

D. 色氨酸　　　　　　E. 苯丙氨酸

10. 糖异生的原料有

A. 甘油　　　　　　B. 乳酸　　　　　　C. 丙酮酸

D. 丙酮　　　　　　E. 生糖氨基酸

三、判断题

1. 在供氧充足的条件下,白细胞和肿瘤细胞还是以糖酵解为主供能。

2. 空腹时,肝糖原分解后直接补充血糖。

3. 胆固醇既是生物膜的组成成分,也可以氧化分解为机体供能。

4. CM 转运外源性脂肪。

5. 在葡萄糖供应不足的情况下,脑组织主要摄取酮体氧化供能。

6. 总氮平衡见于健康成年人。

7. 氨基酸的主要功能是氧化供能。

8. 肝功能严重受损时可致肝性脑病。

9. 嘌呤碱在人体内分解代谢的终产物是尿素。

10. 体内尿酸含量过高可致痛风症。

四、填空题

1. 糖异生的主要脏器是_____,其次是_____。

2. 体内糖的分解代谢途径有_____、_____、_____。

3. 血脂包括_____、_____、_____、_____。

4. 合成脂肪的原料是_____、_____。

5. 酮体包括_____、_____、_____3 种物质,在_____(脏器)生成。

6. 体内许多组织都可以合成脂肪,但以_____、_____及_____(组织)最为活跃。

7. 合成 DNA 的原料有_____、_____、_____、_____。

8. 合成 RNA 的原料有_____、_____、_____、_____。

9. 终止密码有_____、_____、_____。

10. 酮体代谢的特点是_____。

五、名词解释

1. 糖酵解
2. 糖的有氧氧化
3. 糖异生
4. 血脂
5. 脂质(类)
6. 必需氨基酸
7. 氮平衡
8. 蛋白质互补作用
9. DNA 的复制
10. DNA 的半保留复制
11. 密码子

六、简答题

1. 简述糖酵解的生理意义。
2. 简述糖的有氧氧化的生理意义。
3. 简述血糖的来源。
4. 简述血糖的去路。
5. 脂类的生理功能有哪些?
6. 简述血浆脂蛋白的分类方法、各类脂蛋白的名称、合成场所及主要的生理功能。
7. 简述胆固醇的生理作用。
8. 简述体内氨的来源及去路。
9. 蛋白质生物合成中 3 种 RNA 各有何作用?
10. 简述生物学的中心法则。

同步练习三十二

一、单项选择题

1. 体内只作为贮能的物质,而不能直接供能的物质是
   A. ATP   B. GTP   C. CTP
   D. UTP   E. C～P
2. 在安静状态下,以何种内脏产热最多
   A. 心   B. 肺   C. 肝
   D. 脾   E. 胃
3. 运动或劳动时,主要产热器官是
   A. 心   B. 肺   C. 肾
   D. 肝   E. 骨骼肌
4. 当环境温度高于皮肤温度时,有效的散热方式是

A. 蒸发   B. 辐射   C. 传导

D. 对流   E. 呼吸

5. 肌肉收缩时能量的直接来源是

     A. ATP   B. GTP   C. CTP

     D. UTP   E. C~P

6. 营养物质在体内氧化所释放的能量中,以热能形式散发的约为

     A. 2%   B. 30%   C. 40%

     D. 60%   E. 70%

7. 在体内能直接供能的物质是

     A. 葡萄糖   B. 脂肪   C. 蛋白质

     D. ATP   E. AMP

8. 下列何种因素对能量代谢的影响最为显著

     A. 进食淀粉类食物   B. 进食蛋白质类食物   C. 环境温度

     D. 精神活动   E. 肌肉活动

9. 安静状态时,辐射散热约占机体总散热量的

     A. 10%   B. 20%   C. 30%

     D. 40%   E. 60%

10. 正常人体,一天中体温最高的时间是

     A. 凌晨 2~6 点   B. 早晨 6~8 点   C. 上午 8~11 点

     D. 午后 1~6 点   E. 晚上 6~10 点

11. 在通常情况下,体温最高的是

     A. 新生儿   B. 成年男性   C. 成年女性

     D. 老年人   E. 使用麻醉药物的病人

12. 能量代谢率最低时的环境温度为

     A. 0~10℃   B. 10~20℃   C. 20~30℃

     D. 30~35℃   E. 35~37℃

13. 下列何种食物的特殊动力效应最大

     A. 糖类食物   B. 脂肪类食物   C. 蛋白类食物

     D. A+B   E. B+C

二、多项选择题

1. 能量代谢包含

     A. 能量的产生   B. 能量的释放   C. 能量的贮存

     D. 能量的转移   E. 能量的利用

2. 合成糖原时,直接供能的物质是

     A. ATP   B. GTP   C. CTP

     D. UTP   E. C~P

3. 合成磷脂时,直接供能的物质是

     A. ATP   B. GTP   C. CTP

     D. UTP   E. C~P

4. 合成蛋白质时,直接供能的物质是

    A. ATP   B. GTP   C. CTP

    D. UTP   E. C~P

5. 体内能直接供能的物质是

    A. ATP   B. GTP   C. CTP

    D. UTP   E. C~P

6. ATP 的能量可供应

    A. 脂肪酸的合成   B. 胆固醇的合成   C. 蛋白质的合成

    D. 肌肉的收缩   E. 腺体的分泌

7. 影响能量代谢的因素有

    A. 肌肉活动   B. 甲状腺激素   C. 肾上腺髓质激素

    D. 环境温度   E. 食物的特殊动力效应

8. 辐射散热量的多少取决于

    A. 风速   B. 出汗量的多少   C. 接触面积

    D. 皮肤的暴露面积   E. 皮肤与周围环境的温度差

三、判断题

1. 通过呼吸是机体散热的主要方式。

2. ATP 是体内直接供能的物质。

3. 磷酸肌酸是体内直接供能的物质。

4. 女性体温在排卵日最低。

5. 女性体温排卵后低于排卵前。

6. 新生儿的皮肤面积相对较大,因此体温略低于成年人。

7. 老年人体温略高于成年人。

8. 皮肤是机体散热的主要器官。

9. 基础代谢率主要反映甲状旁腺功能。

10. 若 BMR 正常值<10%,常提示甲状腺功能亢进。

四、填空题

1. 最常见的体内直接供能物质是_____,储能物质是_____。

2. 机体散热的主要部位是_____。

3. 机体安静状态下,主要产热器官是_____,其中以_____产热最多。在运动时,主要产热器官是_____。

4. 在一般情况下,皮肤散热的主要方式有_____、_____、_____、_____。

5. 若 BMR>_____常提示甲状腺功能亢进,若 BMR<_____常提示甲状腺功能低下。

6. 正常体温:肛温_____,腋温_____,口温_____。

7. 人体温度昼夜波动幅度一般不超过_____。

五、名词解释

1. 生物氧化

2. 能量代谢

　　3.基础代谢率(BMR)

　　4.蒸发

六、简答题

　　1.简述 ATP 的生理作用。

　　2.影响能量代谢的因素有哪些?

　　3.简述体温生理变化的因素。

　　4.简述人体散热的方式。

同步练习三十三

一、单项选择题

　　1.不属于腺垂体分泌的激素是

　　　　A. GH　　　　　　　　B. PRL　　　　　　　　C. TSH

　　　　D. CTH　　　　　　　E. ADH

　　2.某男性,18 岁,身高 1.1 m,智力低下,性发育延迟,原因是缺乏

　　　　A. 生长素　　　　　　B. 甲状腺激素　　　　　C. 血管升压素

　　　　D. 雄激素　　　　　　E. 雌激素

　　3.呆小症是由于幼儿期缺乏

　　　　A. 生长素　　　　　　B. 胰岛素　　　　　　　C. 甲状腺激素

　　　　D. 糖皮质激素　　　　E. 雄激素

　　4.侏儒症是由于幼儿期缺乏

　　　　A. 生长素　　　　　　B. 胰岛素　　　　　　　C. 甲状腺素

　　　　D. 糖皮质激素　　　　E. 雄激素

　　5.能随吞咽上下移动的腺体是

　　　　A. 腮腺　　　　　　　B. 甲状旁腺　　　　　　C. 胸腺

　　　　D. 甲状腺　　　　　　E. 唾液腺

二、多项选择题

　　1.激素的作用特征有

　　　　A. 特异性　　　　　　B. 高效性　　　　　　　C. 协同作用

　　　　D. 拮抗作用　　　　　E. 允许作用

　　2.下列属于含氮类激素的有

　　　　A. 肾上腺素　　　　　B. 糖皮质激素　　　　　C. 雌激素

　　　　D. 胰岛素　　　　　　E. 血管升压素

　　3.下列属于类固醇激素的是

　　　　A. 肾上腺素　　　　　B. 糖皮质激素　　　　　C. 甲状腺激素

　　　　D. 胰岛素　　　　　　E. 雌激素

　　4.能促进骨骼和肌肉生长发育的激素是

A. 胰岛素 　　　　　　B. 甲状腺激素 　　　　C. 糖皮质激素

D. 生长素 　　　　　　E. 雄激素

5. 腺垂体分泌的激素有

A. GH 　　　　　　　　B. LH 　　　　　　　　C. TSH

D. FSH 　　　　　　　E. ADH

6. 下丘脑的功能有

A. 调节体温 　　　　　　　　　　B. 调节腺垂体的分泌

C. 调节呼吸 　　　　　　　　　　D. 分泌 TRH

E. 参与瞳孔对光反射

7. 食物中长期缺碘会产生

A. 基础代谢率降低 　　　　　　　B. 血中 TSH 浓度下降

C. 甲状腺肿大 　　　　　　　　　D. 婴儿智力发育障碍

E. 血中 TSH 增多

三、判断题

1. 被激素作用的器官称为该激素的靶器官。

2. 含氮类激素易被消化酶分解,故一般含氮类激素不宜口服。

3. 促性腺激素包括卵泡刺激素和黄体生成素。

4. 神经垂体能分泌和释放催产素和血管升压素。

5. 甲状旁腺素能使血钙降低,血磷升高。

6. 甲状腺功能亢进者,不仅 BMR 升高,而且引起心功能障碍。

四、填空题

1. 内分泌系统由＿＿＿＿＿、＿＿＿＿＿和＿＿＿＿＿＿组成。

2. 激素按其化学结构分为＿＿＿＿＿和＿＿＿＿＿＿。

3. 内分泌腺或内分泌细胞所分泌的生物活性物质称＿＿＿＿＿。

4. 腺垂体能分泌＿＿＿＿＿、＿＿＿＿＿、＿＿＿＿＿、＿＿＿＿＿等。

5. 神经垂体释放的激素有＿＿＿＿＿和＿＿＿＿＿。

6. 合成甲状腺激素的原料有＿＿＿＿＿和＿＿＿＿＿。

7. 甲状腺激素主要影响＿＿＿＿＿和＿＿＿＿＿的生长和发育。甲状旁腺素的主要作用是＿＿＿＿＿、＿＿＿＿＿。

8. 侏儒症是幼年期缺乏＿＿＿＿＿,婴幼儿缺乏甲状腺素将发生＿＿＿＿＿。

9. 能使血钙升高的激素是＿＿＿＿＿,能使血钙降低的激素是＿＿＿＿＿。

五、名词解释

1. 内分泌

2. 激素

3. 允许作用

六、简答题

1. 简述甲状腺激素的生理功能。

2. 简述内分泌系统的组成。

同步练习三十四

一、单项选择题

1. 肾上腺皮质束状带能分泌
   A. 盐皮质激素   B. 血管升压素   C. 糖皮质激素
   D. 性激素   E. 去甲肾上腺激素

2. 长期大量注射氢化可的松时,可引起
   A. 红细胞减少   B. PLT 减少   C. 蛋白质合成增加
   D. 伤口愈合加快   E. 血糖升高

3. 糖皮质激素能使下述哪种细胞减少
   A. 红细胞   B. 中性粒细胞   C. 血小板
   D. 淋巴细胞   E. 嗜碱性粒细胞

4. 静脉滴注去甲肾上腺素可引起
   A. 冠状动脉收缩   B. 血压降低   C. 血糖降低
   D. 心率加快   E. 心率减慢

5. 去甲肾上腺素对心血管系统的最主要作用是
   A. 心输出量增加   B. 血压明显升高   C. 血容量增加
   D. 心率加快   E. 心率减慢

6. 下列关于胰岛素的描述,错误的是
   A. 促进蛋白合成   B. 促进脂肪合成   C. 降低血钾
   D. 升高血糖   E. 降低血糖

7. 不会引起血糖升高的激素是
   A. 糖皮质激素   B. 甲状腺激素   C. 肾上腺素
   D. 胰岛素   E. 胰高血糖素

8. 调节胰岛素分泌最重要的因素是
   A. 脂肪浓度   B. 血中氨基酸   C. 血糖
   D. 胃肠激素   E. 尿素浓度

9. 生理浓度能促进蛋白质合成,但浓度过高促进蛋白质分解的激素是
   A. 糖皮质激素   B. 甲状腺激素   C. 醛固酮
   D. 生长素   E. 胰岛素

10. 能分泌胰岛素的是
    A. D 细胞   B. A 细胞   C. B 细胞
    D. PP 细胞   E. C 细胞

11. 能分泌胰高血糖素的是
    A. D 细胞   B. A 细胞   C. B 细胞
    D. PP 细胞   E. C 细胞

二、多项选择题

1.长期使用糖皮质激素对血细胞的影响有
   A.红细胞数量升高　　　B.中性粒细胞数量升高　　　C.血小板数量升高
   D.淋巴细胞数量降低　　E.嗜酸性粒细胞数量减少
2.去甲肾上腺素对心血管系统的影响有
   A.心输出量增加　　　　B.血压明显升高　　　　C.血容量增加
   D.心率减慢　　　　　　E.冠状动脉舒张
3.可升高血糖的激素是
   A.糖皮质激素　　　　　B.甲状腺激素　　　　　C.肾上腺素
   D.胰岛素　　　　　　　E.胰高血糖素
4.可促进蛋白质合成的激素有
   A.糖皮质激素　　　　　B.甲状腺激素　　　　　C.肾上腺素
   D.胰岛素　　　　　　　E.胰高血糖素

三、判断题

1.盐皮质激素有保钠、保水、排钾的作用。
2.肾上腺皮质束状带分泌的激素只能调节糖,故称为糖皮质激素。
3.肾上腺素和去甲肾上腺素都可以引起冠状动脉舒张。
4.胰岛素缺乏时,对糖异生的作用是先减弱后增强。

四、填空题

1.肾上腺皮质球状带分泌_____,束状带分泌_____,网状带分泌_____。
2.糖皮质激素对血细胞的影响,红细胞_____,中性粒细胞_____,PLT_____。
3.应急反应是_____活动加强,应激反应是_____活动加强。
4.胰岛素能使血糖降低是因为_____、_____。
5.松果体分泌_____,其生理功能是_____。
6.胸腺既是_____,又具有_____,可分泌_____,其生理功能是_____、_____。

五、名词解释

1.应激反应
2.应急反应

六、简答题

1.肾上腺糖皮质激素的作用?
2.应急反应和应激反应有何区别和联系?

同步练习三十五

一、单项选择题

1.支配呼吸肌的传出神经发自

    A. 脊髓   B. 延髓   C. 脑桥

    D. 下丘脑   E. 大脑

2. 维持呼吸中枢兴奋性的生理刺激是

    A. 血中正常浓度 CO_2 B. 血中一定程度的缺 O_2

    C. 血中 H^+ 浓度的增减   D. 肺牵张感受器传入冲动

    E. 血中高浓度的 CO_2

3. 醛固酮的作用是

    A. 保 Na^+ 保 K^+ B. 排 Na^+ 排 K^+ C. 排 Na^+ 保 K^+

    D. 保 Na^+ 排 K^+ E. 保 Na^+ 排 H^+

4. 血管升压素与醛固酮作用的部位是

    A. 近端小管   B. 髓襻   C. 远端小管

    D. 远端小管和集合管   E. 近端小管和集合管

5. 抑制血管升压素合成和释放的因素是

    A. 循环血量增加   B. 血浆晶体渗透压升高

    C. 疼痛、情绪紧张   D. 动脉血压下降

    E. 循环血量下降

6. 引起尿崩症的原因是

    A. ADH 释放增多   B. ADH 释放减少   C. 醛固酮分泌增多

    D. 血浆蛋白减少   E. 醛固酮分泌减少

7. 大量饮清水引起尿量增多的机制是

    A. 血浆胶体渗透压增高，ADH 分泌减少

    B. 肾小球滤过率增加

    C. 血浆晶体渗透压降低，ADH 分泌减少

    D. 血容量增多，血压增高

    E. 血浆晶体渗透压降低，ADH 分泌增多

8. 可引起渗透性利尿的情况是

    A. 大量饮清水   B. ADH 分泌不足   C. 糖尿病

    D. 输入大量生理盐水   E. 输入大量葡萄糖

9. 脊髓骶段损伤可引起

    A. 尿急   B. 尿频   C. 尿失禁

    D. 尿潴留   E. 尿痛

10. 使 ADH 分泌增加的因素是

    A. 血浆晶体渗透压增高   B. 血浆晶体渗透压下降

    C. 血容量增加   D. 血压上升

    E. 大量饮水

11. 渗透性利尿是由于

    A. 肾小管液溶质浓度升高   B. 肾小球滤过率增高

    C. 肾小球毛细血管血压增高   D. 血浆胶体渗透压下降

    E. 肾小管液溶质颗粒增大

12. 促进胃液分泌的是

  A. 缩胆囊素   B. 促胰液素   C. 促胃液素

  D. 促胃动素   E. 交感神经

13. 抑制胃排空的是

  A. 缩胆囊素   B. 促胰液素   C. 促胃液素

  D. 促胃动素   E. 抑胃肽

14. 排便中枢位于

  A. 大脑   B. 脑桥   C. 延髓

  D. 脊髓腰骶部   E. 下丘脑

二、多项选择题

1. 切断动物颈部两侧迷走神经,呼吸运动将变为

  A. 浅   B. 深   C. 快

  D. 慢   E. 不规则呼吸

2. 血液中 H^+ 浓度增加,引起呼吸运动变化主要通过

  A. 颈动脉窦   B. 主动脉弓   C. 主动脉体

  D. 颈动脉体   E. 迷走神经

3. 使 ADH 合成、分泌增加的因素有

  A. 大量出汗   B. 大失血   C. 呕吐、腹泻

  D. 血压下降   E. 晶体渗透压降低

4. 使醛固酮分泌增加的因素有

  A. 血容量增加   B. 血压下降   C. 血钠升高和血钾下降

  D. 血钾升高和血钠下降   E. 血容量减少

5. 正常的呼吸需要

  A. 吸气中枢   B. 呼气中枢   C. 呼吸调整中枢

  D. 膈神经   E. 肋间神经

6. 能兴奋呼吸中枢的因素

  A. 正常浓度 CO_2 B. 严重缺 O_2 C. 血中 H^+ 浓度增加

  D. 一定程度的缺 O_2 E. 适当增加 CO_2 浓度

三、判断题

1. 吸入气中 CO_2 浓度越高,肺通气量越大。

2. 酸中毒时血中 H^+ 浓度高,H^+ 直接兴奋中枢化学感受器,使呼吸加快。

3. 大量出汗时,ADH 分泌减少,使尿量减少。

4. 血钾升高和血钠下降时醛固酮分泌增加。

5. 迷走神经兴奋使胃肠道平滑肌收缩,消化腺分泌增加,促进消化。

6. 交感神经兴奋时使胃肠道括约肌收缩。

四、填空题

1. 副交感神经兴奋时使胃肠道平滑肌_____,括约肌_____,消化腺分泌_____。

2. 呼吸的基本中枢位于_____,呼吸调整中枢位于_____,支配呼吸肌的中枢位于

_____。

3. CO_2 兴奋呼吸中枢的作用途径是：直接刺激_____，再兴奋呼吸中枢；刺激_____和_____后反射性兴奋呼吸中枢。

4. 轻度缺氧对呼吸中枢作用是_____，严重缺氧对呼吸中枢作用是_____。

5. 能使 ADH 释放的主要因素是血晶体渗透压_____时；循环血量_____时；动脉血压_____时。

6. 醛固酮的作用是_____。能使醛固酮分泌增多的主要因素是动脉血压_____，循环血量_____，血钠_____。

五、名词解释

1. 水利尿
2. 渗透性利尿
3. 尿失禁
4. 尿潴留
5. 肺牵张反射

六、简答题

1. 大量饮清水后，尿量有何变化？为什么？
2. 夏天大量出汗后尿量有何变化？机体是怎样调节的？
3. 简述 CO_2 对呼吸的影响。作用途径如何？

同步练习三十六

一、单项选择题

1. 促使成熟卵泡排卵的激素是
   A. 高浓度的雌激素   B. 高浓度的卵泡刺激素
   C. 高浓度的黄体生成素 D. 高浓度的孕激素
   E. 高浓度的卵巢激素

2. 心交感神经对心的活动主要作用是
   A. 心率减慢，心肌收缩力增强 B. 心率减慢，心肌收缩力减弱
   C. 心率加快，心肌收缩力增强 D. 心率加快，心肌收缩力减弱
   E. 心律加快，收缩力增强

3. 交感神经缩血管纤维末梢释放的递质是
   A. 肾上腺素 B. 去甲肾上腺素 C. 5-羟色胺
   D. 乙酰胆碱 E. 多巴胺

4. 正常人从仰卧位突然站立时，血压不会明显下降的主要原因是
   A. 肾上腺素分泌增加 B. 减压反射减弱
   C. 加压反射减弱 D. 颈动脉体化学感受性反射增强
   E. 肾素—血管紧张素系统增强

5. 肾腺能纤维是指

A. 交感神经节前纤维　　　　　　　B. 交感神经小部分节后纤维

C. 交感神经大部分节后纤维　　　　D. 副交感节后纤维

E. 内脏神经节后纤维

6. 阿托品能阻断的受体是

A. N_1 受体　　　　　　B. α 受体　　　　　　C. M 受体

D. $β_2$ 受体　　　　　　E. $β_1$ 受体

7. 普萘洛尔能阻断的受体是

A. N_1 受体　　　　　　B. α 受体　　　　　　C. M 受体

D. β 受体　　　　　　　E. N_2 受体

8. 体温调节中枢位于

A. 大脑　　　　　　　　B. 小脑　　　　　　　C. 间脑

D. 下丘脑　　　　　　　E. 脊髓

二、多项选择题

1. 胆碱能纤维包括

A. 交感神经节前纤维　　　　　　　B. 交感神经节后纤维

C. 副交感神经节前纤维　　　　　　D. 副交感神经节后纤维

E. 躯体运动神经末梢

2. 交感神经的功能有

A. 心跳加快强　　　　　　　　　　B. 皮肤内脏血管收缩

C. 骨骼肌血管收缩　　　　　　　　D. 瞳孔缩小

E. 逼尿肌舒张

3. 副交感神经的作用有

A. 支气管平滑肌收缩　　　　B. 支气管平滑肌舒张

C. 逼尿肌收缩　　　　　　　D. 瞳孔缩小

E. 括约肌舒张

4. 腺垂体分泌的促激素作用下列哪些靶腺

A. 睾丸　　　　　　　　B. 卵巢　　　　　　　C. 肾上腺髓质

D. 肾上腺皮质　　　　　E. 甲状腺

三、判断题

1. 靶腺分泌的激素对下丘脑—腺垂体都是负反馈作用。

2. 血中促性腺激素达到高峰,促使成熟卵泡排卵。

3. 心迷走神经和心交感神经支配心传导系统和心肌的范围是相同的。

4. 延髓网状结构中存在着心跳、呼吸、血压有关的反射中枢,故延髓称"生命中枢"。

5. 肾上腺素使心输出量增多,外周阻力增加,使血压增高。

6. 交感神经和副交感神经双重支配的器官,其功能是拮抗的。

7. 脊休克后,病人排尿反射恢复后能自行排尿。

8. 阿托品能阻断神经受体,消除毒蕈样症状。

9. 交感神经节前节、后纤维均释放去甲肾上腺素。

四、填空题

1. 胆碱能受体可分为_____受体和_____受体,后者又分为_____、_____2种受体。

2. 肾腺能受体可分为_____受体和_____受体,后者又分为_____、_____2种受体。

3. M受体的拮抗剂是_____,N受体的拮抗剂是_____,α受体的阻断剂是_____,β受体的阻滞剂是_____。

4. 支配心血管的中枢有_____、_____、_____。

5. 肾上腺素使心率_____,收缩力_____,心输出量_____,血压升高,临床上称它为"_____"药。

6. 去甲肾上腺素使大部分血管_____,外周阻力_____,血压_____,临床上称为它是"_____"药。

7. 凡能释放乙酰胆碱的纤维称_____,凡能释放去甲肾上腺素的称_____。凡能与乙酰胆碱结合的称_____,凡能与肾上腺素和去甲肾上腺素结合的称_____。

8. 牵张反射分_____和_____2种。

9. 体温调节中枢位于_____。起调定点作用的部位是_____。

五、名词解释

1. 胆碱能受体

2. 肾腺能受体

3. 胆碱能纤维

4. 肾腺能纤维

5. 去大脑僵直

6. 脊休克

六、简答题

1. 人由下蹲位时突然站起,感头晕眼花,是什么原因?此时血压是怎样调节的?

2. 长期应用糖皮质激素的病人为什么不能突然停药?

同步练习三十七

一、单项选择题

1. 受精龄的时间约

    A. 43周(300 d)   B. 40周(280 d)   C. 38周(266 d)

    D. 36周(252 d)   E. 30周(210 d)

2. 由1个初级精母细胞分裂发育而来的4个精子的性染色体为

    A. XXYY   B. XXXY   C. XXXX

    D. XYYY   E. YYYY

3. 受精时精子进入

A. 卵原细胞   B. 初级卵母细胞   C. 卵母细胞

D. 成熟卵细胞   E. 次级卵母细胞

4. 一个初级卵母细胞经过 2 次成熟分裂,最后形成的成熟卵细胞数是

A. 4 个   B. 3 个   C. 2 个

D. 1 个   E. 都不对

5. 卵细胞第 2 次成熟分裂完成于

A. 排卵前   B. 排卵时   C. 受精前

D. 受精时   E. 受精后

6. 精子在女性生殖道内的受精能力可维持

A. 24 h 左右   B. 36 h 左右   C. 48 h 左右

D. 56 h 左右   E. 12 h 左右

7. 最初植入子宫内膜的是

A. 胚盘   B. 卵裂球   C. 桑椹胚

D. 胚泡   E. 胎盘

8. 植入最常见的部位在

A. 卵巢   B. 输卵管   C. 肠系膜

D. 子宫底   E. 子宫颈

9. 与平滑绒毛膜接触的子宫内膜是

A. 基蜕膜   B. 包蜕膜   C. 壁蜕膜

D. 子宫内膜基底层   E. 子宫内膜功能层

10. 由中胚层形成的是

A. 脊索   B. 原结   C. 原条

D. 原肠   E. 体节

11. 由内胚层分化而来的器官是

A. 皮肤   B. 消化管、肺、气管、消化腺的上皮

C. 心包腔   D. 胸膜腔

E. 骨骼肌

12. 构成胎盘的是

A. 丛密绒毛膜和子宫基蜕膜   B. 平滑绒毛膜和子宫基蜕膜

C. 丛密绒毛膜和子宫包蜕膜   D. 平滑绒毛膜和子宫包蜕膜

E. 丛密绒毛膜和子宫壁蜕膜

13. 胎盘的绒毛间隙内含有

A. 胎儿动脉血   B. 胎儿静脉血   C. 母体血

D. 胎儿与母体的混合血   E. 胎儿血

14. 分隔胎儿血和母体血的结构是

A. 胎盘隔   B. 胎膜   C. 胎盘膜(胎盘屏障)

D. 基蜕膜   E. 绒毛膜

二、多项选择题

1. 属于胚泡的结构包括

  A. 滋养层   B. 胚泡腔   C. 内细胞群

  D. 透明带   E. 外细胞群

2. 植入的正常部位是

  A. 子宫颈   B. 子宫底   C. 子宫体前壁

  D. 子宫体上部   E. 子宫体下部

3. 体节可分化为

  A. 真皮   B. 平滑肌   C. 骨骼肌

  D. 椎骨   E. 心肌

4. 下列器官主要由外胚层分化而来的是

  A. 表皮   B. 脑   C. 脊髓

  D. 肾上腺皮质   E. 真皮

5. 下列器官的上皮由内胚层分化而来的是

  A. 脾   B. 肝   C. 肺

  D. 肠   E. 胃

6. 构成足月胎儿脐带的结构为

  A. 羊膜   B. 体蒂   C. 1 条脐静脉

  D. 2 条脐动脉   E. 卵黄囊

7. 构成胎盘屏障的结构有

  A. 绒毛膜内的毛细血管内皮及基膜   B. 合体滋养层

  C. 细胞滋养层及基膜   D. 基蜕膜的毛细血管内皮及基膜

  E. 绒毛膜内结缔组织(胚外中胚层)

8. 胎盘分泌的激素有

  A. 雌激素   B. 孕激素

  C. 绒毛膜促性腺激素   D. 绒毛膜促乳腺生长激素

  E. 催产素

9. 下列结构属于胎膜的是

  A. 卵黄囊   B. 尿囊   C. 胎盘膜

  D. 脐带   E. 绒毛膜

10. 形成一卵双胎可能是由于

  A. 有 2 个精子受精   B. 有 2 个胚泡形成   C. 形成 2 个内细胞群

  D. 有 2 个原条形成   E. 受精卵形成 2 个卵裂球

三、判断题

1. 成熟获能的精子与成熟卵细胞的结合过程称为受精。

2. 胚泡的内细胞群可发育成胎儿。

3. 胎盘是人胚发育的原基。

4. 桑椹胚由受精卵分裂形成。

5. 随着胚胎的生长发育,包蜕膜与壁蜕膜相贴,宫腔消失。

6. 母体血和胎儿血在胎盘内的血循环之间隔有胎盘膜。

7. 胚外体腔将来形成心包腔、胸膜腔和腹膜腔。

四、填空题

1. 精子的染色体核型为_____或_____,卵的染色体核型为_____。
2. 蜕膜可分为_____、_____和_____。
3. 胎盘由_____和_____两部分组成。
4. 胎盘分泌的激素有_____、_____、_____、_____。

五、名词解释

1. 胚泡
2. 植入
3. 胚盘
4. 胎盘
5. 胎膜
6. 胎盘屏障

六、简答题

1. 通常在何处受精? 受精需要哪些条件? 有何意义?
2. 胎盘有哪些功能?

自测题一

一、单项选择题

1. 能随吞咽上下移动的腺体是
   A. 腮腺　　　　　　　　B. 甲状旁腺　　　　　　C. 胸腺
   D. 甲状腺　　　　　　　E. 唾液腺

2. 生命活动的最基本特征为
   A. 新陈代谢　　　　　　B. 兴奋性　　　　　　　C. 生殖
   D. 反应　　　　　　　　E. 兴奋

3. 喻为细胞的"能量工厂"是
   A. 中心体　　　　　　　B. 线粒体　　　　　　　C. 溶酶体
   D. 高尔基复合体　　　　E. 内质网

4. 消化酶的分泌属细胞膜转运的哪种方式
   A. 主动转运　　　　　　B. 易化扩散　　　　　　C. 出胞
   D. 入胞　　　　　　　　E. 单纯扩散

5. 内皮分布于
   A. 胸膜　　　　　　　　B. 心血管内表面　　　　C. 胃黏膜
   D. 腹膜　　　　　　　　E. 心包膜

6. 与变态反应有关的细胞是
   A. 巨噬细胞　　　　　　B. 浆细胞　　　　　　　C. 肥大细胞
   D. 淋巴细胞　　　　　　E. T 淋巴细胞

7. 兴奋—收缩偶联的中介因子是

    A. Na^+ B. K^+ C. Ca^{2+}

    D. Mg^{2+} E. Cl^-

8. 血清和血浆的主要区别在于前者不含

    A. 清蛋白   B. 球蛋白   C. 纤溶酶原

    D. 纤维蛋白原   E. 纤溶酶

9. 内源性凝血的启动因子是

    A. 第Ⅱ因子   B. 第Ⅲ因子   C. 第Ⅻ因子

    D. 第Ⅹ因子   E. 第Ⅳ因子

10. 椎弓和椎体围成

    A. 椎间孔   B. 椎孔   C. 椎管

    D. 横突孔   E. 骶管裂孔

11. 前囟闭合时间是

    A. 出生后不久   B. 6个月   C. 1～2岁

    D. 2～3岁   E. 3～4岁

12. 能使肩关节外展的主要肌是

    A. 斜方肌   B. 胸大肌   C. 三角肌

    D. 胸锁乳突肌   E. 背阔肌

13. 关于上消化道的描述,正确的是

    A. 从咽到十二指肠   B. 从口腔到小肠   C. 从食管到胃

    D. 从口腔到十二指肠   E. 从口腔到空肠

14. 肝细胞分泌胆汁进入

    A. 肝血窦   B. 窦周隙   C. 胆小管

    D. 小叶间胆管   E. 中央静脉

15. 鼻中隔的什么部位称为鼻易出血区

    A. 前部   B. 后下部   C. 上部

    D. 中部   E. 前下部

16. 肺胞表面活性物质减少,可能产生

    A. 肺膨胀   B. 肺回缩而塌陷   C. 肺胞表面张力减小

    D. 肺顺应性增大   E. 表面张力增大

17. 关于肾的描述,正确的是

    A. 是中空的囊性脏器   B. 能产生和贮存尿液

    C. 肾的被膜对肾起固定作用   D. 肾的位置不固定,易滑动移位

    E. 肾门位于肋膈角内

18. 尿中有机成分含量最多的是

    A. 尿素   B. 尿酸   C. 肌酐

    D. 肌酸   E. 氨基酸

19. 分泌雄性激素的是

    A. 支持细胞   B. 精原细胞   C. 间质细胞

D. 生精细胞　　　　　　　E. 睾丸细胞

20. 子宫内膜脱落出血,月经来潮是因为下述哪项激素骤降引起

    A. 雌激素　　　　　　　B. 孕激素　　　　　　　C. 雌、孕激素

    D. 黄体生成素　　　　　E. 卵泡刺激素

21. 当环境温度高于皮肤温度时,有效的散热方式是

    A. 蒸发　　　　　　　　B. 辐射　　　　　　　　C. 传导

    D. 对流　　　　　　　　E. 呼吸

22. 心动周期是指

    A. 心脏机械活动周期　　　　　　　B. 心脏生物电活动周期

    C. 心音活动周期　　　　　　　　　D. 心率变化周期

    E. 室内压变化周期

23. 体循环起于

    A. 左心房　　　　　　　B. 右心房　　　　　　　C. 左心室

    D. 右心室　　　　　　　E. 主动脉

24. 动脉血压形成的前提是

    A. 足够的循环血量　　　B. 心室射血　　　　　　C. 外周阻力

    D. 大动脉管壁弹性　　　E. 心率

25. 血管膜的结构是

    A. 角膜　　　　　　　　B. 巩膜　　　　　　　　C. 睫状体

    D. 视网膜　　　　　　　E. 晶状体

26. 由形态和功能相似的神经元的胞体聚集而成的结构是

    A. 纤维束　　　　　　　B. 网状结构　　　　　　C. 神经核

    D. 白质　　　　　　　　E. 神经

27. 有关脑的动脉叙述,错误的是

    A. 来自颈内动脉和椎动脉

    B. 颈内动脉与椎动脉的分支共同形成大脑动脉环

    C. 大脑中动脉的中央支供应内囊

    D. 颈内动脉供应大脑半球后 1/3 和间脑

    E. 脑干和小脑由椎动脉供应

28. 三角肌麻痹主要是损伤了

    A. 腋神经　　　　　　　B. 桡神经　　　　　　　C. 尺神经

    D. 正中神经　　　　　　E. 肌皮神经

29. 蛋白质中氮元素的含量约占

    A. 6.25%　　　　　　　B. 8%　　　　　　　　C. 12.5%

    D. 16%　　　　　　　　E. 25%

30. 1分子葡萄糖经糖酵解净生成几分子 ATP

    A. 1　　　　　　　　　　B. 2　　　　　　　　　C. 4

    D. 12　　　　　　　　　E. 38

二、多项选择题

1. 长期使用糖皮质激素对血细胞的影响有
   A. 红细胞数量升高   B. 中性粒细胞数量升高
   C. 血小板数量升高   D. 淋巴细胞数量降低
   E. 嗜酸性粒细胞数量减少

2. 正常的呼吸需要
   A. 吸气中枢   B. 呼气中枢   C. 呼吸调整中枢
   D. 膈神经   E. 肋间神经

3. 影响能量代谢的因素有
   A. 肌肉活动   B. 甲状腺激素   C. 肾上腺髓质激素
   D. 环境温度   E. 食物的特殊动力效应

4. 糖异生的原料有
   A. 甘油   B. 乳酸   C. 丙酮酸
   D. 丙酮   E. 生糖氨基酸

5. 可使神经肌肉兴奋性增高的有
   A. Na^+ B. K^+ C. Ca^{2+}
   D. Mg^{2+} E. H^+

6. 面神经支配
   A. 口轮匝肌   B. 眼轮匝肌   C. 额肌
   D. 笑肌   E. 颞肌

7. 运动性皮质中枢包含有
   A. 躯体运动区   B. 躯体感觉区   C. 语言运动区
   D. 语言书写区   E. 视区

8. 形成动脉血压的根本因素是
   A. 外周阻力   B. 足够的循环血量   C. 大动脉的弹性
   D. 心室射血能力   E. 心率

9. 子宫内膜随月经周期变化而分
   A. 增生期   B. 分泌期   C. 行经期
   D. 月经期   E. 月经周期

10. 近端小管主动重吸收的物质是
    A. Na^+ B. 葡萄糖   C. 水
    D. 尿素   E. 氨基酸

三、判断题

1. 位于中枢神经系统内,形态和功能相似的神经元聚集成团块状,称神经节。

2. 硬脑膜静脉窦是一种静脉血管。

3. 滑车神经是惟一连在脑干背侧的脑神经。

4. 内脏对牵涉、膨胀、炎症的刺激特别敏感。

5. 蛋白质分子都含有三级结构。

6. 在葡萄糖供应不足的情况下,脑组织主要摄取酮体氧化供能。

7.磷酸肌酸是体内直接供能的物质。

8.盐皮质激素有保钠、保水、排钾的作用。

9.靶腺分泌的激素对下丘脑-腺垂体都是负反馈作用。

10.胎盘是人胚发育的原基。

四、填空题

1.膜电位回复到原来的极化状态称_____。

2.疏松结缔组织的纤维有_____、_____、_____。

3.红细胞生成的主要原料有_____、_____,促进红细胞成熟的因子有_____、_____。

4.相邻两椎骨的上、下切迹共同围成_____,内有_____通过。

5.乳牙的牙位用_____表示,恒牙的牙位用_____表示。⊢Ⅲ表示_____,┼表示_____。

6.糖、蛋白质、脂肪在消化管内经_____消化和_____消化,最终分别被分解成_____、_____和_____才能被吸收。

7.开口于中鼻道的鼻旁窦有_____、_____、_____。

8.肺活量是_____和_____、_____之和。

9.球旁细胞能分泌_____和_____。

10.精子产生于_____,成熟于_____。

11.子宫内膜随月经周期的变化可分_____期、_____期、_____期。

12.心尖搏动点位于_____。

13.心脏的正常起搏部位是_____。心脏内兴奋传导最慢的部位是_____。

14.咽鼓管是_____与_____相通的管道,此管可以使_____与外界的气压保持平衡。

五、名词解释

1.胆碱能受体

2.渗透性利尿

3.基础代谢

4.硬膜外隙

5.血压

六、简答题

1.简述动脉血压的形成。

2.何谓内环境？简述内环境稳态的意义。

3.简述计数肋和椎骨序数的体表标志有哪些。

4.胸膜腔负压怎样形成？有何生理意义？

自测题二

一、单项选择题

1. 许多形态结构相似、功能相近的细胞和细胞间质构成的一个细胞群体称为
   A. 细胞   B. 器官   C. 组织
   D. 系统   E. 细胞器

2. 被喻为细胞的"消化器官"的是
   A. 内质网   B. 线粒体   C. 溶酶体
   D. 高尔基复合体   E. 核糖体

3. 细胞膜内电位负值减少是
   A. 去极化   B. 超极化   C. 复极化
   D. 极化   E. 反极化

4. 复层扁平上皮分布于
   A. 胃   B. 食管   C. 小肠
   D. 血管   E. 支气管

5. 三联体是指
   A. 横小管和一侧的终池   B. 纵小管和两侧的终池
   C. 纵小管和两侧的横小管   D. 终池和两侧的横小管
   E. 横小管和两侧的终池

6. 影响血管内外水分分布主要是
   A. 血浆晶体渗透压   B. 血浆胶体渗透压   C. 组织胶渗透压
   D. 组织静水压   E. 血管通透性

7. 躯干骨不包括
   A. 肩胛骨   B. 椎骨   C. 尾骨
   D. 肋骨   E. 骶骨

8. 两髂嵴最高点连线平
   A. 第一腰椎棘突   B. 第二腰椎棘突   C. 第三腰椎棘突
   D. 第四腰椎棘突   E. 第五腰椎棘突

9. 构成腹股沟韧带的肌是
   A. 腹直肌   B. 腹外斜肌   C. 腹内斜肌
   D. 腹横肌   E. 髂肌

10. 十二指肠大乳头开口于十二指肠
    A. 上部   B. 降部   C. 水平部
    D. 升部   E. 下部

11. 关于胆囊的叙述，错误的是
    A. 能分泌胆汁
    B. 可分为胆囊底、胆囊体、胆囊颈和胆囊管四部分

C. 为腹膜间位器官

D. 胆囊管与肝总管共同合成胆总管

E. 贮存、浓缩、排泄胆汁

12. 鼻咽癌的好发部位是

A. 咽隐窝　　　　　　B. 咽鼓管　　　　　　C. 咽峡

D. 腭咽弓　　　　　　E. 蝶筛隐窝

13. 肺的回缩力主要来自

A. 肺泡表面张力　　　B. 肺的弹性回缩力　　C. 呼吸膜的收缩力

D. 肺泡表面活性物质　E. 胸廓的弹性阻力

14. 分泌肾素的细胞是

A. 致密斑　　　　　　B. 近血管球细胞　　　C. 足细胞

D. 入球动脉内皮细胞　E. 出球动脉内皮细胞

15. 输精管结扎常选部位在输精管的

A. 睾丸部　　　　　　B. 精索部　　　　　　C. 腹股沟管部

D. 盆部　　　　　　　E. 峡部

16. 手术中识别输卵管的标志是

A. 输卵管子宫部　　　B. 输卵管峡　　　　　C. 输卵管壶腹

D. 输卵管伞　　　　　E. 输卵管漏斗

17. 心尖搏动点位于左第五肋间隙与左锁骨中线交点

A. 内侧 1～2 cm　　　B. 内侧 3～4 cm　　　C. 外侧 1～2 cm

D. 外侧 3～4 cm　　　E. 外侧 4～5 cm

18. 心动周期中,左心室内压最低的时期是

A. 等容收缩期　　　　B. 射血期　　　　　　C. 减慢充盈期

D. 快速充盈期　　　　E. 等容舒张期

19. 体循环终于

A. 左心房　　　　　　B. 右心房　　　　　　C. 左心室

D. 右心室　　　　　　E. 上腔静脉

20. 引起外周阻力增加的因素是

A. 小静脉和微静脉强烈收缩　　　　B. 心输出量增加

C. 动脉血压升高　　　　　　　　　D. 小动脉和微动脉强烈收缩

E. 心率加快

21. 具有感受强光和辨色能力的是

A. 视锥细胞　　　　　B. 视杆细胞　　　　　C. 双极细胞

D. 节细胞　　　　　　E. 视细胞

22. 声音从外耳道传到内耳,其经过顺序是

A. 鼓膜,锤骨,镫骨,砧骨,耳蜗

B. 鼓膜,锤骨,砧骨,耳蜗

C. 鼓膜,镫骨,锤骨,砧骨,耳蜗

D. 鼓膜,锤骨,砧骨,镫骨,前庭窗,耳蜗

E. 鼓膜,锤骨,砧骨,镫骨,半规管,耳蜗

23. 关于小脑
   A. 位于颅内窝内   B. 中部为小脑半球
   C. 位中脑和脑桥的后方   D. 上面与大脑相连
   E. 小脑蚓部的下方有小脑扁桃体

24. 不参与构成大脑动脉环的动脉是
   A. 大脑前动脉   B. 大脑中动脉   C. 大脑后动脉
   D. 颈内动脉   E. 后交通动脉

25. 支配咀嚼肌的脑神经是
   A. 三叉神经的上颌神经   B. 三叉神经的下颌神经
   C. 面神经   D. 舌咽神经
   E. 舌下神经

26. 属于蛋白质的基本结构的是
   A. 一级结构   B. 二级结构   C. 三级结构
   D. 四级结构   E. 以上均不是

27. 正常人清晨空腹血糖浓度是多少 mmol/L
   A. 3.3~3.9   B. 3.9~6.1   C. 6.1~7.2
   D. 7.2~7.6   E. 8.9~10.0

28. 运动或劳动时,主要产热器官是
   A. 心   B. 肺   C. 肾
   D. 肝   E. 骨骼肌

29. 下列属于类固醇激素的是
   A. 肾上腺素   B. 生长激素   C. 甲状腺激素
   D. 胰岛素   E. 雌激素

30. 醛固酮的作用是
   A. 保 Na^+ 保 K^+ B. 排 Na^+ 排 K^+ C. 排 Na^+ 保 K^+
   D. 保 Na^+ 排 K^+ E. 保 Na^+ 排 H^+

二、多项选择题

1. 主动转运的特点是
   A. 逆浓度差转运   B. 顺浓度差转运
   C. 耗能、耗氧   D. 将细胞外的 Na^+ 转运至细胞内
   E. 只转运有机小分子物质

2. 化学突触由下列哪些结构构成
   A. 突触小支   B. 突触前膜   C. 突触后膜
   D. 突触间隙   E. 细胞膜

3. 血浆中主要的抗凝血物质为
   A. 肝素   B. 凝血酶原Ⅲ   C. 抗凝血酶Ⅲ
   D. 柠檬酸钠   E. 草酸钾

4. 连结椎体的结构有

A. 前纵韧带　　　　　　B. 后纵韧带　　　　　　C. 黄韧带

D. 棘间韧带　　　　　　E. 椎间盘

5. 下列哪些舌乳头含味觉感受器

A. 菌状乳头　　　　　　B. 丝状乳头　　　　　　C. 轮廓乳头

D. 叶状乳头　　　　　　E. 舌乳头

6. 肺泡隔中含

A. 平滑肌细胞　　　　　B. 尘细胞　　　　　　　C. Ⅰ型、Ⅱ型肺泡细胞

D. 丰富的毛细血管　　　E. 弹性纤维

7. 关于肾单位的叙述，正确的是

A. 由肾小体和集合管构成

B. 肾小体由血管球和肾小囊构成

C. 由肾小体和肾小管组成

D. 肾单位是肾结构和功能的基本单位

E. 集合管不属于肾单位

8. 卵巢上可见到

A. 原始卵泡　　　　　　B. 生长卵泡　　　　　　C. 闭锁卵泡

D. 成熟卵泡　　　　　　E. 初级卵泡

9. 右心房的入口包括

A. 上腔静脉口　　　　　B. 下腔静脉口　　　　　C. 冠状窦口

D. 肺动脉口　　　　　　E. 主动脉口

10. 腹腔干的动脉分支有

A. 胃左动脉　　　　　　B. 肝总动脉　　　　　　C. 脾动脉

D. 胃右动脉　　　　　　E. 子宫动脉

三、判断题

1. 心室收缩时，心室内压力达到最高值，称收缩压。

2. 淋巴结和脾是免疫器官，均能培育 B、T 淋巴细胞。

3. 能观察到光锥说明鼓膜结构和位置正常。

4. 脊神经前根含感觉神经纤维，又称感觉根。

5. 条件反射是在非条件反射基础上建立起来的。

6. 所有的上皮细胞均附着于基膜进行物质交换。

7. 心肌仅有二联体，故贮钙离子少。

8. 血液加抗凝剂经离心沉淀后，上层淡黄色液体称血清。

9. 伸肘关节时，肱骨内、外上髁和尺骨鹰嘴三点成一等腰三角。

10. 临床上常把从口腔到空肠的这一段称为上消化道。

四、填空题

1. 内环境包括_____、_____、_____、_____等。

2. 动作电位传导的特点：_____、_____、_____。

3. 上皮侧面连接有_____、_____、_____和_____。

4. 心肌细胞的特殊结构有_____和_____。

5. 构成晶体渗透压的主要成分是_____,构成胶体渗透压的主要成分是_____。

6. 骨由_____、_____、_____三部分组成。

7. 腹股沟管内容男性有_____通过,女性有_____通过。

8. 突触包括_____、_____、_____三部分结构。

9. 胆汁由_____分泌,在_____中贮存、浓缩。

10. 当肺泡表面活性物质减少时,肺泡表面张力_____,肺回缩力_____,肺顺应性_____。

11. 输尿管有 3 处狭窄,分别位于输尿管的_____、_____和_____。

12. 男性尿道恒定不变弯曲称_____,位于_____;提起阴茎弯曲可消失称_____,位于_____。

13. 右心室收缩时,_____开放,_____关闭,阻止左心室血逆流的结构是_____。

14. 缺乏维生素 A 暗视觉障碍,称_____。

五、名词解释

1. 神经核

2. 酶

3. 植入

4. 胆碱能受体

5. 膀胱三角

六、简答题

1. 简述糖酵解的生理意义。

2. 血晶体渗透压、胶体渗透压主要由什么成分形成? 各在什么部位发挥作用? 有什么作用?

3. 比较肩关节和髋关节的组成及结构特点。

4. 人由下蹲位时突然站起,感头晕眼花,是什么原因? 此时血压是怎样调节的?

自测题三

一、单项选择题

1. 衡量组织兴奋性高低的指标是
   A. 阈电位　　　　　　B. 膜电位　　　　　　C. 动作电位
   D. 阈值　　　　　　　E. 刺激阈

2. 与蛋白质合成无关的结构是
   A. 高尔基复合体　　　B. 滑面内质网　　　　C. 核糖体
   D. 粗面内质网　　　　E. 内质网

3. 动作电位上升相是哪种离子运动产生的
   A. Na^+ 内流　　　　B. Na^+ 外流　　　　C. K^+ 内流
   D. Cl^- 内流　　　　E. K^+ 外流

4. 与变态反应有关的细胞是

    A. 巨噬细胞   B. 浆细胞   C. 肥大细胞

    D. 淋巴细胞   E. T 淋巴细胞

5. 肌节是指

    A. 两 Z 膜之间的一段肌原纤维

    B. 两 M 膜之间的一段肌原纤维

    C. 两 Z 膜之间的一段肌丝

    D. 两 M 膜之间的一段肌丝

    E. 两 Z 膜与 M 膜之间的一段肌原纤维

6. 影响血管内、外水分分布主要是

    A. 血浆晶体渗透压   B. 血浆胶体渗透压   C. 组织胶渗透压

    D. 组织静水压   E. 血管通透性

7. ABO 血型的判断依据是

    A. 红细胞膜上的凝集原   B. 红细胞膜上的凝集素

    C. 红细胞膜上的 D 抗原   D. 血清中的凝集素

    E. 血清中的抗 D 抗体

8. 椎弓和椎体围成

    A. 椎间孔   B. 椎孔   C. 椎管

    D. 横突孔   E. 骶管裂孔

9. 胃液成分中与红细胞生成有关的物质是

    A. HCl   B. 内因子   C. 无机盐

    D. 胃蛋白酶   E. 黏液

10. 参与脂肪消化的消化液为

    A. 唾液和胃液   B. 胃液和胰液   C. 胰液和胆汁

    D. 胆汁和小肠液   E. 胆汁和胃液

11. 什么是喉腔最狭窄的部位

    A. 声门裂   B. 声襞   C. 前庭裂

    D. 前庭襞   E. 喉中间腔

12. 肺的有效通气量是指

    A. 肺活量   B. 每分通气量   C. 每分肺泡通气量

    D. 潮气量   E. 最大通气量

13. 关于肾单位的组成的描述,正确的是

    A. 肾小体＋肾小囊   B. 肾小体＋肾小管   C. 肾小管＋肾小囊

    D. 肾小球＋肾小管   E. 肾小球＋肾小囊

14. 肾糖阈数值为

    A. 6～7 mmol/L   B. 7～8 mmol/L   C. 8.88～9.99 mmol/L

    D. 10～11 mmol/L   E. 5.6～6.1 mmol/L

15. 分泌期营养子宫内膜的激素是

    A. 雌激素   B. 孕激素   C. 雌、孕激素

D. 黄体生成素　　　　　E. 卵泡刺激素

16. 右房室口附有

    A. 右房室瓣　　　　　B. 左房室瓣　　　　　C. 主动脉瓣

    D. 肺动脉瓣　　　　　E. 静脉瓣

17. 心室射血期的瓣膜状态是

    A. 房室瓣开、半月瓣开　　　　　B. 房室瓣关、半月瓣关

    C. 房室瓣关、半月瓣开　　　　　D. 房室瓣开、半月瓣关

    E. 静脉瓣开、半月瓣关

18. 翼点骨折时损伤的动脉血管是

    A. 上颌动脉　　　　　B. 脑膜中动脉　　　　　C. 面动脉

    D. 椎动脉　　　　　E. 颞浅动脉

19. 中心静脉压的高低取决于下列哪项关系

    A. 血管容量和血量　　　　　B. 动脉血压和静脉血压

    C. 心脏射血能力和静脉回心血量　　　　　D. 心脏射血能力和外周阻力

    E. 外周静脉压和静脉血流阻力

20. 黄斑

    A. 位于视神经盘颞侧约 4 mm 处　　　　　B. 有视网膜中央动脉穿过

    C. 由双极细胞汇集而成　　　　　D. 感光作用强,但无辨色能力

    E. 含视锥细胞和视杆细胞

21. 属于旧纹状体的是

    A. 苍白球　　　　　B. 尾状核　　　　　C. 壳

    D. 背侧丘脑　　　　　E. 下丘脑

22. 肱骨中段骨折,最易受伤的神经是

    A. 腋神经　　　　　B. 桡神经　　　　　C. 尺神经

    D. 正中神经　　　　　E. 肌皮神经

23. 酶的化学本质是

    A. B 族维生素　　　　　B. 多糖　　　　　C. 脂类

    D. 蛋白质　　　　　E. 核苷酸

24. 供给人体能量的主要物质是

    A. 脂肪　　　　　B. 糖类　　　　　C. 蛋白质

    D. 核酸　　　　　E. 甘油

25. 正常人体,一天中体温最高的时间是

    A. 凌晨 2~6 点　　　　　B. 早晨 6~8 点　　　　　C. 上午 8~11 点

    D. 午后 1~6 点　　　　　E. 晚上 6~10 点

26. 呆小症是由于幼儿期缺乏

    A. 生长素　　　　　B. 胰岛素　　　　　C. 甲状腺激素

    D. 糖皮质激素　　　　　E. 雄激素

27. 糖皮质激素能使下述哪种细胞减少

    A. 红细胞　　　　　B. 中性粒细胞　　　　　C. 血小板

　　D. 淋巴细胞　　　　　　　　E. 嗜碱粒细胞

28. 排便中枢位于

　　A. 大脑　　　　　　　　B. 脑桥　　　　　　　　C. 延髓

　　D. 脊髓腰骶部　　　　　E. 下丘脑

29. 阿托品能阻断何受体

　　A. N_1 受体　　　　　　B. α 受体　　　　　　C. M 受体

　　D. β_2 受体　　　　　　E. β_1 受体

30. 构成胎盘的是

　　A. 丛密绒毛膜和子宫基蜕膜　　　　　B. 平滑绒毛膜和子宫基蜕膜

　　C. 丛密绒毛膜和子宫包蜕膜　　　　　D. 平滑绒毛膜和子宫包蜕膜

　　E. 丛密绒毛膜和子宫壁蜕膜

二、多项选择题

1. 植入的正常部位是

　　A. 子宫颈　　　　　　　B. 子宫底　　　　　　　C. 子宫体前壁

　　D. 子宫体上部　　　　　E. 子宫体下部

2. 胆碱能纤维包括

　　A. 交感神经节前纤维　　　　　　B. 交感神经节后纤维

　　C. 副交感神经节前纤维　　　　　D. 副交感神经节后纤维

　　E. 躯体运动神经末梢

3. 使 ADH 合成、分泌增加的因素

　　A. 大量出汗　　　　　　B. 大失血　　　　　　　C. 呕吐、腹泻

　　D. 血压下降　　　　　　E. 晶体渗透压降低

4. 腺垂体分泌的激素有

　　A. GH　　　　　　　　　B. LH　　　　　　　　　C. TSH

　　D. FSH　　　　　　　　　E. ADH

5. 属于必需氨基酸的是

　　A. 蛋氨酸　　　　　　　B. 赖氨酸　　　　　　　C. 苏氨酸

　　D. 色氨酸　　　　　　　E. 苯丙氨酸

6. 位觉感受器包括

　　A. 球囊斑　　　　　　　B. 螺旋器　　　　　　　C. 椭圆囊斑

　　D. 壶腹嵴　　　　　　　E. 半规管

7. 维持子宫正常位置需

　　A. 子宫阔韧带　　　　　B. 子宫主韧带　　　　　C. 子宫圆韧带

　　D. 骶子宫韧带　　　　　E. 子宫固有韧带

8. 关于肺总量的描述,正确的是

　　A. 潮气量＋补吸气量＋补呼气量＋残气量

　　B. 深吸气量＋补呼气量＋残气量

　　C. 深吸气量＋功能残气量

　　D. 肺活量＋功能残气量

E. 肺活量＋残气量

9. 下列哪些韧带是主要由腹膜参与构成的

    A. 肝冠状韧带　　　　　B. 肝镰状韧带　　　　　C. 胃脾韧带

    D. 十二指肠悬韧带　　　E. 肝胃韧带

10. 常用肌内注射的肌是

    A. 肱二头肌　　　　　　B. 三角肌　　　　　　　C. 臀大肌

    D. 臀中肌　　　　　　　E. 臀小肌

三、判断题

1. 内环境理化因素绝对恒定是保证细胞新陈代谢的必要条件。

2. 染色质和染色体是细胞不同时期的两种表现,实是同一物。

3. 清蛋白占血浆蛋白的多数,是参与形成血胶体渗透压的主要部分。

4. 胸骨角是计数所有肋的骨性标志。

5. 小肠黏膜环状皱襞、绒毛、微绒毛和纤毛扩大了消化吸收的表面积。

6. 胆囊具有贮存、浓缩、分泌、排泄胆汁的作用。

7. 病人出现发绀表示缺氧,无发绀表示不缺氧。

8. 心率越快,心输出量增加越多。

9. 冠状动脉循环血流量主要取决于舒张压的高低和心舒期的长短。

10. 晶状体化学成分是蛋白质,蛋白质变性而混浊称白内障。

四、填空题

1. 神经元按功能分为_____、_____、_____ 3 类。

2. 血浆蛋白包括_____、_____、_____ 等,其总量为_____ g/L。

3. _____、_____、_____、_____ 因子在肝内合成需维生素 K 参与。

4. 关节由_____、_____、_____ 3 个基本结构构成。

5. 扩大小肠黏膜表面积,有利于吸收的结构有_____、_____、_____。

6. 肾上腺素使心率_____,收缩力_____,心输出量_____,血压升高,临床上称它为"_____"药。

7. 在血液中 CO_2 的主要运输方式是形成_____ _____, O_2 的主要运输方式是形成_____。

8. 滤过膜由_____、_____ 和_____ 3 部分组成。

9. 射精管由_____ 和_____ 组成,开口于_____。

10. 输卵管结扎常选_____,手术中识别标志是_____。

11. 第一心音的特点:音调_____,持续时间_____,它标志着_____ 的开始。

12. 肝门静脉与体循环之间有_____、_____、_____ 3 处吻合。

13. 房水由_____ 产生,房水回流障碍使眼压升高称_____。

14. 酮体代谢的特点是_____。

五、名词解释

1. 排卵

2. 消化

3. 激素

4. 突触

5. 视力

六、简答题

1. 简述凝血基本过程的 3 个步骤。

2. 简述胃液的主要成分及生理意义。

3. 简述子宫的正常位置。正常位置是怎样维持的?

4. 简述心动周期中各心腔内压力、瓣膜、血流、容积的变化。

自测题四

一、单项选择题

1. 下列哪项不属于内环境

    A. 细胞内液   B. 血浆   C. 组织液

    D. 淋巴液   E. 脑脊液

2. 人体主要的化学成分正确的是

    A. C、H、O、Na   B. C、H、O、N   C. C、H、O、K

    D. C、H、O、Cl   E. C、H、O、Ca

3. 静息电位的产生是哪种离子运动的结果

    A. K^+ 内流   B. K^+ 外流

    C. Na^+ 外流   D. Na^+ 内流   E. Cl^- 内流

4. 化脓性症时下列哪项白细胞增多

    A. 嗜酸粒细胞   B. 单核细胞   C. 中性粒细胞

    D. 淋巴细胞   E. 嗜碱粒细胞

5. A 型红细胞与 B 型血清相遇时可发生

    A. 凝固   B. 凝集   C. 叠连

    D. 聚集   E. 串连

6. 腰穿时穿刺针首先碰到的是什么韧带

    A. 黄韧带   B. 棘间韧带   C. 棘上韧带

    D. 后纵韧带   E. 前纵韧带

7. 在体表不易摸到的骨性标志是

    A. 髂前上棘   B. 髂嵴   C. 大转子

    D. 坐骨棘   E. 坐骨结节

8. 最重要的呼吸肌是

    A. 胸大肌   B. 膈肌   C. 肋间外肌

    D. 肋间内肌   E. 胸小肌

9. 左下第 1 乳磨牙表示为

A. ⊓⊤   B. ⊤⊤   C. ⊤⊓

D. ⊓⊤   E. ⊥

10. 关于肝小叶组成的描述,错误的是

    A. 肝索   B. 肝血窦   C. 胆小管

    D. 小叶间静脉   E. 中央静脉

11. 鼻旁窦中,慢性炎症最常见的是

    A. 上颌窦   B. 额窦   C. 筛窦前、中群

    D. 蝶窦   E. 筛窦后群

12. 肺通气的直接动力是

    A. 肺本身的舒缩活动   B. 气体的分压差

    C. 胸内压与大气压之差   D. 肺内压与大气压之差

    E. 呼吸肌的舒缩活动

13. 不属于肾门的结构是

    A. 肾动脉   B. 肾静脉   C. 肾盂

    D. 输尿管   E. 淋巴管

14. 在肾的功能中,生理意义最大的是

    A. 排泄代谢产物   B. 调节水盐平衡

    C. 维持酸碱平衡   D. 维持内环境相对稳态

    E. 分泌生物活性物质

15. 不属于精索内的结构是

    A. 输精管   B. 射精管   C. 睾丸动脉

    D. 蔓状静脉丛   E. 淋巴管

16. 有孕激素作用才形成的期是

    A. 增生期   B. 分泌期   C. 行经期

    D. 月经期   E. 月经周期

17. 左房室口附有

    A. 右房室瓣   B. 左房室瓣   C. 主动脉瓣

    D. 肺动脉瓣   E. 静脉瓣

18. 下列哪一心音可作为心室收缩期开始的标志

    A. 第一心音   B. 第二心音   C. 第三心音

    D. 第四心音   E. 主动脉瓣关闭音

19. 心室肌细胞不发生完全强直收缩的原因是

    A. 有效不应期特别长   B. 相对不应期特别长   C. 超常期特别长

    D. 静息期特别长   E. 出现自动去极化

20. 大隐静脉的走行途径经过

    A. 内踝前方   B. 外踝前方   C. 内踝后方

    D. 外踝后方   E. 内踝下方

21. 眼的调节力大小主要决定于

    A. 瞳孔的直径   B. 晶状体的弹性   C. 房水的折光

D. 玻璃体的折光 　　　　　E. 睫状肌的收缩力

22. 胸导管不收集哪部的淋巴
   A. 左上半身　　　　　B. 右上半身　　　　　C. 右下半身
   D. 左下半身　　　　　E. 下半身

23. 鼓膜
   A. 位于内耳和外耳之间　　　　　B. 中心部向内凹陷为鼓膜脐
   C. 松弛部在下方　　　　　D. 前上方有反射光锥
   E. 紧张部呈粉红色

24. 脊髓前角主要含
   A. 联络神经元　　　　　B. 感觉神经元　　　　　C. 交感神经元
   D. 副交感神经元　　　　　E. 运动神经元

25. 经坐骨结节与股骨大转子连线中点下行的神经是
   A. 股神经　　　　　B. 坐骨神经　　　　　C. 胫神经
   D. 腓总神经　　　　　E. 闭孔神经

26. 坏血病是缺少下列何种物质引起的
   A. 维生素 B_1　　　　　B. 维生素 A　　　　　C. 维生素 C
   D. 维生素 E　　　　　E. Fe^{2+}

27. 只能在肝脏中进行的反应是
   A. 糖的无氧酵解　　　　　B. 糖的有氧氧化　　　　　C. 合成尿素
   D. 合成脂肪　　　　　E. 合成胆固醇

28. 能量代谢率最低时的环境温度为
   A. $0 \sim 10℃$　　　　　B. $10 \sim 20℃$　　　　　C. $20 \sim 30℃$
   D. $30 \sim 35℃$　　　　　E. $35 \sim 37℃$

29. 某男性,18 岁,身高 1.1 m,智力正常,其原因是幼年缺乏
   A. 生长素　　　　　B. 甲状腺激素　　　　　C. 血管升压素
   D. 雄激素　　　　　E. 雌激素

30. 能分泌胰岛素的是
   A. D 细胞　　　　　B. A 细胞　　　　　C. B 细胞
   D. PP 细胞　　　　　E. C 细胞

二、多项选择题

1. 可升高血糖的激素是
   A. 糖皮质激素　　　　　B. 甲状腺激素　　　　　C. 肾上腺素
   D. 胰岛素　　　　　E. 胰高血糖素

2. 正常的呼吸需要
   A. 吸气中枢　　　　　B. 呼气中枢　　　　　C. 呼吸调整中枢
   D. 膈神经　　　　　E. 肋间神经

3. 腺垂体分泌的促激素作用下列哪些靶腺
   A. 睾丸　　　　　B. 卵巢　　　　　C. 肾上腺髓质
   D. 肾上腺皮质　　　　　E. 甲状腺

4. 下列结构属于胎膜的是

    A. 卵黄囊   B. 尿囊   C. 胎盘膜

    D. 脐带   E. 绒毛膜

5. 引起心肌收缩力减弱的因素有

    A. 碱中毒   B. 血 Ca^{2+} 降低   C. 血 K^+ 升高

    D. 血 K^+ 降低   E. 酸中毒

6. 心的传导系统包括

    A. 窦房结   B. 房室束及分支   C. 房室结

    D. 浦肯野纤维   E. 冠状窦

7. 精液的组成包括

    A. 附睾液   B. 精子   C. 前列腺液

    D. 尿道球腺液   E. 精囊腺液

8. 泌尿系统

    A. 由肾、输尿管、膀胱和尿道组成   B. 肾通过泌尿排泄代谢产物

    C. 尿液经输尿管直接排出体外   D. 参与调节体内液体平衡

    E. 参与调节酸碱平衡

9. 腹膜间位器官是

    A. 子宫   B. 乙状结肠   C. 肝

    D. 升结肠   E. 膀胱

10. 参与界线组成的是

    A. 骶骨岬   B. 耻骨梳   C. 弓状线

    D. 髂前上棘   E. 耻骨联合上缘

三、判断题

1. 身体内较长的骨称为长骨。

2. 蠕动是消化管的基本运动形式。

3. 营养物质均需消化才能吸收。

4. 肺泡与外界的气体交换称为肺换气。

5. 对无机离子重吸收量最多的部位是远端小管和集合管。

6. 乳腺叶的输乳管以乳头为中心呈放射状排列,故乳房脓肿时也要做放射状切口。

7. 平台期是心室肌细胞动作电位的主要特征,是不发生强直性收缩的基础。

8. 所有的酶都具有相似的最适 pH 值。

9. 嘌呤碱在人体内分解代谢的终产物是尿素。

10. 若 BMR(%)<10%,常提示甲状腺功能亢进。

四、填空题

1. 机体安静状态下,主要产热器官是_____,其中以_____产热最多。在运动或劳动时,主要产热器官是_____。

2. 合成甲状腺激素的原料有_____和_____。

3. 肾上腺皮质球状带分泌_____,束状带分泌_____,网状带分泌_____。

4. 胆碱能受体可分为_____受体和_____受体,后者又分为_____、_____2 种受体。

5. 蜕膜可分为_____、_____和_____。

6. 正常心律称_____,由_____控制。

7. 精子头部的前 2/3 有_____覆盖,内含_____。

8. 有效滤过压＝_____－(_____＋_____)。

9. 肺活量是_____和_____、_____之和。

10. _____是胸膜腔最低的部位,是_____和_____转折处构成的一个半环形深隙。胸膜腔积液时,常首先存积于此。

11. 头高足低位时,腹膜腔的最低部位:男性在_____,女性在_____。

12. 三大营养物质在胃排空的速度,由快到慢分别是_____、_____、_____。

13. 肘关节包括_____、_____、_____ 3 个关节。

14. 血液凝固的 3 个基本步骤:_____、_____、_____。

15. 一个体重 60 kg 的人其血量约为_____ml。

五、名词解释

1. 肌节

2. 排泄

3. 心输出量

4. 肺活量

5. 麦氏点

六、简答题

1. 食管有 3 个生理狭窄,各位于何处? 距中切牙多少厘米? 有何临床意义?

2. 异物易进入哪侧主支气管,为什么?

3. 简述心输出量的影响因素。

4. 夏天大量出汗后尿量有何变化? 机体是怎样进行调节的?

第三部分

同步练习参考答案

同步练习一

一、单项选择题

1. C　　2. C　　3. B　　4. D　　5. B　　6. D　　7. B　　8. B　　9. B　　10. A　　11. D

12. C　　13. C　　14. A　　15. B　　16. A

二、多项选择题

1. ABDE　　2. BD　　3. ACD　　4. ACDE　　5. ACE

三、填空题

1. 化学成分　物理性质

2. 血浆　组织液　脑脊液　淋巴液

3. 新陈代谢　兴奋性　生殖

4. 物理　化学　生物　社会变革和人类言行

5. 消化　呼吸　泌尿　生殖

6. 神经组织　肌肉组织　腺体

7. 刺激　反应

四、判断题

1. ×　　2. ×　　3. √　　4. ×　　5. √　　6. ×

五、名词解释

1. 新陈代谢:机体与环境之间进行物质交换和能量转换以实现自我更新的过程称新陈代谢。

2. 内环境:细胞赖依生存的细胞外液称内环境。细胞外液包括组织液、血浆、淋巴液、脑脊液等。

3. 阈值:能引起组织细胞发生反应的最小刺激强度称阈强度或阈值。

4. 兴奋性:机体受内、外环境的有效刺激发生反应的能力称兴奋性。

5. 组织:形态结构相似、功能相近的细胞借细胞间质结合在一起称组织。

六、简答题

1. 人体有九大系统:运动系统、消化系统、呼吸系统、泌尿系统、生殖系统、循环系统、内分泌系统、感觉系统、神经系统。

2. 形态结构相似、功能相近的细胞借细胞间质结合在一起称组织。人体有四大组织:上皮组织、结缔组织、肌肉组织、神经组织。

3. 细胞赖依生存的细胞外液称内环境。细胞外液包括组织液、血浆、淋巴液、脑脊液、房水等。

内环境的理化因素保持相对稳定的状态称内环境稳态。内环境稳态是细胞进行新陈代谢的必需条件,如温度影响酶的活性、离子波动影响细胞兴奋性等。内环境稳态遭到破坏,组织细胞新陈代谢不能正常进行,轻则生病,重则危及生命。

同步练习二

一、单项选择题

　　1. B　　2. C　　3. B　　4. A　　5. B　　6. C

二、多项选择题

　　1. ABCE　　2. ABD　　3. ABCDE　　4. ABD

三、判断题

　　1. ×　　2. √　　3. ×　　4. √　　5. ×　　6. √　　7. ×

四、填空题

　　1. C　H　O　N

　　2. 细胞膜　细胞质　细胞核

　　3. 粗面内质网　核糖体　高尔基复合体

　　4. 线粒体　溶酶体　中心体　内质网　核糖体　高尔基复合体

五、名词解释

　　1. 染色质:染色质由脱氧核糖核酸和组蛋白及少量核糖核酸组成,带有遗传信息,能控制组织细胞的合成和细胞的生理功能,是人体的最高统帅。

　　2. 单位膜:构成细胞膜和细胞器的膜都是单位膜,电镜下见"暗-明-暗"相间三层结构称单位膜。

六、简答题

　　1. 细胞质中的细胞器有:线粒体、溶酶体、内质网、核糖体、高尔基复合体、中心体。

　　2. 各细胞器的功能如下:

　　(1)线粒体:是物质氧化供能的场所,产生 ATP,被喻为动力工厂。

　　(2)核糖体:是合成蛋白质的场所。

　　(3)内质网:分粗面内质网和滑面内质网。粗面内质网输送合成的蛋白质;滑面内质网与糖、脂类、胆固醇类激素的合成与分泌有关。

　　(4)高尔基复合体:对蛋白质进行加工、浓缩、分泌。

　　(5)溶酶体:内有数十种酸性蛋白水解酶,能分解细胞内衰老的细胞器及被吞噬的病原体。

　　(6)中心体:具有复制能力,是细胞分裂的动力结构。

同步练习三

一、单项选择题

　　1. C　　2. B　　3. C　　4. A　　5. B　　6. A　　7. A　　8. D

二、多项选择题

　　1. ACE　　2. BD　　3. ABD　　4. ADE

三、判断题

1. × 2. × 3. × 4. √ 5. √

四、填空题

1. 吞噬 吞饮 出胞

2. 识别和结合特异性化学物质 能转发化学信息

3. 复极化

4. 不衰减性 双向传导 "全"或"无"现象

5. 超极化 去极化

6. Na^+ K^+

7. 阈电位

8. 属脂溶性小分子物质 细胞膜内、外存在浓度差 O_2 CO_2

9. 特异性 饱和性 竞争性抑制

五、名词解释

1. 受体:受体是细胞识别和结合化学信息的特殊蛋白质结构。

2. 动作电位:可兴奋细胞受到刺激时,在静息电位的基础上发生一次可扩布性电位变化称动作电位。

3. 静息电位:细胞在安静状态时存在于细胞膜内、外的电位差称静息电位。

4. 去极化:以静息电位为准,膜电位向负值减小方向变化时称去极化。

5. 超极化:以静息电位为准,膜电位向负值增大方向变化时称超极化。

六、简答题

1. 细胞膜的物质转运方式有单纯扩散、易化扩散、主动转运、入胞和出胞。

(1)单纯扩散:转运 O_2、CO_2。

(2)易化扩散:转运有机小分子物质(如葡萄糖、氨基酸)以及无机离子(如 Na^+、K^+、Cl^-等)。

(3)主动转运:细胞膜依靠钠泵、钾泵、钙泵、碘泵等。转运 Na^+、K^+、Cl^- 等。

(4)入胞和出胞:主要是转运大分子物质或物质团块。

1)出胞运动:如分泌消化酶、神经递质、激素等。

2)入胞运动:如进入细胞的是固体称吞噬,如吞噬细菌、病毒、异物等;如进入细胞的是液体称吞饮。

2. 异化扩散的特点:特异性、饱和性和竞争性抑制。

同步练习四

一、单项选择题

1. B 2. D 3. B 4. C 5. A 6. D 7. B 8. C 9. C 10. A 11. B

二、多项选择题

1. AC 2. ABE

三、判断题

1. ×　　2. √　　3. √

四、填空题

1. 紧密连接　中间连接　桥粒　缝管连接
2. 绒毛　纤毛　质膜内褶
3. 透明软骨　弹性软骨　纤维软骨
4. 成纤维细胞　巨噬细胞　肥大细胞　浆细胞　脂肪细胞　未分化的间充质细胞
5. 胶原纤维　弹性纤维　网状纤维

五、名词解释

1. 腺上皮:凡具有分泌功能的上皮称为腺上皮。
2. 肥大细胞:细胞呈圆形、卵圆形,核小而圆,细胞内充满颗粒,内含肝素、组胺和慢反应物质等,与抗凝血和变态反应有关。

六、简答题

1. 上皮组织的结构特点:细胞多,排列紧密,间质少;有极性,分游离面和基底面;无血管、淋巴管,有丰富的神经末梢;营养靠渗透。

2. 松结缔组织中有成纤维细胞、巨噬细胞、肥大细胞、浆细胞、脂肪细胞、未分化的间充质细胞。

(1)成纤维细胞:多呈扁平形,核椭圆形。能合成纤维和基质,修复创伤。

(2)巨噬细胞:由血液的单核细胞转化而来,呈圆形或椭圆形,胞质内有丰富的溶酶体、吞噬体和吞饮小泡。能做变形运动,具有很强的吞噬功能,能吞噬细菌、异物、衰老死亡的细胞等,还能分泌生物活性物质,参与免疫。

(3)肥大细胞:细胞呈圆形、卵圆形,核小而圆,细胞内充满颗粒,内含肝素、组胺和慢反应物质等。与抗凝血和变态反应有关。

(4)浆细胞:由血液中B淋巴细胞转化而来,细胞呈圆、椭圆形,细胞核偏于一侧,呈车轮状。浆细胞能合成抗体,参与体液免疫。

(5)脂肪细胞:细胞呈球形,核常偏于一侧。脂肪细胞具有合成和贮存脂肪的功能。

(6)未分化的间充质细胞:能分化为成纤维细胞和其他细胞。

同步练习五

一、单项选择题

1. A　　2. C　　3. C　　4. E　　5. D　　6. B　　7. C　　8. E　　9. A　　10. B

二、多项选择题

1. BCE　　2. BC　　3. BCD　　4. ABCDE

三、判断题

1. ×　　2. √　　3. √　　4. ×

四、填空题

1. 嗜染质　粗面内质网　游离核糖体

2.横小管 两侧的终池

3.感觉神经元 联络神经元 运动神经元 双极神经元 多极神经元 假单极神经元

4.星形胶质细胞 少突胶质细胞 小胶质细胞 室管膜细胞

5.树突 轴突

6.感受器 环层小体 触觉小体 肌梭 游离神经末梢

7.闰盘 分支

五、名词解释

1.肌节:相邻 2 个 Z 膜之间的一段肌原纤维称肌节。肌节是肌原纤维的结构和功能的单位。

2.闰盘:闰盘是指细胞间染色较深的横行阶梯状粗线。闰盘处电阻特别低,有利于生物电的传导。

3.突触:神经元与神经元或神经元与效应细胞之间传递信息的接触处称突触。

4.兴奋-收缩偶联:把肌膜的电位变化和肌纤维收缩连接起来的中介过程称为兴奋-收缩偶联。

六、简答题

1.3 种肌肉组织光镜下的比较见下表:

项目	骨骼肌	心 肌	平滑肌
形态	长圆柱状,粗壮	短圆柱状,有分支	长棱形,纤细
细胞核	数十、数百,位于细胞周边	1～2 个,位于细胞中央	1 个,位于细胞中央
横纹	明显	有	无
闰盘	无	有	无

2.神经元按功能可分为感觉神经元、联络神经元、运动神经元;按形态结构可为双极神经元、多极神经元、假单极神经元。

同步练习六

一、单项选择题

1.B　2.D　3.B　4.B　5.A　6.C　7.A　8.B　9.A　10.C　11.D

12.A　13.C　14.C　15.B　16.B　17.B　18.B

二、多项选择题

1.AB　2.BCE

三、判断题

1.×　2.√　3.×　4.×　5.√　6.√

四、填空题

1.血细胞 血浆

2.7％～8％　4 200～4 800 ml

3. Fe^{2+}　蛋白质　维生素 B_{12}　叶酸

4. $(4～5.5)×10^{12}/L$　$(3.5～5.0)×10^{12}/L$　120～160 g/L　110～150 g/L

5. 运输氧和二氧化碳　参与酸碱平衡的调节

6. 维持血管内皮的完整性　参与止血和凝血

7. 50%～70%　0.5%～5%

8. 7.4±0.05

9. 氯化钠　清蛋白

10. 低渗溶液　小　大

11. 清蛋白　球蛋白　纤维蛋白　60～80

五、名词解释

1. 血细胞比容:血细胞在全血中所占的百分比称为血细胞比容。

2. 非蛋白氮:非蛋白氮指血浆中非蛋白质的含氮化合物,包括尿素、尿酸、肌酸、氨等。

3. 等渗溶液:与血浆渗透压相近的溶液称等渗溶液,如 0.9% NaCl 溶液、5%葡萄糖溶液等。

4. 贫血:红细胞数量或血红蛋白浓度低于正常最低值时称为贫血。

5. 红细胞沉降率:单位时间内红细胞沉降距离称红细胞沉降率,也称血沉。

六、简答题

1. 红细胞的正常值:男性:$(4～5.5)×10^{12}/L$;女性:$(3.5～5.0)×10^{12}/L$。白细胞正常值:$(4～10)×10^9/L$。血小板正常值:$(100～300)×10^9/L$。

2. 常见的贫血有缺铁性贫血、巨幼红细胞性贫血、再生障碍性贫血、脾性贫血、肾性贫血等。

(1)缺铁性贫血:长期食物中缺铁,造血原料缺乏引起缺铁性贫血。

(2)巨幼红细胞性贫血:缺乏维生素 B_{12} 和叶酸,红细胞不够成熟,导致巨幼红细胞性贫血。

(3)再生障碍性贫血:某些药物、放射线等因素使骨髓造血受抑制,引起再生障碍性贫血。

(4)脾性贫血:脾肿大致脾功能亢进,红细胞破坏过多,引起脾性贫血。

(5)肾性贫血:慢性肾炎者,促红细胞生成素释放减少,引起肾性贫血。

3. 血浆晶体渗透压主要由 NaCl 构成,在细胞膜上发挥作用,能调节细胞内、外水平衡,维持血细胞的形态。血浆胶体渗透压由血浆蛋白构成,主要是清蛋白,在毛细血管壁上发挥作用,能调节血管内、外水平衡,维持血容量。

同步练习七

一、单项选择题

1. C　2. C　3. B　4. A　5. B　6. C　7. B　8. A　9. C　10. B

二、多项选择题

1. AC　2. BDE　3. ABCD　4. AB　5. AC

三、判断题

1. ×　2. ×　3. √　4. √　5. √　6. √　7. √

四、填空题

1. 组织因子　组织
2. Ⅱ　Ⅶ　Ⅸ　Ⅹ
3. Ⅱ　Ⅶ　Ⅸa　Ⅹa
4. A　O
5. O型　A型　B型　AB型
6. AB型　O型　A型　B型
7. 凝血酶原激活物的形成　凝血酶原激活为凝血酶　纤维蛋白原激活为纤维蛋白

五、名词解释

1. 交叉配血试验:把供血者的红细胞与受血者的血清相混合称主侧,将受血者的红细胞与供血者的血清相混合称次侧,称为交叉配血试验。

2. 血液凝固:血液由流体状态变成不能流动的胶冻状凝块的过程称为血液凝固。

六、简答题

1. 凝血基本过程的3个步骤:

凝血酶原激活物形成

↓

凝血酶原 ——————→ 凝血酶

↓

纤维蛋白原 ——————→ 纤维蛋白

2. 正常人血管内的血液不会发生凝固的原因是:

(1)血管内膜光滑完整,对因子Ⅻ和血小板无激活作用。

(2)血流速度快,不利于凝血因子集结,即使有纤维蛋白形成,也会被血流冲走、稀释、吞噬。

(3)组织不损伤,血液中无因子Ⅲ存在。

(4)正常血液中还有抗凝物质和纤溶系统。

3. 输血原则:以输入的红细胞不被破坏为原则。输血前必须做血型鉴定;输血前必须做交叉配血试验;尽量输同型血;可输少量异型血。

同步练习八

一、单项选择题

1. C　2. C　3. B　4. E　5. A　6. B　7. C　8. B　9. C　10. C　11. B　12. B

二、多项选择题

1. ABC　2. ACD　3. ABC　4. AC　5. AC　6. ABE

三、判断题

1. √　2. ×　3. √　4. √　5. ×　6. ×

四、填空题

1. 骨膜　骨质　骨髓

2.长骨　短骨　扁骨　不规则骨

3.有机质　无机质　骨胶原　钙和磷

4.关节面　关节囊　关节腔　韧带　关节盘

5.椎间孔　脊神经　血管

6.横突孔　肋凹　棘突板状水平后伸

7.胸骨角　二

五、名词解释

1.胸骨角:胸骨柄与胸骨体的连结处向前微凸称胸骨角,是计数前肋和肋间隙的标志。

2.椎间盘:位于相邻椎体间,由周围的纤维环和中央的髓核组成,起缓冲垫作用。

3.椎间孔:相邻椎骨的上、下切迹共同围成椎间孔,内有脊神经和血管通过。

4.肋弓:第八至第十肋前端借肋软骨依次连于上位肋软骨上形成肋弓。

六、简答题

1.骨含有机质和无机质。有机质就是骨胶原,使骨具有弹性和韧性;无机质即钙和磷,使骨坚硬,抗压。

各年龄段骨所含有机质和无机质的比例是不同的,其物理性质也不同。儿童含有机质多,无机质少,骨弹性、韧性好,但硬度不够,骨易变形或发生青枝骨折。老年人骨中无机质含量增多,有机质含量减少,骨的弹性、韧性下降,而且脆性增加,遇暴力冲击时易骨折。

2.把椎骨连结成脊柱的韧带有:前纵韧带、后纵韧带、棘间韧带、棘上韧带、黄韧带。

(1)前纵韧带:位于椎体前方,上下纵行一条,较强大。

(2)后纵韧带:位于椎体后方,上下纵行一条。前、后纵韧带挟住椎体。

(3)棘间韧带:位于棘突之间,是短韧带。

(4)棘上韧带:位于各棘突的尖上,上下纵行一条,是长韧带。

(5)黄韧带:位于椎弓板之间,是短韧带。

3.脊柱生理性弯曲增强了脊柱的弹性,缓冲和减轻在行走和跳跃时对脑和内脏的冲击与震荡。

4.计数前肋用胸骨角。计数后肋用肩胛下角。计数椎骨序数上部用第七颈椎棘突;下部用左、右髂嵴最高点连线平第四腰椎棘突骨性标志。

同步练习九

一、单项选择题

1. C　　2. C　　3. B　　4. D　　5. B　　6. D　　7. B　　8. D　　9. D　　10. C　　11. B

二、多项选择题

1. ABCE　　2. BCD　　3. ACE　　4. ABD

三、判断题

1. ×　　2. ×　　3. ×　　4. √　　5. ×

四、填空题

1.额骨　颞骨　顶骨　蝶骨

2. 额窦　上颌窦　蝶窦　筛窦　上颌窦

3. 肱尺关节　肱桡关节　桡尺近侧关节

4. 骶骨岬　耻骨梳　弓状线　耻骨联合上缘

5. 坐骨　髂骨　耻骨

6. 骶骨　尾骨　髋骨　界线　大(假)骨盆　小(真)骨盆

五、名词解释

1. 颅囟:新生儿的颅盖骨骨化尚未完成,骨与骨之间还保留有一定面积的结缔组织膜称颅囟。

2. 鼻旁窦:鼻腔周围的颅骨内含气的空腔称为鼻旁窦,包括额窦、上颌窦、蝶窦和筛窦。

3. 足弓:足骨借关节和韧带紧密相连,形成纵、横方向上都向上凸的弓形,称足弓。

4. 翼点:颞窝的内侧壁由额、顶、颞、蝶 4 骨构成,4 骨汇合处称翼点,是颅骨最薄弱处。

六、简答题

1. 男、女性骨盆形态比较见下表:

项　目	男　性	女　性
骨盆上口	心形	椭圆形
骨盆下口	较狭窄	较宽大
骨盆腔	漏斗形	圆桶形
骨盆形状	较狭长	较宽短
耻骨下角	$70°\sim75°$	$80°\sim100°$

2. 肩关节由肱骨头和肩胛骨的关节盂组成。其特点是肱骨头大而圆,关节盂浅小,关节囊松弛,韧带薄弱,是全身最灵活的关节,易脱位。髋关节由股骨头和髋臼组成,其特点是股骨头小,髋臼深,股骨头全部纳入髋臼内,关节囊厚而坚韧,且有韧带加强,是全身最稳固的关节,活动幅度比肩关节小,不易脱位。

3. 膝关节由股骨的下端、胫骨的上端和髌骨组成。膝关节是全身最复杂的关节,关节囊内有前、后交叉韧带和内、外侧半月板。

同步练习十

一、单项选择题

1. B　2. B　3. E　4. A　5. C　6. B　7. B

二、多项选择题

1. AB　2. ABCD　3. AB　4. BC　5. BCE　6. ABCDE

三、判断题

1. √　2. ×　3. √　4. ×　5. √

四、填空题

1. 食管裂孔　主动脉裂孔　腔静脉孔　食管和迷走神经　主动脉和胸导管　下腔静脉

2.腹外斜肌　腹内斜肌　腹横肌

3.精索　子宫圆韧带

4.股静脉　股动脉　股神经

五、名词解释

1.腹股沟管:位于腹股沟韧带内侧半稍上方,长 4～5 cm 的腹前外侧壁下部肌和腱之间的斜行间隙称腹股沟管。有 2 口 4 壁,内有精索或子宫圆韧带通过。

2.股三角:位于股前面上部,由腹股沟韧带、长收肌和缝匠肌围成,内有股神经、股动脉和股静脉等通过。

六、简答题

1.膈是分隔胸、腹腔的一块向上膨隆的扁肌,周围是肌质部连结于胸廓下口及附近的骨面,中央为腱膜称中心腱。

膈上有 3 个裂孔,分别称为主动脉裂孔、食管裂孔和腔静脉孔。

(1)腔静脉孔:位于中心腱,有下腔静脉通过。

(2)主动脉裂孔:有主动脉和胸导管通过。

(3)食管裂孔:有食管和迷走神经通过。

膈肌是最重要的呼吸肌,膈收缩时膈顶下降助吸气。

2.臀大肌位于臀部浅层,收缩能伸髋,维持直立姿势,在临床上是肌内注射常选部位。三角肌位于肩部,收缩时使肩关节外展,临床上也选作肌内注射的部位。

同步练习十一

一、单项选择题

1. B　　2. D　　3. B　　4. B　　5. C　　6. A　　7. B　　8. D　　9. C　　10. D　　11. A

12. B　　13. C　　14. B　　15. C　　16. E　　17. E　　18. B　　19. C

二、多项选择题

1. ACE　　2. ACDE　　3. ACD　　4. ABD　　5. BD　　6. ABD　　7. AB　　8. BD

9. AC　　　10. BCD

三、判断题

1. √　　2. ×　　3. ×　　4. √　　5. ×　　6. √　　7. ×　　8. √　　9. ×　　10. √

四、填空题

1.消化管　消化腺

2.口腔　咽　食管　胃　小肠　大肠　直肠　肝　胰　口腔腺　胃腺　肠腺　十二指肠以上　空肠以下

3.牙冠　牙颈　牙根

4.罗马数字　阿拉伯数字　左下乳尖牙　右下侧切牙

5.鼻咽　口咽　喉咽　消化道　呼吸管

6.胃排空

7. 环状皱襞 绒毛 微绒毛

8. 胃蛋白酶原 盐酸 内因子

9. 糖类 蛋白质 脂肪

10. B族维生素 维生素 K

11. 紧张性收缩 蠕动 分节运动 容受性舒张 集团蠕动

12. 骶曲 会阴曲

13. 平滑肌 横纹肌

14. 贲门 食管 幽门 十二指肠

五、名词解释

1. 咽峡:腭垂、两侧的腭舌弓和舌根共同围成咽峡,是口腔和咽的分界。

2. 麦氏点:脐与右髂前上棘连线的中、外 1/3 交界处,称麦氏点,急性阑尾炎时此处有压痛。

3. 齿状线:肛柱下端和肛瓣共同连接成锯齿状的环形线称齿状线,是皮肤与黏膜的分界线,也是临床上划分内痔、外痔标志线。

4. 胃排空:胃内的食物由胃排入十二指肠的过程称胃排空。

六、简答题

1. 玻璃弹子经口腔、咽、食管、胃、十二指肠、空肠、回肠、盲肠、结肠、直肠、肛管,从肛门排出。

2. 食管的 3 处狭窄:第 1 处狭窄位于食管起始处,距中切牙约 15 cm;第 2 处狭窄位于食管与左支气管交叉处,距中切牙约 25 cm;第 3 处狭窄在食管穿膈处,距中切牙约 40 cm。

食管的生理性狭窄是食物、异物易滞留处,是肿瘤好发的部位。临床上插胃十二指肠管时要注意狭窄,避免损伤。

3. 胃液主要成分含胃酸、胃蛋白酶原、黏液和内因子。

(1)胃酸:即盐酸,可激活胃蛋白酶原为胃蛋白酶,并提供适宜的酸性环境;使蛋白质变性而易水解;杀灭进入胃内的细菌和寄生虫虫卵;促进胆汁、胰液和小肠液的分泌;促进小肠对铁和钙的吸收。

(2)胃蛋白酶原:经盐酸激活后成为胃蛋白酶,在强酸的环境下能把蛋白质水解为䏡、胨和少量多肽及氨基酸。

(3)黏液:由贲门腺、幽门腺、黏膜上皮细胞和颈黏液细胞共同分泌。起润滑作用,防止胃酸和胃蛋白酶对胃壁的侵蚀,对胃黏膜起保护作用。

(4)内因子:帮助维生素 B_{12} 的吸收。

同步练习十二

一、单项选择题

1. C 2. E 3. A 4. C 5. D 6. C 7. D 8. D 9. A 10. E 11. C
12. D 13. E 14. D 15. C 16. D 17. D

二、多项选择题

1. ABDE 2. ABE 3. CD 4. ABCDE 5. ABCE 6. ABDE 7. ACDE 8. ABE

三、填空题

1. 糖类 蛋白质 脂肪 水 矿物质 维生素 糖类 脂肪 蛋白质

2. 胰液 胆汁

3. 机械 化学 葡萄糖 氨基酸 甘油 脂肪酸

4. 肝细胞 胆囊 胆盐 增强脂肪酶活性 乳化脂肪为微粒,有利于脂肪分解 胆盐与脂肪酸结合成为水溶性复合物,有利于运输和吸收 促进脂溶性维生素的吸收

5. 肝 腮腺

6. 胰液

7. 肝胃韧带 肝十二指肠韧带

8. 膀胱直肠陷凹 子宫直肠陷凹

9. 网膜 系膜 韧带 陷凹

四、判断题

1. √ 2. × 3. √ 4. × 5. √ 6. √ 7. × 8. × 9. × 10. ×

五、名词解释

1. 消化:食物在消化管内被加工、分解为小分子物质的过程称为消化。

2. 吸收:消化管内已分解为可吸收的小分子物质经消化管黏膜进入血液或淋巴的过程称吸收。

3. 肝门:肝脏面 H 形横沟内有肝固有动脉,肝门静脉,肝左、右管,神经和淋巴管等出入,称肝门。

4. 腹膜腔:腹膜脏、壁两层相互移行,围成一个潜在性的间隙称腹膜腔。男性腹膜腔完全密闭,女性借生殖道间接与外界相通。

六、简答题

1. 肝呈楔形,膈面膨隆,右叶厚而大,左叶薄。肝大部分位于右季肋区和腹上区,小部分位于左季肋区。肝上界与膈一致。体表投影:上界:右锁骨中线与第五肋相交,左锁骨中线与第五肋间相交。下界与右肋弓一致,7 岁以下儿童肝肋下 2 cm 内属正常。

2. 胆汁排泄途径:

肝细胞分泌胆汁进入胆小管→小叶间胆管→肝左、右管→肝总管→胆总管→肝胰壶腹→

十二指肠大乳头→十二指肠　　　　　　　　胆囊←→胆囊管

3. 胆盐的生理作用:

(1)增强脂肪酶活性。

(2)乳化脂肪为微粒,增加与脂肪酶接触的表面积,有利于脂肪分解。

(3)胆盐与脂肪酸结合成为水溶性复合物,有利于运输和吸收。

(4)促进脂溶性维生素的吸收。

4. 三大营养物质的消化、吸收如下:

(1)消化:食物经口腔咀嚼,胃肠蠕动、搅拌、磨碎等机械性消化,再经化学性消化。

1)淀粉:小部分淀粉被唾液淀粉酶水解为麦芽糖,在小肠经胰淀粉酶水解为麦芽糖,再经二糖酶水解为葡萄糖。

2)蛋白质:胃内小部分蛋白质被胃蛋白酶水解为胨、脒和少量多肽及氨基酸,主要在小肠

内消化,经胰蛋白酶和糜蛋白酶水解为氨基酸。

　　3)脂肪:在小肠经胆盐乳化为脂肪微粒,经胰脂肪酶水解为甘油、脂肪酸。

　　(2)吸收:糖类、蛋白质和脂肪需要消化成葡萄糖、氨基酸、甘油和脂肪酸才能吸收。

　　1)葡萄糖和氨基酸的吸收:葡萄糖和氨基酸的吸收需钠泵帮助,吸收入小肠黏膜上皮细胞内,后经血道转运。

　　2)脂肪的吸收:脂肪经脂肪酶水解为甘油和脂肪酸,吸收入小肠上皮内重新合成中性脂肪;外包裹脂蛋白形成的膜后形成乳糜微粒,乳糜微粒转入绒毛的中央乳糜管内经淋巴道转运。

同步练习十三

一、单项选择题

1. A　2. E　3. A　4. A　5. B　6. A　7. C　8. D　9. B　10. B　11. D
12. B　13. B　14. B

二、多项选择题

1. ABC　2. ADE　3. BDE　4. ADE　5. ACE　6. ABCE

三、填空题

1. 鼻　咽　喉　气管　支气管

2. 第3～5气管软骨环处

3. 鼻　发音器官

4. 额窦　上颌窦　筛窦前群　筛窦后群

5. 咽　气管

6. 胸骨角

7. 肋膈窦　肋胸膜　膈胸膜

8. 喉前庭　喉中间腔　声门下腔　声门裂

9. 肋胸膜　膈胸膜　纵隔胸膜　胸膜顶

10. 环状软骨　杓状软骨

11. Ⅰ型肺泡上皮　基膜　毛细血管内皮基膜　毛细血管内皮

12. 肺泡表面活性物质　肺泡表面张力

13. 胸骨角　心脏

四、判断题

1. ×　2. ×　3. ×　4. ×　5. √　6. ×　7. ×　8. √　9. √　10. ×

五、名词解释

1. 肋膈隐窝:肋胸膜和膈胸膜的返折处,形成一个半环形深隙,称肋膈隐窝,是胸膜腔的最低部位,胸膜炎渗出液时首先积聚于处。

2. 肺门:肺内侧面中央凹陷处是主支气管、血管、神经、淋巴管出入肺的部位,称肺门。

3. 纵隔:两侧纵隔胸膜之间的所有器官和组织总称为纵隔。

4. 胸膜腔:胸膜的脏层和壁层在肺根处相互移行,形成一个密闭的潜在性的腔隙称胸膜腔。左、右各一,互不相通,呈负压,内有少量浆液。

5.肺小叶:约 1 mm 大小的细支气管连同其各级分支和肺泡组成 1 个肺小叶,它是肺的结构和功能的基本单位。

六、简答题

1.异物易进入右主支气管。因为右主支气管粗、短,近似垂直,因此异物易坠入右主支气管。

2.肺和胸膜下界的体表投影:重点描述锁骨中线、腋中线、肩胛线,见下表:

	锁骨中线	腋中线	肩胛线
肺下缘	与第六肋相交	与第八肋相交	与第十肋相交
胸膜下界	与第八肋相交	与第十肋相交	与第十一肋相交

3.由大气压经肺泡及脏胸膜作用于胸膜腔的力与肺回缩力相对抗形成胸膜腔负压,所以,胸膜腔内压＝大气压－肺的回缩力。若设大气压为零,则胸膜腔内压＝－肺的回缩力。

胸膜腔负压的生理意义:

(1)维持肺的扩张状态,有利于呼吸。

(2)促进静脉血和淋巴液的回流。

同步练习十四

一、单项选择题

1.D 2.A 3.E 4.C 5.C 6.D 7.C 8.D 9.C 10.D 11.C
12.B 13.D 14.C 15.D 16.C

二、多项选择题

1.ABE 2.AB 3.ABCE

三、填空题

1.肺内压与大气压之差 呼吸肌的舒缩活动

2.小于 小于 等于 小于

3.增加 增加 变小

4.补呼气量 残气量 潮气量 补吸气量 潮气量 补吸气量 补呼气量

5.$NaHCO_3$ HbO_2

6.肺通气 肺换气 气体运输 组织换气 肺通气 肺换气

7.潮气量 500

8.3.5 2.5

四、判断题

1.× 2.√ 3.× 4.√ 5.√ 6.√ 7.√ 8.× 9.√ 10.× 11.√ 12.×

五、名词解释

1.肺泡通气量:指能到达肺泡与血液进行气体交换的有效通气量,即:(潮气量－解剖无效腔)×呼吸频率＝肺泡通气量。

2.肺活量:尽力吸气后再尽力呼出的气量称肺活量,即潮气量、补吸气量和补呼气量之和。肺活量是反映一次呼吸的最大的通气能力。

3.呼吸:机体与外环境之间的气体交换过程称呼吸。

4.潮气量:呼吸时每吸入或呼出的气量称潮气量。

六、简答题

1.O_2、CO_2的运输:

(1)O_2的运输:主要是化学结合,以 HbO_2 方式运输,占 98.5％;物理溶解仅占 1.5％。

(2)CO_2的运输:主要也是化学结合。以碳酸氢盐的方式运输,占 88％,其中 $NaHCO_3$ 占 2/3,$KHCO_3$ 占 1/3。以氨基甲酸血红蛋白方式运输占 6％,CO_2＋$Hb-NH_2$ 形成 $Hb-NHCOOH$。氨基甲酸血红蛋白方式运输的优点是反应快,不需要酶参与。物理溶解占 6％。

2.肺泡表面活性物质减少时,肺弹性阻力增加,肺的顺应性下降,肺不易扩张,严重时发生肺不张,影响肺通气。又由于肺弹性阻力增加,使血浆进入肺泡隔和肺泡内形成湿肺。

同步练习十五

一、单项选择题

1. C　2. B　3. C　4. C　5. A　6. C　7. D　8. D　9. B　10. D　11. C
12. C　13. B

二、多项选择题

1. BCDE　2. ABDE　3. CDE　4. ADE　5. ADE

三、填空题

1.肾　输尿管　膀胱　尿道

2.肾纤维膜　肾脂肪囊　肾筋膜

3.近端小管　细段　远端小管

4.入球小动脉　出球小动脉

5.有孔毛细血管内皮　基膜　足细胞裂孔膜

6.肾盂移行输尿管处(起始处)　跨越髂血管处(小骨盆入口处)　穿膀胱壁处

7.输尿管口　尿道内口　膀胱三角　平滑无皱襞

8.阴道口　宽、短、直

9.肾素　促红细胞生成素

10.肾小体　肾小管

11.肾窦

12.肾柱

四、判断题

1.×　2.√　3.×　4.×　5.√　6.√　7.√　8.×　9.√　10.×

五、名词解释

1.肾门:肾内侧面凹陷处有肾动脉、肾静脉、肾盂、神经、淋巴管等出入处,称肾门。

2.肾单位:肾的结构和功能的基本单位称肾单位,由肾小体和肾小管组成。

3.膀胱三角:在膀胱底内面,由左、右输尿管口和尿道内口围成一个三角形区域称膀胱三角。此区域内黏膜平滑无皱襞,是结核、肿瘤好发的部位。

六、简答题

1.输尿管分腹腔段、盆腔段、膀胱壁内段 3 部分。

输尿管有 3 个生理性狭窄:第 1 狭窄位于输尿管起始处;第 2 狭窄位于跨越髂血管处(小骨盆上缘处);第 3 狭窄在穿越膀胱壁处。输尿管的狭窄处是尿路结石易嵌顿处,结石通过时擦伤黏膜毛细血管引起血尿;输尿管平滑肌痉挛引起绞痛。

2.膀胱可分 4 部:膀胱尖、膀胱体、膀胱底、膀胱颈。

3.膀胱底内面,由左、右输尿管口和尿道内口围成一个三角形区域称膀胱三角。此区域内黏膜平滑无皱襞,是炎症、结核、肿瘤好发的部位。

同步练习十六

一、单项选择题

1. A　2. A　3. C　4. B　5. D　6. C　7. A　8. C　9. C

二、多项选择题

1. ABD　2. ABE　3. ABDE　4. ABE　5. BE

三、填空题

1. 2500　500　100

2. 肾　肺　皮肤　消化道　肾

3. 滤过膜的通透性和面积　有效滤过压　肾血浆流量

4. 原尿(肾小管滤液)　肾小球毛细血管压

5. 近端小管　葡萄糖　氨基酸

6. 主动重吸收　被动重吸收　主动　被动

7. 肾小球滤过生成原尿　肾小管集合管重吸收　肾小管集合管分泌与排泄生成终尿

8. 肾小球毛细血管血压　血浆胶体渗透压　囊内压

四、判断题

1. √　2. ×　3. √　4. √　5. √　6. √　7. √　8. √　9. ×　10. ×

五、名词解释

1.排泄:肾小管和集合管上皮细胞将代谢产物或血液中某些物质排入小管液的过程称排泄。

2.有效滤过压:促使血浆进入肾小囊内和阻止血浆进入肾小囊形成原尿的两股力量对比的结果等于有效滤过压,即:有效滤过压＝肾小球毛细血管血压－(血浆胶体渗透压＋囊内压)。

3.肾糖阈:通常尿中开始出现糖尿的血糖浓度称为肾糖阈,一般为 8.88～9.99 mmol/L。

六、简答题

1.尿生成过程包括3个环节:

(1)肾小球滤过作用:血液流经肾小球时除血细胞和大分子蛋白质外,其余血浆成分均可滤入肾小囊内形成原尿。

(2)肾小管、集合管的重吸收作用。

(3)肾小管、集合管的分泌、排泄作用:原尿与血浆成分基本相同,原尿经肾小管集合管重吸收作用、分泌、排泄作用后形成终尿。

2.影响有效滤过压的因素有:

(1)全身血压的变化引起肾小球毛细血管血压的变化,如大出血。

(2)血浆胶体渗透压的变化,如输入大量生理盐水。

(3)肾小球囊内压的变化,如输尿管内结石。

3.几种重要物质的吸收部位、吸收方式和吸收量如下:

(1)Na^+、K^+、Cl^-、水的重吸收:主要在近端小管,达到 $60\%～70\%$;其余部分在髓襻、远端小管和集合管重吸收。重吸收总量达到 99%。Na^+、K^+ 是主动重吸收,Cl^-(髓襻升支粗段除外)、水是被动重吸收。

(2)葡萄糖、氨基酸的重吸收:需钠泵帮助,在近端小管主动重吸收,量达到 100%。葡萄糖的重吸收在肾糖阈范围内,超过肾糖阈的葡萄糖不能被重吸收。

同步练习十七

一、单项选择题

1. A　　2. C　　3. B　　4. B

二、多项选择题

1. AB　　2. ACD　　3. ABCDE　　4. ABD

三、判断题

1. ×　2. ×　3. √　4. √　5. √

四、填空题

1.睾丸　精囊腺　前列腺　尿道球腺

2.顶体　顶体酶

3.睾丸间质细胞　附睾

4.耻骨下弯　耻骨联合下方　耻骨前弯　耻骨联合前下方

5.间质　支持细胞

6.输精管末段　精囊腺的排泄管　尿道前列腺部

五、名词解释

1.精索:睾丸上端至腹股沟管深环之间,有输精管、睾丸动脉、蔓状静脉丛、淋巴管和神经等由被膜包裹,形成一条柔软的索状物称精索。

2. 附睾：附睾附于睾丸的上端及后缘,分头、体和尾三部分。附睾孵育精子成熟。

六、简答题

1. 男性尿道分为前列腺部、膜部和海绵体 3 部。前列腺部和膜部为后尿道,海绵体部为前尿道。

男性尿道有 2 个弯曲：耻骨下弯(恒定不变)、耻骨前弯(提起阴茎可消失)。

男性尿道有 3 个狭窄：尿道内口、膜部、尿道外口。尿道外口最狭窄。

2. 男性的附属腺：前列腺、精囊腺和尿道球腺。

同步练习十八

一、单项选择题

1. B   2. B   3. D   4. D   5. C   6. C   7. B   8. C   9. D

二、多项选择题

1. ABCD   2. ABD   3. ABCDE   4. ABCD   5. ABD

三、判断题

1. ×   2. √   3. √   4. √   5. √

四、填空题

1. 生殖腺   原始卵泡   生长卵泡   成熟卵泡   盆腔侧壁髂总动脉分叉处稍下方的卵巢窝内

2. 卵子   雌激素   孕激素

3. 膀胱   直肠   前倾前屈

4. 子宫圆韧带   子宫阔韧带   子宫主韧带   骶子宫韧带

5. 输卵管峡   输卵管伞

6. 功能层   基底层

7. 增生   分泌   月经

五、名词解释

1. 会阴：封闭小骨盆下口的所有软组织称为广义的会阴。肛门与外生殖器之间的软组织称为产科会阴。

2. 排卵：成熟卵泡的卵泡液急剧增多,压力增高致卵泡破裂,次级卵母细胞连同透明带、放射冠一起随卵泡液脱离卵巢,排入腹膜腔,称为排卵。

3. 阴道穹：子宫颈突入阴道内,被阴道壁包绕,两者之间形成的环状间隙称阴道穹。

4. 月经周期：在性激素的作用下,子宫内膜增生、脱落、出血、修复呈周期性变化,称月经周期。月经周期一般为 28 d 左右。

六、简答题

1. 子宫位于盆腔中央,膀胱和直肠之间,呈前倾前屈位。

2. 子宫正常位置的维持靠盆底肌肉的承托和 4 对韧带的牵引固定作用。

(1)子宫圆韧带：维持前倾。

（2）骶子宫韧带:维持前屈。

（3）主韧带:防止子宫下垂。

（4）阔韧带:抑制子宫向两侧移动。

同步练习十九

一、单项选择题

　1. C　　2. D　　3. A　　4. A　　5. A　　6. B　　7. E　　8. B　　9. B

二、多项选择题

　1. ABCDE　　2. ACDE　　3. ABCD　　4. ABC　　5. AC

三、判断题

　1. ×　　2. ×　　3. ×　　4. ×　　5. ×　　6. √　　7. √　　8. ×　　9. ×　　10. ×　　11. ×

四、填空题

　1. 冠状沟　前室间沟　后室间沟

　2. 左房室瓣　右房室瓣

　3. 瓣膜　腱索　乳头肌

　4. 浆膜心包　脏层　壁层

　5. 左冠状动脉　右冠状动脉　升主动脉根部

　6. 窦房结　房室结　房室束及其分支　浦肯野纤维

　7. 肺动脉瓣　右房室瓣　主动脉瓣

　8. 左侧第五肋间隙与左锁骨中线交点内侧 1～2 cm

　9. 上腔静脉口　下腔静脉口　冠状窦口

　10. 冠状沟后部　冠状窦　冠状窦口　右心房

五、名词解释

　1. 卵圆窝:在房间隔的下部,是胚胎时期卵圆孔在出生后闭锁的遗迹,为房间隔缺损的好发部位。

　2. 窦房结:位于上腔静脉与右心房交界处前方的心外膜深面,是心脏的正常起搏点。

　3. 心包:由浆膜心包的脏层和壁层形成。

　4. 室间隔膜部:在室间隔靠近心房处有一卵圆形区域无心肌,称膜部,是室间隔缺损的好发部位。

　5. 心包腔:是包裹心及出入心的大血管根部的膜性囊,分为纤维心包和浆膜心包。

六、简答题

　1. 心腔的进出口名称及瓣膜见下表:

心 腔		入 口	出 口
右心	右心房	上腔静脉口、下腔静脉口、冠状窦口	右房室口
	右心室	右房室口,右房室瓣	肺动脉口,半月瓣(肺动脉瓣)
左心	左心房	左、右肺静脉口	左房室口
	左心室	左房室口,左房室瓣	主动脉口,半月瓣(主动脉瓣)

2. 心的传导系统是由特殊分化的心肌细胞构成的。

(1)组成:由窦房结、房室结、房室束及其分支组成,最终形成蒲肯野纤维。

(2)功能:主要是传导兴奋。

同步练习二十

一、单项选择题

　　1. D　　2. A　　3. B　　4. C　　5. D　　6. D　　7. C　　8. C　　9. B　　10. A　　11. E

　　12. A　　13. B　　14. D　　15. B　　16. A　　17. E　　18. B　　19. D　　20. B　　21. A　　22. A

　　23. B　　24. D　　25. C　　26. C　　27. A　　28. E　　29. C　　30. C　　31. C　　32. D　　33. A

　　34. C　　35. D　　36. B　　37. A

二、多项选择题

　　1. BD　　2. AC　　3. ABCDE　　4. ACE　　5. ABC　　6. AE　　7. BD　　8. ACD

　　9. BCE　　10. BCE

三、判断题

　　1. √　　2. √　　3. √　　4. ×　　5. ×　　6. ×　　7. ×　　8. ×　　9. ×　　10. √　　11. ×　　12. ×

四、填空题

　　1. 心肌的前负荷　心肌的后负荷　心肌收缩力　心率

　　2. 缩短　缩短　减慢　减少

　　3. 低　长　收缩期

　　4. 高　短　舒张期

　　5. 窦性心律　窦房结

　　6. 自动节律性　传导性　兴奋性　收缩性

　　7. 窦房结　房室交界

五、名词解释

　　1. 心动周期:心脏从一次收缩的开始到下一次收缩开始前的时间称心动周期。

　　2. 等容收缩期:当心室肌收缩使室内压升高超过房内压时房室瓣关闭,但低于动脉压,使动脉瓣处于关闭状态,此时心室容积不变、室内压迅速增加,此为等容收缩期。

　　3. 等容舒张期:心室肌舒张,室内压下降,动脉瓣关闭,而室内压仍高于房内压,致房室瓣关闭,进入等容舒张期。

4. 心音:在心动周期过程中,由于心肌收缩和瓣膜关闭等机械活动所产生的声音称心音。

5. 心搏出量:一侧心室每收缩一次所射出的血量称心搏出量。

6. 心输出量:一侧心室单位时间内的射血量称心输出量。心输出量＝心搏出量×心率。

7. 心肌的前负荷:是指心室舒张末期的充盈血量,即回心血量。

8. 心肌的后负荷:是指心肌收缩时所遇到的阻力,即动脉血压。

9. 心力贮备:是指心输出量随着机体代谢的需要而增加的能力。

10. 房室延搁:房室结是正常兴奋由心房传入心室的惟一通路,但其传导速度缓慢,使兴奋传导在此延搁一段时间,称房室延搁。

11. 平台期:在心肌工作细胞动作电位复极的过程中,2 期膜电位持续保持在近零电位水平,称平台期,是心室肌细胞动作电位的主要特征。

12. 有效不应期:心肌细胞在兴奋的过程中,膜电位从 0 期到复极−60 mV 这一段时间,无论给予多强的刺激,心肌细胞均不能产生动作电位,不能产生兴奋,称有效不应期。

13. 超常期:心肌细胞在兴奋的过程中,膜电位复极从−80 mV 到−90 mV 这一段时间,只要给阈下刺激就能使心肌细胞产生动作电位,此期心肌细胞的兴奋性高于正常,称超常期。

14. 自动节律性:心肌在没有外来刺激的条件下,能够自动地产生节律性兴奋和收缩的特性,称自动节律性,源于心肌自律细胞。

15. 期前收缩(早搏):心肌细胞在兴奋的过程中,如果在相对不应期和超常期内受到人工或病理性刺激,可使心肌细胞提前产生一次兴奋和收缩,称期前收缩(早搏)。

16. 代偿性间歇:心肌细胞在期前收缩之后常出现一个较长的心室舒张期称代偿性间歇。

六、简答题

1. 心输出量的影响因素有:①心肌前负荷(心室舒张末期充盈量);②心肌后负荷——动脉血压;③心肌收缩力;④心率。

2. 钾离子对心肌有抑制作用:

(1)高血钾对心脏的影响:心肌的自律性、传导性、收缩性均下降,表现为心动过缓,传导阻滞,心缩力减弱,严重时使心脏停搏于舒张状态。

(2)低血钾对心脏的影响:心肌的自律性和收缩性均升高,传导性降低,易发生期前收缩和异位心律。

临床补钾应注意:稀释后浓度<0.3%;缓慢静脉滴注,每分钟小于80 滴,严禁静脉推注;见尿才可补钾。

3. 心动周期中各心腔内压力、瓣膜、血流、容积的变化见下表。

心动周期分期		心房、心室、动脉压力变化	房室瓣	动脉瓣	血流方向	心室容积
心房收缩期		房内压>室内压>动脉压	开	关	心房→心室	增大
心室收缩期	等容收缩期	房内压<室内压<动脉压	关	关	心室内	不变
	射血期	房内压<室内压>动脉压	关	开	心室→动脉	减小
心室舒张期	等容舒张期	房内压<室内压<动脉压	关	关	心房内	不变
	充盈期	房内压>室内压<动脉压	开	关	心房→心室	增大

同步练习二十一

一、单项选择题

1. D　2. A　3. C　4. B　5. C　6. B　7. C　8. B　9. D　10. E　11. A
12. D

二、多项选择题

1. ABCD　2. ACE　3. ABD　4. AC　5. ABCDE　6. ABC　7. ABCD　8. BD

三、判断题

1. √　2. √　3. ×　4. ×　5. ×　6. ×　7. ×

四、填空题

1. 动脉　毛细血管　静脉

2. <1.0 mm　<2.0 mm

3. 头臂干　左颈总动脉　左锁骨下动脉　腹腔干　肠系膜上动脉　肠系膜下动脉

4. 食管静脉丛　直肠静脉丛　脐周静脉网

5. 胸导管　右淋巴导管

6. 主动脉弓　颈动脉窦　主动脉小球　颈动脉小球

7. 上腔静脉系　下腔静脉系　心静脉系

8. 主动脉　下腔静脉　棘孔　内侧

五、名词解释

1. 侧支吻合:有些较大的血管,在其主干的近端发出与主干平行的侧支,与主干远端发出的返支或其他血管的侧支形成吻合称侧支吻合。

2. 阻力血管:微、小动脉管壁平滑肌的舒缩不但可以改变其口径,影响器官、组织的血流量,还可以改变血流的外周阻力,影响血压,称为阻力血管。

3. 体循环:又称大循环。血液由左心室射入主动脉,经主动脉及其各级分支流向毛细血管,在此与周围的组织、细胞进行物质交换,再经各级静脉回流,最后经上、下腔静脉等返回右心房。

4. 肺循环:又称小循环。血液由右心室射出,经肺动脉干及其分支到达肺泡毛细血管,进行气体交换,再经肺静脉返回左心房。

5. 动脉韧带:位于肺动脉干末端与主动脉弓之间的一条结缔组织索,是胚胎时期的动脉导管在出生后闭锁形成的痕迹。

6. 静脉角:同侧的颈内静脉和锁骨下静脉汇合处的夹角称静脉角,有淋巴导管注入。

7. 危险三角:面部由鼻根至两侧的口角的三角形区域,称危险三角。

六、简答题

1. 体循环、肺循环的途径、特点、生理功能:

(1)体循环(大循环):血液由左心室射入主动脉,经主动脉及其各级分支流向毛细血管,在此与周围的组织、细胞进行物质交换,再经各级静脉回流,最后经上、下腔静脉等返回右心房。

1)特点:①流程长;②血液由动脉血变成静脉血。

2)生理功能:主要与组织、细胞进行物质交换。

(2)肺循环(小循环):血液由右心室射出,经肺动脉干及其分支到达肺泡毛细血管,进行气体交换,再经肺静脉返回左心房。

1)特点:①流程短;②血液由静脉血变成动脉血。

2)生理功能:主要进行气体交换。

2.临床常用的穿刺输液的浅静脉有:手背静脉网、头静脉、贵要静脉、肘正中静脉、颈外静脉、大隐静脉、小儿头皮静脉。

3.肝门静脉:

(1)走行:为一粗短的静脉干,由肠系膜上静脉和脾静脉在胰头后方汇合而成,在肝十二指肠韧带内上行,经肝门入肝。

(2)特点:无静脉瓣,起始与终止均为毛细血管。

(3)功能:收集除肝以外腹腔内不成对器官的静脉血;将消化管吸收的物质运输至肝,在肝内进行代谢,是肝的功能性血管。

(4)属支:脾静脉、肠系膜上静脉、肠系膜下静脉、胃左静脉和附脐静脉等。

(5)与上、下腔静脉系的吻合:经食管静脉丛、直肠静脉丛和脐周静脉网与上、下腔静脉吻合。

(6)临床意义:当肝硬化导致门静脉高压时,肝门静脉血液回流受阻,大量血液经细小的静脉属支借吻合支返流回上、下腔静脉,可引起吻合支淤血扩张。如:食管静脉丛引起食管下段-胃底静脉丛曲张破裂大出血;直肠静脉丛扩张、便血;脐周静脉网出现"海蛇头"征象。

同步练习二十二

一、单项选择题

1.C 2.E 3.C 4.D 5.A 6.C 7.B 8.B 9.D 10.C 11.C 12.D 13.A 14.B 15.D 16.E 17.B 18.D 19.D 20.B 21.D 22.C 23.E 24.E

二、多项选择题

1.AD 2.BC 3.AC 4.AC 5.ABCD

三、判断题

1.× 2.× 3.× 4.× 5.√ 6.× 7.× 8.× 9.√ 10.√

四、填空题

1.足够的血液充盈 心脏射血 外周阻力 收缩压 舒张压

2.90～130 60～85

3.毛细血管血压 组织液胶体渗透压 血浆胶体渗透压 组织液静水压

4.毛细血管血压　组织液胶体渗透压　血浆胶体渗透压　组织液静水压

5.心肌收缩力　重力和体位　呼吸运动　骨骼肌的挤压作用

6.迂回通路　直捷通路　动—静脉短路

7.胸腔内的大静脉和右心房内的血压　4～12

五、名词解释

1.血压:指血管内血液对于单位面积血管壁的侧压力。

2.收缩压:心室收缩时,动脉血压在收缩期射血期达到最高值,称收缩压。

3.舒张压:心室舒张时,动脉血压在心室舒张末期达到最低值,称舒张压。

4.外周阻力:来自小动脉和微动脉的阻力称为外周阻力。其变化主要反映舒张压的高低。

5.微循环:是指微动脉与微静脉之间微血管的血液循环,是血液循环的基本功能单位。

6.有效滤过压:在组织液的生成过程中,有效滤过压决定组织液的生成与回流。有效滤过压＝(毛细血管血压＋组织液胶体渗透压)－(血浆胶体渗透压＋组织液静水压)。

7.中心静脉压:胸腔内的大静脉和右心房内的血压称中心静脉压。正常值:4～12 cmH_2O。

六、简答题

1.循环系统有足够的血液充盈是形成动脉血压的前提,心脏射血和外周阻力是根本因素,而大动脉管壁良好的弹性缓冲了动脉血压的过度变化。以上4个方面的共同配合形成具有一定高度的动脉血压。

2.微循环是指微动脉与微静脉之间微血管的血液循环,是血液循环的基本功能单位。

微循环所形成的3条通路及临床意义见下表:

血流通路	血流途径	特　点	生理意义
迂回通路	微动脉—后微动脉—毛细血管前括约肌—真毛细血管—微静脉	交替开放,血流缓慢,毛细血管壁通透性大	是血液和组织液进行物质交换的场所,又称营养通路
直捷通路	微动脉—后微动脉—通血毛细血管—微静脉	经常性开放	保证一部分血液迅速经过微循环回心,以维持循环血量的稳定
动—静脉短路	微动脉—动、静脉吻合支—微静脉	一般情况下不开放	体温升高时开放利于散热,调节体温;可以进一步加重缺氧

3.组织液的生成与回流的影响因素:促使毛细血管中液体滤出的是毛细血管血压＋组织液胶体渗透压;促进组织液回流的是血浆胶体渗透压＋组织液静水压。有效滤过压是决定组织液生成与回流的主要因素。有效滤过压＝(毛细血管血压＋组织液胶体渗透压)－(血浆胶体渗透压＋组织液静水压)。凡能够影响到以上4个因素的都可以影响到组织液的生成与回流。

4.中心静脉压(CVP):指胸腔内的大静脉和右心房内的血压。

影响静脉血回流的因素见下表:

影响因素		CVP 变化结果
心肌收缩力	↑↑	CVP↓↓
	↓↓	CVP↑↑
重力和体位	平卧位	（见表下要点）
	直立位	
呼吸运动	吸气	CVP↓↓
	呼气	CVP↑↑
骨骼肌的挤压作用	收缩	CVP↑↑
	舒张	CVP↓↓

　　要点:在平卧位时,重力对静脉回心血量影响不大;当转变为直立位时,由于重力作用,心水平以下的静脉扩张,血容量增加,因而静脉回心血量减少,导致心输出量减少和血压下降,引起脑和视网膜供血一时不足,出现头晕、眼前发黑和昏倒等症状。

　　5.动脉血压的影响因素:搏出量;心率;外周阻力;循环血量与血管容积的比例;大动脉管壁的弹性。

同步练习二十三

一、单项选择题

　　1.B　　2.C　　3.C　　4.B　　5.E　　6.D　　7.D　　8.D　　9.B　　10.A　　11.B

二、多项选择题

　　1.AC　　2.AC　　3.BD　　4.ABCE　　5.AB　　6.CDE　　7.ABC

三、判断题

　　1.√　　2.√　　3.√　　4.√　　5.√　　6.√　　7.×

四、填空题

　　1.淋巴管道　　淋巴器官　　淋巴组织

　　2.毛细淋巴管　　淋巴管　　淋巴干　　淋巴导管

　　3.造血功能　　滤过功能　　免疫功能　　储血功能

　　4.血压高、血流量大　　心舒期血流量大

　　5.血流阻力小、血压低　　肺的血容量大、变化幅度大

　　6.血流量大、耗氧量多　　血流量变化小　　脑血管具有自身调节功能

五、名词解释

　　1.乳糜池:是胸导管的起始部,位于第一腰椎体前方,由左、右腰干和肠干汇合而成。

　　2.动脉周围淋巴鞘:脾的白髓内有一中央动脉,其周围密布着 T 淋巴细胞,称动脉周围淋巴鞘。

六、简答题

　　1.淋巴在淋巴系统中的不断流动,称为淋巴循环,它是血液循环的辅助部分。

　　淋巴循环的生理意义:

　　(1)回收体液,用于血液循环。

(2)回收蛋白质,是淋巴循环的最重要意义。

(3)是机体运输脂肪和脂溶性维生素的重要途径。

(4)参与机体的防御和屏障功能。

2.肺循环、脑循环的血流特点如下:

(1)肺循环:血流阻力小、血压低;肺的血容量大、变化幅度大。

(2)脑循环:血流量大、耗氧量多;血流量变化小;脑血管具有自身调节功能。

同步练习二十四

一、单项选择题

1. C　　2. D　　3. C　　4. D　　5. A　　6. B　　7. B　　8. C　　9. A　　10. E　　11. B
12. D　　13. A　　14. D　　15. A　　16. B　　17. E　　18. C　　19. D　　20. B

二、多项选择题

1. ACDE　　2. ACDE

三、判断题

1. ×　　2. ×　　3. √　　4. √　　5. √

四、填空题

1. 纤维膜　血管膜　视网膜

2. 角膜　房水　晶状体　玻璃体

3. 周边部　高　弱　中央部　低　强　辨色

4. 黄斑中央凹　视神经盘

5. 眼部前后径过长　角膜和晶状体的曲率过大　凹透

6. 晶状体调节　瞳孔调节　双眼会聚　晶状体调节

7. 夜盲症

8. 色盲　红绿色盲

9. 睫状体　青光眼

五、名词解释

1. 巩膜静脉窦:在巩膜与角膜交界处的深部有一环形小管,称巩膜静脉窦,是房水回流的途径。

2. 黄斑:视神经盘颞侧约 4 mm 处有一黄色圆形区,称黄斑。黄斑的中心称中心凹,仅有视锥细胞分布,是感光辨色最敏锐的部位,也是通常所说的中心视力之处。

3. 近视:由于眼球的前后径过长,或角膜和晶状体的曲率过大,使远物发来的平行光线聚集于视网膜的前方,故视远物模糊。

4. 视力:指眼分辨两点之间最小距离的能力,通常以眼前分辨两点最小视角等于 1 分角作为正常视力的指标。

5. 视野:指单眼固定注视正前方一点时所能看到的范围。

六、简答题

1. 房水产生及循环途径:

　　睫状体产生房水→眼后房→瞳孔→眼前房→虹膜角膜角→巩膜静脉窦→眼静脉。

　　2.光线到达视网膜的视细胞依次经过的结构用箭头表示如下：

　　光线→角膜→眼前房→瞳孔→眼后房→晶状体→玻璃体→视网膜节细胞层→双极细胞层→视锥细胞和视杆细胞层。

　　3.当眼视近物时，副交感神经兴奋，睫状肌收缩，睫状突向晶状体靠近，睫状小带松弛，晶状体依靠自身的弹性变凸，折光力增强，使物像聚集于视网膜上。与此同时，眼还通过瞳孔缩小和双眼向鼻侧会聚来进行调节。

同步练习二十五

一、单项选择题

　　1. A　　2. B　　3. E　　4. A　　5. D　　6. B　　7. D　　8. C　　9. D　　10. D　　11. D

　　12. C　　13. C

二、多项选择题

　　1. ABC　　2. ABCDE　　3. AC　　4. ACD

三、判断题

　　1. √　　2. √

四、填空题

　　1.外耳道　中耳鼓室　浅漏斗

　　2.咽　鼓室　鼓室

　　3.迷路　骨迷路　膜迷路

　　4.骨半规管　前庭　耳蜗

　　5.表皮　真皮　皮下组织

五、名词解释

　　1.听骨链：鼓室内，锤骨、砧骨和镫骨借关节相连结，构成听骨链，可将鼓膜振动的压强放大，传入内耳。

　　2.壶腹嵴：为位置觉感受器，位于内耳膜半规管中的膜壶腹壁上，其感觉细胞是毛细胞，可感受旋转变速运动的刺激。

　　3.螺旋器：为听觉感受器，位于内耳蜗管中的基膜上，其感觉细胞是毛细胞。声波传入内耳引起基底膜振动，毛细胞受刺激，产生神经冲动，传入脑产生听觉。

六、简答题

　　1.泪液的产生及流经途径：

　　泪腺分泌泪液→结膜上穹→结膜囊→泪点→泪小管→泪囊→鼻泪管→下鼻道。

　　2.声波传至螺旋器的途径：

　　声波→耳郭→外耳道→鼓膜→听骨链→前庭窗→前庭阶外淋巴→鼓阶外淋巴
　　　　　　　　　　　　　　　　　　　　　　　　　　　　↓　　　　　　　　　　↓
　　　　　　　　　　　　螺旋器←基膜←蜗管内淋巴　　　蜗窗

3.膜迷路分为膜半规管、球囊、椭圆囊和蜗管四部分,含有特殊感受器。

(1)膜半规管:内有壶腹嵴,是位觉感受器,能感受旋转变速运动的刺激。

(2)球囊和椭圆囊:内有球囊斑和椭圆囊斑,亦是位觉感受器,感受直线变速运动的刺激和头部的位置觉。

(3)蜗管:内有螺旋器,为听觉感受器,能感受声波的振动并区别不同的音调。

4.皮肤由表皮和真皮组成。表皮较薄,由复层扁平上皮构成;真皮较厚,由致密结缔组织构成,分为乳头层和网织层,含有较丰富的血管和神经。

5.临床上的皮内注射是指微量药物注入表皮与真皮乳头层之间,目的是使药物较慢地吸收。皮下注射是将药物注入皮下组织。皮下组织又称浅筋膜,不属于皮肤的部分。

同步练习二十六

一、单项选择题

1.C　　2.D　　3.E　　4.D　　5.C　　6.D　　7.C　　8.A　　9.A　　10.D　　11.A

12.A　　3.B　　14.D　　15.C　　16.C　　17.A

二、多项选择题

1.ABC　　2.AC　　3.ACD　　4.CD　　5.BE

三、判断题

1.×　　2.×　　3.√　　4.√　　5.×

四、填空题

1.突触前膜　突触间隙　突触后膜

2.突触小泡　Ca^{2+}

3.椎管　第一腰椎下缘　第三腰椎下缘

五、名词解释

1.神经核:位于中枢神经系统内,由形态和功能相似的神经元聚集成的团块状结构。

2.白质:位于中枢神经系统内,由神经纤维聚集而成,新鲜时呈白色。

3.网状结构:位于中枢神经系统内,由灰质和白质混杂而成,神经纤维交织成网状,神经元散在其中。

4.脊髓圆锥:位脊髓的下端,外形上呈圆锥状。

5.小脑扁桃体:位于小脑半球的内下方,近枕骨大孔处,形如扁桃体。

6.纹状体:是尾状核和豆状核的合称,又有新、旧纹状体之分,有调节肌张力和协调肌群运动的功能。

7.内囊:位于背侧丘脑与豆状核、尾状核之间的白质区域,是上、下行投射纤维集中通过的地方。

8.锥体交叉:位于延髓腹侧面下部,是由皮质脊髓束在此左、右交叉而形成的外形结构。

六、简答题

1.脊髓的外形与内部结构:

（1）脊髓的外形：呈圆柱形，前有前正中裂，后有后正中沟，两侧有前、后外侧沟，分别连有前、后根。

（2）脊髓的内部结构：中央为蝴蝶形灰质柱，每侧又有前角（柱）、侧角（柱）、后角（柱），其内分别含有运动神经元、交感神经元、联络神经元。围绕灰质周围的为白质，分为前索、外侧索、后索，内含上、下行神经纤维束。

2.端脑分额叶、颞叶、顶叶和枕叶。各叶的主要脑回有：

（1）额叶：有中央前回、中央旁小叶、额上回、额中回、额下回。

（2）颞叶：有颞横回、颞上回。

（3）顶叶：有中央后回、中央旁小叶、缘上回。

（4）枕叶：有角回、岛叶。

3.脑内脑室有侧脑室、第三脑室和第四脑室。各脑室的具体位置如下：

（1）侧脑室：位于左、右大脑半球髓质内。

（2）第三脑室：位于左、右间脑（背侧丘脑和丘脑下部）之间。

（3）第四脑室：位于小脑与脑桥、延髓之间。

4.间脑、小脑、延髓、脑桥、中脑之间的位置关系如下：

（1）间脑：位于大脑下方、中脑的上方。

（2）小脑：位于大脑的后下方、脑干的背侧。

（3）延髓：位于脑桥的下方、脊髓的上方、小脑的前下方。

（4）脑桥：位于中脑的下方、延髓的上方、小脑的前下方。

（5）中脑：位于间脑的下方、脑桥的上方、小脑的前下方。

同步练习二十七

一、单项选择题

　1. E　　2. E　　3. D　　4. B

二、多项选择题

　1. ABCE　　2. ACD

三、判断题

　1. ×　　2. ×　　3. √

四、填空题

　1.侧脑室　第三脑室　第四脑室　蛛网膜粒

　2.硬膜外隙

　3.硬膜　蛛网膜　软膜　蛛网膜　软膜

五、名词解释

　1.硬膜外隙：位于硬脊膜与椎管之间的狭窄腔隙，内含有脊神经根、静脉丛和脂肪组织等。

　2.蛛网膜下隙：位于蛛网膜与软膜之间的腔隙，内含脑脊液。

　3.脉络膜：位于各个脑室内，由软脑膜和小血管共同形成突入脑室的结构，能产生脑脊液。

4.蛛网膜粒:位于上矢状窦内,为蛛网膜突入其内的颗粒状突起,能回流脑脊液。

5.大脑动脉环:位于脑基底部,由颈内动脉、大脑前、后动脉及前、后交通动脉共同围成的环状结构。

6.终池:蛛网膜下隙在脊髓下端至第二骶椎之间扩大称终池,是临床抽取脑脊液的部位,内含有马尾。

六、简答题

1.构成大脑动脉环的血管有:颈内动脉、大脑前动脉、大脑后动脉、前交通动脉、后交通动脉。

2.脑脊液由各脑室脉络丛产生。脑脊液循环途径为:

左、右侧脑室→室间孔→第三脑室→中脑水管→第四脑室→正中孔和左、右外侧孔→蛛网膜下隙→蛛网膜粒→上矢状窦→颈内静脉。

同步练习二十八

一、单项选择题

1.D   2.C   3.A   4.B   5.C   6.B   7.B   8.B   9.E   10.D

二、多项选择题

1.ABDE   2.ABCDE   3.ACDE   4.ACDE

三、判断题

1.×   2.√   3.×   4.√

四、填空题

1.31   前支   后支

2.12   运动性神经   感觉性神经   混合性神经

3.喉上神经   喉返神经

4.膈神经   股神经   坐骨神经

5.桡神经   正中神经

6.脊髓的胸一至腰三节段的侧角内   脑副交感神经核   骶部脊髓灰质的副交感神经核

五、名词解释

1.脊神经节:位于脊神经后根上的一结节状结构,由神经元聚集而成。

2.脊神经根:与脊髓前、后外侧沟相连的神经纤维,分别称前根、后根。

六、简答题

1.脊神经共有31对,其中颈神经8对,胸神经12对,腰神经5对,骶神经5对,尾神经1对。

2.脊神经丛共有颈丛、臂丛、腰丛和骶丛。各神经丛的主要分支有:

(1)颈丛:有膈神经。

(2)臂丛:有腋神经、桡神经、正中神经、尺神经、肌皮神经。

(3)腰丛:有股神经。

(4)骶丛:有坐骨神经。

3.12对脑神经为:Ⅰ嗅神经,Ⅱ视神经,Ⅲ动眼神经,Ⅳ滑车神经,Ⅴ三叉神经,Ⅵ展神经,

Ⅶ面神经,Ⅷ前庭蜗神经,Ⅸ舌咽神经,Ⅹ迷走神经,Ⅺ副神经,Ⅻ舌下神经。

4.交感神经与副交感神经的主要区别有:

(1)低级中枢:交感神经位于脊髓的胸一至腰三节段灰质侧角内;副交感神经在头部位于脑干的脑神经副交感核,在骶部位于脊髓骶段灰质副交感神经核。

(2)神经节:交感神经有椎前节、椎旁节;副交感神经有器官旁节、器官内节。

(3)节前、节后神经特点:交感神经节前纤维短,节后纤维长;副交感神经节前纤维长,节后纤维短。

(4)分布范围:交感神经广泛分布在内脏的平滑肌、腺体、心肌、血管、皮肤汗腺、立毛肌、瞳孔开大肌等;副交感神经分布范围小,要除去肾上腺髓质、大部分血管和皮肤的汗腺、立毛肌。

同步练习二十九

一、单项选择题

1. B　　2. B　　3. A

二、多项选择题

1. ABDE　　2. ACDE

三、判断题

1. √　　2. ×　　3. √　　4. ×　　5. √

四、填空题

1. 脊神经　脊髓灰质后角　背侧丘脑腹后核

2. 脊髓　延髓

五、名词解释

1. 特异性投射系统:是指感受器发出的神经冲动沿特定的传导途径投射到大脑皮质特定区产生特定感觉的传导通路。

2. 非特异性投射系统:感受器发出的神经冲动在途经脑干时,有侧支与脑干网状结构的神经元发生联系,该神经元向上传导呈弥散性地投射到大脑皮质的广泛区域,产生不特定的感觉,称非特异性投射系统。

3. 痛觉:是人体受到伤害性刺激时产生的一种不愉快的感受,常伴随情绪变化和防卫反应。

4. 锥体系:由位于大脑皮质的上运动神经元和位于脑干的脑神经运动核、脊髓灰质前角内的下运动神经元组成,包括皮质脊髓束和皮质核束等结构。

六、简答题

1. 躯体、四肢的本体感觉和精细触觉(深感觉)传导通路:

感受器(位于肌、肌腱、关节、皮肤内)受刺激后发出神经冲动→脊神经→脊神经节→薄束、楔束→薄束核、楔束核→交叉至对侧→内侧丘系→背侧丘脑腹后核→丘脑皮质束→躯体感觉区(中央后回、中央旁小叶后部)。

2. 浅感觉传导路的交叉部位在脊髓,深感觉传导路的交叉部位在延髓。

同步练习三十

一、单项选择题

1. D 2. A 3. A 4. D 5. A 6. E 7. D 8. D 9. A 10. D 11. E

12. C 13. C 14. E 15. A 16. A

二、多项选择题

1. BC 2. BCDE 3. BD 4. CD 5. ABCE 6. ABCDE 7. AB 8. AC

9. ABE 10. ADE

三、判断题

1. × 2. √ 3. × 4. × 5. √ 6. √ 7. × 8. × 9. × 10. √

四、填空题

1. α氨基酸 肽键(或酰胺键)

2. 磷酸 戊糖 碱基

3. (单)核苷酸 磷酸二酯键

4. 酶浓度 底物浓度 温度 pH 激活剂 抑制剂

5. 37℃左右

五、名词解释

1. 蛋白质的一级结构:多肽链中氨基酸的排列顺序称蛋白质的一级结构。

2. 蛋白质变性:在某些理化因素的作用下,蛋白质的空间结构被破坏,使其理化性质发生改变和生物活性丧失,这种现象称为蛋白质变性。

3. 核酸的一级结构:多核苷酸链中核苷酸的排列顺序,或多核苷酸链中碱基的排列顺序称为核酸的一级结构。

4. 酶:是由活细胞产生的具有催化作用的特殊蛋白质。

5. 活性中心:由酶的必需基因聚集在一起,形成具有一定空间构象的区域,这个区域称酶的活性中心。或在酶分子中能与底物结合,并将底物转化为产物的区域称为酶的活性中心。

6. 酶的必需基团:酶分子上与酶活性密切相关的化学基因称酶的必需基团。

7. 维生素:是一类维持人体正常生命活动所必需的低分子有机化合物。

8. 酶原:某些在细胞内合成或刚从细胞内分泌出来时,没有活性的酶的前身物质称为酶原。

六、简答题

1. DNA双螺旋结构要点:

(1)由2条逆向平行的脱氧核糖核苷酸链围绕同一中心轴盘旋而成双螺旋结构,脱氧核糖与磷酸构成的骨架位于外侧,碱基位于两链的内侧。

(2)碱基互补规律:A—T、C—G。其意义:只要知道一条链的碱基序列,就能确定另一条互补链的碱基序列。

2. 酶作用的特点有:

(1)高度特异性。

（2）高度催化效率。

（3）高度不稳定性。

（4）可调节性。

3.酶的竞争性抑制与非竞争性抑制的共同点是：抑制剂与酶蛋白分子是疏松结合，可用透析或超滤等方法除去而使酶恢复活性。不同点见下表：

不 同 点	竞争性抑制	非竞争性抑制
抑制剂与底物的结构关系	相似	不相似
抑制剂与酶结合的部位	在酶的活性中心内	在酶的活性中心外
决定抑制程度的因素	抑制剂浓度与底物浓度的相对比例	只决定于抑制剂的浓度，与底物浓度无关
增加底物浓度对抑制作用的影响	增加底物的浓度可解除抑制剂对酶的抑制作用	增加底物浓度不能减弱抑制剂对酶的抑制作用

4.各种维生素的缺乏症见下表：

维 生 素	缺 乏 症
维生素 A	夜盲症、干眼病等
维生素 D	儿童：佝偻病；成人：骨软化症
维生素 K	凝血时间延长，易出血
维生素 C	坏血病
维生素 B_1	脚气病
维生素 B_2	口角炎、睑缘炎、舌炎等
维生素 PP	癞皮病
叶酸	巨幼红细胞性贫血
维生素 B_{12}	巨幼红细胞性贫血

5.磺胺类药物的作用机制：磺胺类药物的基本结构与合成二氢叶酸的原料对氨基苯甲酸的结构相似，故可竞争性地抑制某些细菌体内的二氢叶酸合酶的活性，从而达到抑制这些细菌生长、繁殖的目的。

6.水在体内的生理功能有：

（1）水是良好的溶剂。

（2）直接参与物质代谢反应。

（3）调节体温。

（4）润滑作用。

7.矿物质的生理功能有：

（1）维持机体晶体渗透压和体液容量稳定。

（2）维持体液酸碱平衡。

(3)维持组织兴奋性。

(4)维持细胞正常代谢。

(5)构成组织结构成分。

(6)构成特殊功能物质。

8.血钾浓度变化对人体的影响:

(1)血钾浓度升高,可使心肌兴奋性下降,严重时心脏停跳于舒张状态

(2)低血钾时,心肌兴奋性增高,严重时,心脏会停跳于收缩状态。低血钾还可引起神经肌肉兴奋性降低,出现四肢无力、肠麻痹,甚至呼吸麻痹等严重症状。

同步练习三十一

一、单项选择题

1. C   2. B   3. A   4. B   5. E   6. B   7. D   8. E   9. D   10. B   11. C
12. E   13. A   14. E   15. C   16. D

二、多项选择题

1. ABC   2. BCD   3. BE   4. ABCDE   5. BCD   6. BCDE   7. CDE
8. ABCDE   9. ABCDE   10. ABCE

三、判断题

1. √   2. √   3. ×   4. √   5. √   6. √   7. ×   8. √   9. ×   10. √

四、填空题

1. 肝脏 肾脏

2. 无氧酵解 有氧氧化 磷酸戊糖途径

3. 脂肪 磷脂 胆固醇 胆固醇酯 少量游离脂肪酸

4. 甘油(或 α 磷酸甘油) 脂肪酸

5. 乙酰乙酸 β羟丁酸 丙酮 肝脏

6. 肝脏 小肠 脂肪组织

7. dATP dGTP dCTP dTTP

8. ATP GTP CTP UTP

9. UAA UAG UGA

10. 肝内生酮肝外用

五、名词解释

1. 糖酵解:葡萄糖或糖原在无氧或缺氧情况下分解最终生成乳酸的过程,称糖酵解。

2. 糖的有氧氧化:葡萄糖或糖原在有氧情况下彻底氧化分解生成 CO_2 和水的过程,称糖的有氧氧化。

3. 糖异生:由非糖物质(如乳酸、丙酮酸、甘油等)转变成葡萄糖或糖原的过程,称糖异生。

4. 血脂:血浆中所含的脂类物质,总称血脂。

5. 脂质(类):包括脂肪和类脂。

6.必需氨基酸:机体不能合成,必须由食物提供的氨基酸称为必需氨基酸。

7.氮平衡:是指每天摄入的食物含氮量与排泄物含氮量的比例关系。

8.蛋白质互补作用:将几种不同营养价值的蛋白质混合食用,使所含必需氨基酸互相补充以提高营养价值的作用,称蛋白质的互补作用。

9.DNA 的复制:以亲代 DNA 为模板指导合成子代 DNA 的过程称复制。

10.DNA 的半保留复制:在新合成的子代 DNA 分子中保留一条亲代的 DNA 链,另一条是新合成的,并且子代 DNA 分子中的核苷酸排列顺序与亲代 DNA 完全相同,这种合成方式称 DNA 的半保留复制。

11.密码子:在 mRNA 上,自 $5'\rightarrow 3'$,每相邻的 3 个核苷酸(或碱基)所组成的三联体称为密码子。

六、简答题

1.糖酵解的生理意义:机体在缺氧情况下,可为机体迅速提供急需的能量。

2.糖的有氧氧化的生理意义:为糖分解的主要途径,可生成大量的 ATP,是机体最重要的供能途径。

3.血糖的来源有:①食物糖类的消化吸收;②肝糖原分解;③糖异生。

4.血糖的去路有:①氧化分解供能;②合成糖原;③转化成脂肪、氨基酸和核糖等。

5.脂类的生理功能:

(1)脂肪的生理功能:①贮能与供能;②维持体温;③保护内脏;④促进脂溶性维生素的吸收。

(2)类脂的生理功能:①参与生物膜和神经组织的构成;②胆固醇可转变为胆汁酸、维生素 D_3、类固醇激素等多种物质。

6.血浆脂蛋白的分类、各类脂蛋白的名称、合成场所及主要的生理功能见表12-5:

7.胆固醇的生理作用:

(1)作为生物膜的组成成分。

(2)转变为胆汁酸。

(3)转变为类固醇激素。

(4)转变为维生素 D_3。

8.体内氨的来源、去路:

(1)体内氨的来源:①氨基酸脱氨基作用产生氨;②肠道蛋白质腐败产生氨,经肠道吸收;③肾小管上皮细胞中谷氨酰胺分解产生氨。

(2)体内氨的去路:①在肝脏,合成尿素;②合成谷氨酰胺,合成其他非必需氨基酸;③参与合成嘌呤、嘧啶等含氮化合物;④以铵盐形式排出。

9.蛋白质生物合成中 3 种 RNA 的作用:

(1)mRNA 分子上带有遗传信息,是指导蛋白质合成的直接模板。

(2)rRNA 与蛋白质结合,形成核蛋白体,是蛋白质合成的场所。

(3)tRNA 具有识别密码和转运氨基酸的作用。

10.生物学的中心法则是:

$$复制 \underset{\text{逆转录}}{\overset{\text{转录}}{\longleftrightarrow}} \text{DNA} \xrightarrow{\text{转录}} \text{RNA} \xrightarrow{\text{翻译}} 蛋白质$$

同步练习三十二

一、单项选择题

1. E　　2. C　　3. E　　4. A　　5. A　　6. D　　7. D　　8. E　　9. E　　10. D　　11. A
12. C　　13. C

二、多项选择题

1. ABCDE　　2. AD　　3. AC　　4. AB　　5. ABCD　　6. ABCDE　　7. ABCDE
8. DE

三、判断题

1. ×　　2. √　　3. ×　　4. √　　5. ×　　6. ×　　7. ×　　8. √　　9. ×　　10. ×

四、填空题

1. ATP　磷酸肌酸(C~P)

2. 皮肤

3. 内脏　肝脏　肌肉(骨骼肌)

4. (皮肤的)辐射　传导　对流　蒸发

5. ＋20%　－20%

6. 36.9~37.9℃　36.0~37.4℃　36.7~37.7℃

7. 1℃

五、名词解释

1. 生物氧化：在供 O_2 充分的条件下,机体将糖、脂肪和蛋白质等物质彻底氧化分解,生成 CO_2 和 H_2O,并释放能量的过程称为生物氧化。

2. 能量代谢：在物质代谢过程中,伴随能量的产生、释放、贮存、转移和利用的过程称为能量代谢。

3. 基础代谢率(BMR)：机体在基础状态下的能量代谢率称基础代谢率。

4. 蒸发：机体通过体表水分蒸发吸收体热的散热方式称蒸发。

六、简答题

1. ATP 的生理作用有：①为物质代谢提供能量；②为生命活动提供能量。

2. 影响能量代谢的因素有：①肌肉活动；②精神活动；③环境温度；④食物的特殊动力效应。

3. 体温的生理变化因素有：①昼夜变化；②性别变化；③年龄变化；④情绪和运动。

4. 人体散热的方式：

(1)大部分热量通过皮肤的辐射、传导、对流和蒸发等方式散热。

(2)少部分热量通过呼吸、排尿和排便散热。

同步练习三十三

一、单项选择题

1.E　2.B　3.A　4.A　5.D

二、多项选择题

1.ABCDE　2.ADE　3.BE　4.BDE　5.ABCD　6.ABD　7.ACDE

三、判断题

1.√　2.√　3.√　4.×　5.×　6.√

四、填空题

1.内分泌腺　内分泌组织　内分泌细胞

2.含氮类激素　类固醇激素

3.激素

4.生长激素　促甲状腺激素　促肾上腺皮质激素　促性腺激素　催乳素

5.血管升压素　催产素

6.甲状腺球蛋白　碘

7.运动系统　神经系统　升高血钙　降低血磷

8.生长激素　呆小症

9.甲状旁腺素　降钙素

五、名词解释

1.内分泌:是指具有内分泌功能的细胞分泌的物质不经导管直接进入血液或其他体液的过程。

2.激素:是由内分泌细胞所分泌的,经组织液或血液传递而发挥调节作用的高效能生物活性物质。

3.允许作用:是指某些激素本身不能直接对某些器官或细胞发生作用,但它的存在却使另一种激素产生的作用明显增强。

六、简答题

1.甲状腺激素的生理功能:

(1)甲状腺激素促进物质代谢,增加耗氧量,增加产热量。

1)糖代谢:促进糖吸收,增加糖原分解和糖原异生,使血糖升高。

2)蛋白质代谢:促进肌肉、肝的蛋白质合成,有利于生长。

3)脂肪代谢:促进胆固醇合成,使胆固醇降低。

(2)促进生长发育:所必需,促进婴儿脑和骨的生长发育。

(3)对神经系统的作用:甲状腺素能提高神经系统的兴奋性。

(4)对心血管的作用:甲状腺素作用于心肌,增强心肌收缩力,使心率加快,心输出量增加,外周阻力降低,收缩压增高,舒张压降低,脉压增宽。

2.内分泌系统由内分泌腺、内分泌组织和内分泌细胞组成。

同步练习三十四

一、单项选择题

　1. C　　2. E　　3. D　　4. E　　5. B　　6. D　　7. D　　8. C　　9. B　　10. C　　11. B

二、多项选择题

　1. ABCDE　　2. ABDE　　3. ABCE　　4. ABD

三、判断题

　1. √　　2. ×　　3. √　　4. ×

四、填空题

　1. 盐皮质激素　糖皮质激素　性激素

　2. 升高　升高　升高

　3. 交感-肾上腺髓质系统　下丘脑-腺垂体-肾上腺皮质轴

　4. 促进糖的利用　加速糖原合成

　5. 褪黑素　抑制性器官的发育,防止儿童性早熟

　6. 淋巴器官　内分泌功能　胸腺素　促进T淋巴细胞的成熟　提高机体的免疫能力

五、名词解释

　1. 应激反应:当机体受到各有害因素刺激时,下丘脑-腺垂体-肾上腺皮质轴活动加强,血中促肾上腺皮质激素和糖皮质激素浓度明显升高,提高机体对有害因素的耐受能力。

　2. 应急反应:当机体受到各有害因素刺激时,交感-肾上腺髓质系统活动加强,肾上腺素、去甲肾上腺素分泌增多,机体产生适应性反应,称应急反应。

六、简答题

　1. 肾上腺糖皮质激素的作用:

　(1)物质代谢:

　1)糖代谢:抑制组织细胞对糖的利用,增加糖异生,使血糖升高。

　2)蛋白质代谢:促进肝外组织的蛋白质分解,加速氨基酸入肝生成糖原。

　3)脂肪代谢:促进脂肪分解,增加糖异生。

　(2)对水盐代谢的作用:有保钠排钾作用。

　(3)对器官组织的作用:

　1)对血细胞的作用:使血中红细胞、中性粒细胞、血小板增加,嗜酸粒细胞、淋巴细胞减少。

　2)对心血管的作用:发挥允许作用;能降低毛细血管的通透性,有利于维持血容量。

　3)对消化系统和神经系统的作用:能增加胃酸和胃蛋白酶的生成,提高中枢神经系统的兴奋性。

　2. 应激反应是下丘脑-腺垂体-肾上腺皮质轴活动加强,应急反应是交感-肾上腺髓质系统活动加强。能引起应激反应的刺激,也能引起应急反应,两者共同提高机体的适应能力。

同步练习三十五

一、单项选择题

　　1. A　　2. A　　3. D　　4. D　　5. A　　6. B　　7. C　　8. C　　9. D　　10. A　　11. A

　　12. C　　13. E　　14. D

二、多项选择题

　　1. BD　　2. CDE　　3. ABCD　　4. BDE　　5. ABCDE　　6. ACDE

三、判断题

　　1. ×　　2. ×　　3. ×　　4. √　　5. √　　6. ×

四、填空题

　　1. 收缩　舒张　增加

　　2. 延髓　脑桥　脊髓

　　3. 中枢化学感受器　颈动脉体　主动脉体

　　4. 兴奋　抑制

　　5. 增高　减少　下降

　　6. 保钠排钾　下降　减少　降低

五、名词解释

　　1. 水利尿:大量饮清水后尿量增多的现象称水利尿。

　　2. 渗透性利尿:增加肾小管液中溶质颗粒的浓度,提高渗透压,阻碍肾小管、集合管对水的重吸收,使尿量增加,以达到利尿消肿的目的,称渗透性利尿。

　　3. 尿失禁:排尿反射存在,但失去大脑意识控制的排尿称尿失禁。

　　4. 尿潴留:脊髓骶段排尿中枢损伤,排尿反射丧失,尿液不能排放而积聚在膀胱内,称尿潴留。

　　5. 肺牵张反射:由肺扩张或缩小引起的肺吸气抑制或兴奋的反射称肺牵张反射。

六、简答题

　　1. 大量饮清水后,尿量增加。因为,大量饮清水后,血浆受到稀释,血浆晶体渗透压下降,对下丘脑晶体渗透压感受器的刺激减少,ADH 的合成、分泌减少,远端小管和集合管对水的通透性下降,对水的重吸收减少,尿量就增加。

　　2. 夏天大量出汗后,尿量减少。因为,大量出汗后血液浓缩,血浆晶体渗透压增高,刺激下丘脑晶体渗透压感受器,反射性引起 ADH 合成、分泌增加,ADH 使远曲小管、集合管对水的通透性增高,对水的重吸收增加,使尿量减少。

　　3. CO_2对呼吸的影响:血中一定的 CO_2 浓度是呼吸的生理性刺激因素;CO_2 浓度适当增加将使呼吸运动加深、加快;CO_2 浓度过高对呼吸中枢有抑制作用,使呼吸中枢麻痹。

　　CO_2作用途径有 2 条:

　　(1)CO_2直接兴奋呼吸中枢(CO_2能透过血—脑屏障)。

　　(2)作用于外周化学感受器,反射性兴奋呼吸中枢,使呼吸加深、加快。

同步练习三十六

一、单项选择题

   1. C   2. C   3. B   4. B   5. C   6. C   7. D   8. D

二、多项选择题

   1. ACDE   2. ABE   3. ACDE   4. ABDE

三、判断题

   1. ×   2. ×   3. ×   4. √   5. ×   6. √   7. ×   8. ×   9. ×

四、填空题

   1. M   N N_1 N_2

   2. α   β $β_1$ $β_2$

   3. 阿托品   筒箭毒   酚妥拉明   普萘洛尔

   4. 心迷走中枢   心交感中枢   缩血管中枢

   5. 加快   增强   增多   强心药

   6. 收缩   增高   上升   升压药

   7. 胆碱能纤维   肾腺能纤维   胆碱能受体   肾腺能受体

   8. 肌紧张   腱反射

   9. 下丘脑   视前区—下丘脑前部（PO/AH）

五、名词解释

   1. 胆碱能受体：凡能与乙酰胆碱相结合的受体称胆碱能受体。

   2. 肾腺能受体：凡能与去甲肾上腺素和肾上腺素相结合的受体称肾腺能受体。

   3. 胆碱能纤维：凡能释放乙酰胆碱的纤维称胆碱能纤维。

   4. 肾腺能纤维：凡能释放去甲肾上腺素和肾上腺素的纤维称为肾腺能纤维。

   5. 去大脑僵直：在中脑上、下丘之间横断的动物，立即出现全身肌张力增强，头尾昂起、四肢伸直、脊柱挺硬的状态，称去大脑僵直。

   6. 脊休克：高位中枢离断的脊髓，暂时丧失反射活动，进入无反应状态称脊休克。

六、简答题

   1. 人由下蹲位时突然站起，感头晕眼花，是因为血压短暂下降，引起一时性脑贫血和眼视网膜缺血所致。此时，人体通过加压反射使血压回升。具体调节如下：

$$
\begin{array}{l}
\qquad\qquad\nearrow 颈动脉窦（＋），传入冲动↓，心迷走中枢（＋）\qquad\qquad\qquad\searrow \\
血压↓→压力感受器\longrightarrow 延髓:心交感中枢（＋）→心跳加快、加强→心输出量增多→血压↑ \\
\qquad\qquad\searrow 主动脉弓（＋），传入冲动↓，缩血管中枢（＋）→小动脉收缩→外周阻力增加\nearrow
\end{array}
$$

   2. 临床上长期大量使用糖皮质激素时，可对下丘脑及垂体产生负反馈作用，使 ACTH 合成、分泌减少，导致肾上腺皮质废用性萎缩，出现肾上腺皮质功能不足的表现。此时，若突然停药，将使体内糖皮质激素浓度极低，机体抵抗伤害性刺激的能力和生存能力都极度降低，造成"肾上腺皮质功能危象"。因此，长期使用大量糖皮质激素病人，不可突然停药，要逐渐减量，治疗中需每月补充一次 ACTH,避免肾上腺皮质萎缩。

同步练习三十七

一、单项选择题

　　1. B　　2. A　　3. E　　4. D　　5. D　　6. A　　7. D　　8. D　　9. B　　10. D　　11. B

　　12. A　13. C　14. C

二、多项选择题

　　1. ABC　　2. BD　　3. ACD　　4. ABC　　5. BCDE　　6. ABCD　　7. ABCE

　　8. ABCD　9. ABDE　10. CDE

三、判断题

　　1. ×　　2. √　　3. ×　　4. √　　5. √　　6. √　　7. ×

四、填空题

　　1. 22+X　　22+Y　　22+X

　　2. 基蜕膜　　包蜕膜　　壁蜕膜

　　3. 胎儿丛密绒毛膜　　母体子宫基脱膜

　　4. 绒毛膜促性腺激素释放激素　　雌激素　　孕激素　　绒毛膜促乳腺激素生长激素

五、名词解释

　　1. 胚泡:进入子宫腔的桑椹胚细胞继续分裂,数目逐渐增多,在受精后第 7 天形成囊泡状的胚泡。

　　2. 植入:指胚泡埋入子宫内膜的过程。

　　3. 胚盘:内、外胚层紧密相贴,形成一个圆盘状的结构,称胚盘。

　　4. 胎盘:足月胎儿的胎盘呈圆盘状,由胎儿的丛密绒毛膜和母体的基蜕膜构成。

　　5. 胎膜:是胎儿发育过程中的附属结构,包括绒毛膜、羊膜、卵黄囊、尿囊和脐带等,对胚胎起营养和保护作用。

　　6. 胎盘屏障:胎儿血与母体血在胎盘内进行物质交换所经过的结构,称胎盘屏障,由合体滋养层、细胞滋养层、基膜、绒毛膜内结缔组织、毛细血管基膜及内皮细胞构成。

六、简答题

　　1. 受精的部位在输卵管壶腹部。受精时间一般发生在排卵后 24 h 以内。

　　受精的意义:

　　(1)受精标志新生命的开始,受精卵生长发育,逐渐形成一个新个体。

　　(2)染色体数恢复为 23 对,一半来自父体,一半来自母体,具有双亲的遗传物质,使新个体具有复杂的遗传特性。

　　(3)决定性别:带有 X 染色体的精子与卵子结合,发育为女性;带有 Y 染色体的精子与卵子结合,发育为男性。

　　2. 胎盘的功能:

　　(1)物质交换:胎儿通过胎盘从母体血中获取 O_2 和营养物质,同时将 CO_2 和代谢产物排入母体血液内，再由母体排出体外。

（2）分泌激素：

1）绒毛膜促性腺激素：营养妊娠黄体，以维持妊娠。

2）雌激素和孕激素。

绒毛膜促乳腺激素生长激素。